Glücklose Schwangerschaft

D1997123

Beratungsstelle
für
Ehe-, Familien- und Lebensfragen
2 Hamburg 1, An der Alster 20
– Caritasverband für Hamburg e.V. –

Glücklose Schwangerschaft

Hilfe bei Fehlgeburt, Totgeburt und Mißbildungen

Susan Borg
Judith Lasker
Mit Beiträgen von
Peter-Josef Boeck
Peter Georgi
Jutta Koberg
und einem Vorwort von
Prof. Dr. Manfred Stauber

Tomus Verlag · München

Titel des amerikanischen Originals:
»When Pregnancy Fails«, erschienen bei
Beacon Press books, Boston, ISBN 0-8070-3226-3
© 1981 Susan Borg & Judith Lasker
Deutsche Ausgabe:
1983 Tomus Verlag GmbH, Prinzenstraße 7, D-8000 München 19
Alle Rechte der Verbreitung, auch durch Fernsehen, Funk, Film, fotomechanische Wiedergabe, Bild- und Tonträger jeder Art, sowie auszugsweiser Nachdruck vorbehalten.
Printed in Italy
ISBN: 3-920954-31-9

Inhaltsverzeichnis

Vorwort

Als ich darüber nachdachte, wie die Leser dieses Buches wohl am besten in die schwierige und bedeutende Problematik eingeführt werden könnten, entschloß ich mich, die Erfahrungen der betroffenen Eltern für sich selbst sprechen zu lassen. Die Eltern sind, genau wie die Autoren, am besten in der Lage, die Gefühle zu beschreiben, die eine Fehlgeburt, eine Totgeburt, ein totes Kind oder ein vorzeitiger Abgang auslösen.

Während der letzten fünf Jahre habe ich jeden Monat am Treffen einer Gruppe von Eltern teilgenommen, deren Babys noch vor Verlassen des Krankenhauses starben. Während dieser fünf Jahre änderte sich die Zusammensetzung der Gruppe, aber das Grundthema, das bei jedem Treffen der Gruppe anklang, war stets das gleiche. Bei einem der letzten Treffen diskutierten Eltern darüber, wie schwierig es sei, anderen Menschen zu erkennen zu geben, was sie durchmachen mußten und sie als Zuhörer zu gewinnen, wenn sie über den schrecklichen Kampf von Wochen und Monaten gegen ihren alles überwältigenden Kummer berichteten.

Bei jeder Zusammenkunft der Gruppe klagen Eltern darüber, daß ihre Freunde und Verwandten am liebsten jedem Gespräch über das Baby und dessen Tod auswichen und – auch wenn sie anfänglich sehr hilfsbereit gewesen seien – bald nach Beweisen dafür suchten, daß das betroffene Paar sich bereits besser fühlte und endlich aus seiner Trauerwelt herausfände. Die betroffenen Eltern werden immer wieder Perioden guter oder schlechter psychischer Verfassung durchlaufen und brauchen die Hilfe genauso zu einem späteren Zeitpunkt wie unmittelbar nach dem Tod ihres Kindes.

Ich möchte Susan Berg und Judith Lasker persönlich gratulieren, daß sie die in diesem Buch zusammengefaßten Informationen gesammelt und niedergeschrieben haben, so daß die Freunde der betroffenen Eltern und Fachleute und Nichtfachleute die ungewöhnlichen Reaktionen der Eltern, die ein Kind verloren haben, respektieren lernen. Ich hoffe, daß die Aufklärung, die sie geben, vielen Lesern hilft, sich durch die traurige

Phase einer solchen Erfahrung hindurchzukämpfen und daß sie nahen Freunden oder Verwandten Wege zeigt, eine Hilfe zu sein. Bei den verschiedensten Gelegenheiten stimmten die Eltern in den Gruppengesprächen darin überein, daß es für fast jeden von uns nahezu unmöglich sei, die richtigen Worte im Gespräch mit betroffenen Eltern zu finden. Am wichtigsten ist es jedoch zu versuchen, das Leid der Betroffenen zu verstehen und ihnen dann unsere Hilfsbereitschaft zu zeigen.
Dieses Buch sollte jedem von uns Möglichkeiten und Wege dazu eröffnen!

John H. Kennell, M.D.
Professor of Pediatrics
Case Western University School of Medicine

Vorwort von Prof. Dr. Manfred Stauber

In eindrucksvoller Form beschreiben Eltern ihre Gefühle und Reaktionen – ihre Trauerarbeit – die bei ihnen eine glücklose Schwangerschaft hervorgerufen hat. Die Autorinnen, SUSAN BORG und JUDITH LASKER wurden durch das eigene Schicksal zu diesem Buch sensibilisiert. Sie haben Fallberichte zusammengestellt, die erstmals so umfassend das Ausmaß der Trauerreaktion aufzeigen, wenn Geburt und Tod zusammenfallen. Die Tiefe dieses psychischen Traumas, das Fallen von Hoffnung in Verzweiflung, legt eine Betroffene ergreifend dar, wenn sie sagt: »Ich mußte die Wiege mit dem Sarg vertauschen«.

Die Berichte sind für den Leser fesselnd und bringen ihn sehr schnell zu einfühlsamer Anteilnahme. Die Gefühle der Ohnmacht, der Wut, des Alleingelassenwerdens, der Schuldsuche wirken aus dem Mund der Betroffenen echt und sensibilisieren auch hölzern strukturierte Menschen zum Nachdenken. Der Schock dieses Trauererlebnisses macht es verständlich, daß die Betroffenen überdimensionale Reaktionen zeigen und Schuldzuweisungen nicht selten unreflektiert ausdrücken. Der einfühlsame Arzt wird dieses Mißtrauen, das solche Patientinnen gelegentlich gegen seine eigene Person richten, verstehen. Auch er kann aus diesem Buch lernen, wie er individualisiert die Betroffenen verstehen und führen kann.

Den Autoren gelingt es, die medizinischen Kenntnisse von Fehlgeburt, Totgeburt und Mißbildung mit den emotionellen Reaktionen der Betroffenen in Einklang zu bringen. Diese ganzheitliche Sicht des Problems dürfte auch dafür verantwortlich sein, daß in den USA diesem Buch so großes Interesse entgegengebracht wird. Die Verzweiflung der Patientinnen und die notwendige angemessene Einfühlung der Ärzte, Schwestern und Hebammen usw. stehen sich gegenüber. In der Praxis gelingt dies natürlich nicht immer.

So äußersten sich z. B. über die Hälfte der Patientinnen kritisch über das mangelnde Mitgefühl von Seiten des Klinikpersonals. Schwestern, Hebammen und Ärzte sollten dies als konstruktives Signal für ein größeres Engagement auf diesem Gebiet sehen. Man sollte aber auch nicht vergessen – und ich sehe dies täglich in unserer Klinik – daß das Klinikpersonal große Hilfsbereitschaft gerade für diese Patientengruppe zeigt. Schwierigkeiten bestehen nun einmal darin, daß das Leid dieser Patientinnen so groß ist, daß sie auch manchmal den sinnvollen Rückzug in der Verarbeitung brauchen. Weiterhin kann auch die Gefühlsphäre von Schwestern, Hebammen und Ärzten durch eigene Trauererlebnisse so tief geprägt sein, daß sie selbst diesem Thema ausweichen, um eigene verletzende Mitreaktionen zu vermeiden. Die Autorinnen scheinen dies – ohne dies expressis verbis darzulegen – ähnlich zu sehen. Sie vermeiden es bewußt, den Müll einseitig auf das medizinische Personal abzuwälzen. Es wird deutlich, daß die ärztliche Kunst nun einmal keine mathematische Wissenschaft darstellt und daß Fehlgeburt, Totgeburt und Mißbildung nicht mit ärztlichem Kunstfehler gleichzusetzen sind. In einigen Zusatzbeiträgen wird zwar unsere heutige Geburtshilfe als gefährlich angesehen – wir sollten aber nicht vergessen, daß die Entwicklung der letzen Jahre eine immense Senkung der perinatalen Morbidität und Mortalität gebracht hat. Es gibt in Deutschland auch eine sehr engagierte Gruppe von Frauenärzten, die auf dem Gebiet der psychosomatischen Geburtshilfe arbeitet. Hier wird versucht, eine wissenschaftliche Basis für dieses Gebiet zu schaffen und den Zeigeist solchen Überlegungen unterzuordnen. Durch eine psychosomatische Weiterbildung von Ärzten, Hebammen und Schwestern ist es gelungen, zunehmend patientenorientierte Hilfe in die perinatale Medizin hineinzutragen.

Der Verfasser des Vorwortes der amerikanischen Ausgabe dieses Buches, Prof. JOHN H. KENNELL, hat mit seiner Beobachtung von Neugeborenen Pionierarbeit für eine wissenschaftliche psychosomatische Geburtshilfe geleistet. Er hat zwar auch erleben müssen, daß die Forschungsergebnisse besonders kritisch interpretiert werden müssen, um keine voreiligen Schlüsse aus den oft weichen Daten zu ziehen. Die menschliche Psyche ist nun einmal viel komplizierter, als daß man sie in wenigen Zahlen und Sätzen ausdrücken könnte. Die Zusammenstellung dieses Buches sehe ich allerdings ebenfalls als wesentlichen Beitrag zum Verständnis und zum Umgang mit dem Problem der »glücklosen Schwangerschaft«.

Ärzte, Schwestern und Hebammen haben in den letzten Jahren mehr und mehr gelernt, dem Problem der mißglückten Schwangerschaft einfühlsamer entgegenzutreten. Die in diesem Buch gemachten Vorschläge für eine bessere Bewältigung geben weitere Ansatzpunkte für eine phasenspezifische Betreuung der Betroffenen in der Klinik und in der Familie. Wir sollten aber auch wissen, daß es keine Patentrezepte gibt und daß jede einzelne Patientin individuell verstanden werden muß.

Sicher wird dieses Buch vielen Frauen und ihren Familien helfen, ihre Trauerarbeit beim Zusammentreffen von Geburt und Tod besser zu bewältigen. Ich hoffe auch, daß dieses Buch im Kreis der Ärzte, Schwestern und Hebammen viel gelesen wird, um Verständnis zu wecken für die »glücklose Schwangerschaft«. So wünsche ich dem Buch viel Glück.

PD Dr. Manfred Stauber
Ass. Prof. am Universitätsklinikum Charlottenburg

Danksagungen

Wir werden niemals in der Lage sein, all den vielen, vielen Leuten in angemessener Form zu danken, die uns geholfen haben, dieses Buch zu schreiben. Mehr hilfreiche Freunde, Familienmitglieder und Bekannte, als wir jemals hier anführen können, haben uns Ideen und Anregungen gegeben, Zeitungsartikel und Bücher empfohlen, Kontakte zu betroffenen Familien vermittelt, und uns vor allem mit ihrem Einsatz Mut zur Arbeit gegeben.

Dieses Buch wäre niemals entstanden ohne die lebenswichtigen Beiträge der 66 Männer, Frauen und Kinder, die bereit waren, ihre tragischen Erfahrungen mit uns zu diskutieren. Wir haben ihnen Anonymität versprochen und haben ihre Namen in diesem Buch geändert. Aber wir hoffen, daß sie wissen, wie sehr ihre Anregungen, ihre Erfahrungen und ihre Gefühle unser Verständnis bereichert haben und diese Niederschrift befruchtet haben.

Wir danken Dr. John Kennell dafür, dieses Vorwort geschrieben zu haben und vor allem dafür, daß wir von ihm lernen konnten, in welcher Art und Weise Fachleute Familien halfen, die ein Kind verloren hatten.

Unser Dank gilt auch den Fachleuten, die uns ihre Zeit und ihre Erfahrung zur Verfügung stellten, und uns damit entscheidende Informationen und Einblicke verschafften, die der von Berufs wegen mit diesen Tragödien befaßte Fachmann gewinnt.

I.
Prolog

Wir trafen uns als kleine Kinder, wir wuchsen zusammen auf, und wir wurden beinahe gleichzeitig Mutter. Wir waren beide dreißig, als wir schwanger wurden, und wir teilten die Vorfreuden der Mutterschaft miteinander. Aber keinerlei Erfahrung bereitete uns auf das vor, was dann tatsächlich eintrat. Die Geburt eines Kindes wird immer als ein natürlicher und segensreicher Vorgang gesehen. Aber nicht alle Geburten enden glücklich. Auch unsere nicht.

Judys Erfahrungen:

Meine Schwangerschaft war einfach. Obwohl ich die üblichen Ängste und Sorgen jeder erwartungsvollen Mutter teilte, fühlte ich mich gesund und voller Vertrauen. Ich hatte zwar zahlreiche negative Stimmen zur heutigen Form der Schwangerschaft und des Kinderkriegens gelesen. Doch ich hatte einen Arzt gefunden, der, wie ich der Meinung war, daß die Niederkunft nicht durch schädigende Medikamente oder Maschinen unterstützt werden sollte, es sei denn, es wäre absolut notwendig. Weil ich in einer kleinen Stadt lebte, hatte ich keine große Wahl. Und in einem langen, freundlichen Gespräch während der Schwangerschaft planten mein Arzt und ich alles für die Ankunft des Babys.

Mein Ehemann Barry nahm mit mir an Kursen für werdende Eltern teil, und ich besuchte einen speziellen Kurs für werdende Mütter. Neben dieser Vorbereitung auf den großen Tag, verbunden mit Lesen, Planen und Wiederholen, hatten wir vor allem große Freude daran, Babysachen zu kaufen, das Bett, die Möbel und alle anderen Notwendigkeiten zu besorgen. Wir kauften ein gebrauchtes Kinderbett und überholten es gründlich. Wir dekorierten das Kinderzimmer mit lustigen farbigen Mobiles und Bildern. Wir stellten sogar eine Adressenliste zusammen, an welche Personen wir die Geburtsanzeigen schicken wollten und machten eine Aufstellung von den Leuten, die wir zu einer Geburtstagsparty einladen wollten.

An einem sonnigen Julitag ging es los. Am Anfang, als die Wehen nur alle zehn Minuten kamen und ich mich noch relativ wohlfühlte, gingen wir zusammen im Garten spazieren und arbeiteten etwas. Wir sprachen auch darüber, wie taktvoll und liebenswert das Baby sein müßte, seine Ankunft so unkompliziert an einem so schönen Tag anzukündigen. Am gleichen Abend gingen wir ins Krankenhaus, ruhig, aber voll freudiger Erwartung.

Um 12 Uhr teilte uns der Doktor mit, daß bei mir eine Steißlage vorlag. Er brachte den diensthabenden Kinderarzt mit, der bei der Entbindung helfen sollte. Unsere Hoffnungen auf eine natürliche Entbindung schwanden langsam, und während der nächsten Stunden wurde die Möglichkeit eines Kaiserschnittes diskutiert.

Ich wurde in die Röntgenabteilung transportiert, dann bekam ich eine Infusion und es wurden Blutproben entnommen. Ich hatte das Gefühl, von allen Seiten angebohrt und untersucht zu werden. Aufgrund der Ergebnisse der Röntgen- und Laboruntersuchung entschieden die Ärzte, keinen Kaiserschnitt durchzuführen.

Stunden später wurde ich in den Kreißsaal transportiert. Als ich mich dann in dem großen Spiegel an der Decke des Kreißsaals sah, durchfuhr mich ein plötzliches Gefühl der Panik. Ich hatte das Gefühl, einer wildfremden Theateraufführung mit verrückten Kostümen und einem ungewöhnlichen Szenenbild beizuwohnen, mit mir im Mittelpunkt. Es sah so aus, als wenn das Baby in mir völlig übersehen wurde, während sich drei Doktoren damit beschäftigten, ihr Ritual abzuspulen: die Masken, die sterile Atmosphäre, die Narkose, die Geburtszange, der Dammschnitt.

Jetzt kam eine Hebamme und kontrollierte den kindlichen Herzschlag und wies die Ärzte darauf hin, daß er sehr langsam war (später erzählte mir der Doktor, daß sie vielleicht meinen eigenen Herzschlag gehört haben könnte). Als es dann endlich so weit war, hatte ich keinerlei Bedürfnis mehr, von mir aus bei der Geburt mitzuhelfen. Als ich dann dazu aufgefordert wurde, half ich schließlich doch mit und preßte. Das Baby wurde leicht geboren, auch ohne den Gebrauch der Geburtszange.

Zu jedermanns Überraschung gab das Baby keinen Ton von sich, Herztöne waren nicht zu hören. Während der Assistenzarzt damit beschäftigt war, meinen Dammschnitt zu nähen und mir erhebliche Schmerzen bereitete, beobachteten Barry und ich den Kinderarzt, der versuchte, durch Mund-zu-Mund-Beatmung Leben in unser kleines Mädchen zu hauchen. Jeder von uns hatte die Uhr im Auge, in der verzweifelten Hoffnung, das Baby leben zu sehen, gleichzeitig in der Angst, daß es zu spät wiederbelebt werden würde, um gesund zu sein. Wir hielten uns aneinander fest, beide in totalem Schock, erzählten uns immer wieder, daß alles in Ordnung sein würde, und dabei wußten wir genau, es war nicht der Fall.

Plötzlich war das Drama vorbei. Der Kinderarzt stellte seine Bemühungen ein. Es gab keine Hoffnung mehr für unser Baby. Mein Arzt streichelte mir kurz über den Kopf, dann war der Raum plötzlich leer. Die einzige Schwester, die noch da war, gab Barry und mir unser Baby zu halten. Unsere kleine Tochter war schön. Erstaunlicherweise völlig frei von der Fruchtschmiere, die wir erwartet hatten. Sie war mir viel ähnlicher als wir gedacht hatten. Wir hielten sie zärtlich im Arm. Wir hatten niemals zuvor einen so nahen Kontakt zum Tod gehabt. Und wir wunderten uns, daß ein so schönes liebes Kind tot war.

Susans Erfahrungen:

Einige Tage nachdem Judy mir ihre tragischen Neuigkeiten erzählt hatte, stellte ich fest, daß ich schwanger war. Mein Ehemann Andy und ich hatten über ein Jahr versucht, ein Kind zu bekommen und wir begannen zu fürchten, daß es irgendwelche Fruchtbarkeitsprobleme gäbe. Als dann die Ergebnisse des Schwangerschaftstestes kamen und positiv waren, gerieten wir förmlich in Ekstase.

Während der ersten drei Monate erschien alles völlig normal. Am Ende des vierten Monats sagte meine Frauenärztin, daß ich zum Zeitpunkt der nächsten Untersuchung schon die ersten Kindsbewegungen fühlen würde. Aber weitere zwei Monate und weitere zwei Besuche bei der Ärztin gingen vorbei, ich fühlte immer noch keinerlei Bewegungen. Meine Hausärztin schien keineswegs beirrt zu sein. Ich aber fing an, mir Sorgen zu machen. Schließlich fragte ich sie, ob irgend etwas nicht stimmen könnte. Sie sagte mir, das Baby sei sehr klein für den in drei Monaten zu erwartenden Entbindungstermin. Gleichzeitig empfahl sie eine Ultraschalluntersuchung, um den Entwicklungsgrad des Babys festzustellen. Das Ergebnis zeigte, daß das Baby vier Wochen jünger war, als ich gedacht hatte. Dies alles entschuldigte meinen geringen Umfang und das Fehlen von Kindsbewegungen (später stellte sich heraus, daß das Ergebnis der Ultraschalluntersuchung falsch war, das ursprüngliche Datum war richtig gewesen).

Für einige Zeit war ich etwas beruhigt, dachte, alles sei völlig in Ordnung, aber dann entwickelte sich ein neues Problem, diesmal mit meinem Rücken. Ich fühlte mich derart unwohl, daß ich fast nicht mehr gehen und schlafen konnte. Schließlich wurde es so schmerzhaft, daß ich meine Arbeit aufgeben mußte.

Während meine Schwangerschaft fortschritt, besuchten Andy und ich einen Fortbildungskurs für Entbindung und Kinderpflege. Wir erwarteten einen ganz natürlichen Geburtsvorgang, der sich nun voraussichtlich im März vollziehen sollte, dem neuen Datum für die Entbindung. Aber Mitte Dezember platzte meine Fruchtblase. Ich suchte meinen Frauenarzt im Krankenhaus auf. Er empfahl, zu Hause im Bett bleiben, um den Beginn der Wehen möglichst lange hinauszuzögern.

Mit jedem Tag wurde ich ängstlicher, aber ich konnte mir immer noch nicht vorstellen, daß mit meinem Baby irgend etwas schieflaufen könnte.

Nach zwei ängstlichen Wochen im Bett ging ich zu einem Spezialisten ins New Yorker Zentrum, um eine zweite Meinung einzuholen. Er empfahl, ich sollte ins Krankenhaus gehen. Er sprach von einer Chance von 70 Prozent, daß die Niederkunft bald beginnen würde, meinen Zustand hielt er für ernst. Die beiden Meinungen der Ärzte waren so gegensätzlich, daß ich nicht wußte, was ich glauben sollte. Ich wog die verschiedenen Punkte gegeneinander ab und entschloß mich schließlich, zu Hause zu bleiben. Aber in meiner Lage wurde ich zunehmend ängstlicher.

Zwei Tage später, am Weihnachtsabend, begann die Entbindung. Alles ging sehr schnell, als wir im Krankenhaus ankamen. Meine Wehen kamen pünktlich alle drei Minuten. Da das Baby sich in Steißlage befand, entschloß man sich zu einem Kaiserschnitt. Ein Assistenzarzt versuchte dreimal vergeblich, mir eine intravenöse Spritze zu geben. Ich hatte Schmerzen und befand mich in einem Zustand des psychischen Schocks. Ich wurde in den Kreißsaal transportiert und erhielt eine örtliche Betäubung. Ich fing an, auf die Uhr zu achten.

Schließlich hörte ich mein Baby schwach schreien. Niemand sagte etwas, deshalb fragte ich: »Ist es ein Junge oder ein Mädchen?« Meine Ärztin antwortete, es gäbe Schwierigkeiten, und sie könne noch nichts sagen. Jetzt war ich völlig durcheinander; ich glaubte, falsch gehört zu haben. Ich fragte sie noch einmal. Sie gab mir die gleiche Antwort, ohne weitere Erklärung. Niemand zeigt mir mein Baby.

In der Wachstation sagte Andy mir, daß unser Baby im Sterben läge. Ich begann, am ganzen Körper heftig zu zittern. Dabei überlegte ich, ob ich mich von dem Schock wohl jemals erholen könnte.

Der Neugeborenen-Spezialist, der im Kreißsaal anwesend war, wußte nicht sofort, was mit unserem Baby los war, aber er sagte uns, es gäbe eine Reihe schwerer Deformierungen. Er sprach von einem sogenannten Syndrom, wie es im Lehrbuch beschrieben war, und empfahl, das Baby nicht zu operieren, sondern es in Ruhe sterben zu lassen. Wir waren entsetzt, und wir waren verängstigt. Aber wir akzeptierten den Rat des Arztes. Wir glaubten, keine andere Chance zu haben. Die Untersuchungen zeigten, daß das Baby ein Junge war. Wir gaben ihm den Vornamen Daniel.

Am nächsten Tag kamen die Verwandten. Sie berichteten, das Baby gesehen zu haben und sagten mir, es sei hübsch. Ich stellte mir jedoch ein deformiertes Ungeheuer vor und glaubte ihnen nicht.

Am nächsten Tag war ich fest entschlossen, mir mein Baby selbst anzusehen. Die Schwestern gingen darauf ein und brachten mich in die Intensivstation für Babys. Ich hatte große Angst und wußte nicht, was auf mich zukam. Ich wusch mich und zog eine sterile Maske über. Dann brachten sie Daniel zu mir. Er war wirklich ein hübsches Baby.

Solange Daniel noch lebte, verbrachten Andy und ich soviel Zeit mit ihm, wie wir es seelisch ertragen konnten. Wir hielten ihn im Arm und weinten, wir beobachteten, wie er Gewicht verlor und schwächer wurde. Eine Woche nach seiner Geburt ging ich zögernd nach Hause, ohne ihn. Aber ich fuhr fort, ihn jeden Tag in der Spezialabteilung zu besuchen. Am 9. Januar um 4.30 morgens starb Daniel.

Obwohl unsere individuellen Erfahrungen total unterschiedlich waren, vor allem im Detail, entdeckten wir in unseren langen Diskussionen, wie ähnlich unsere Gefühle waren. Wir waren beide schockiert, vom Kummer überwältigt und niedergedrückt. Wir waren auf eine normale Geburt vorbereitet gewesen, aber vollkommen unvorbereitet darauf, was uns nun passiert war. Wir empörten uns beide über unsere Hilflosigkeit und über die fehlende Möglichkeit, die ärztliche Betreuung zu beeinflussen. Wir dachten auch darüber nach, was wir hätten anders machen können. Aber auf eine ganz bestimmte Weise waren wir vom Glück begünstigt: wir hatten uns gegenseitig, um unseren Kummer zu teilen.

Wir fingen jetzt an, verschiedene Geschichten, die wir über andere Leute mit gleichen Erfahrungen hörten, auszutauschen: der Kummer einer fehlgegangenen Schwangerschaft, der Schock einer Totgeburt, die entsetzliche Entscheidung, die es bedeutet, ein mißgebildetes Kind abzutreiben, die Schmerzen, ein krankes Baby sterben zu sehen. Familien wie wir hatten die gleichen Freuden, Vorbereitungen und Zweifel einer beginnenden Schwangerschaft erlebt. Keiner von uns hatte dann das Baby nach Hause nehmen können, um es zu lieben und die Zukunft mit ihm zu planen. Uns alle hatte die Schwangerschaft ins Unglück geführt.

Jede Schwangerschaft bedeutet eine Zeit erheblicher gefühlsmäßiger und körperlicher Veränderungen. Psychologen betrachten die Schwangerschaft, und hier besonders die erste als eine bedeutende Lebenskrise, einen Wendepunkt in der persönlichen Entwicklung, mindestens so bedeutend wie die Pubertät. Normalerweise wird diese Krise durch die Geburt eines gesunden Kindes beendet. Geschieht das nicht, verstärkt sich die Krise. Die Eltern werden zunächst das Gefühl haben, weit zurückgeworfen zu sein. Sie bedenken, manche von ihnen zum erstenmal, ob nun für sie ein Leben ohne Kinder auf sie zukommt oder ein Leben mit weniger Kindern, als sie es sich erhofft hatten.

Diese Eltern leiden unter einem Verlust an Selbstbewußtsein. Die Pläne und Träume, die sie während der Schwangerschaft teilten, sind zerstört worden. Sie erleben den Kummer, versagen auf einem der fundamentalsten Gebiete menschlichen Wirkens: ein gesundes Kind zur Welt zu bringen.

Sie erleben diese Gefühle allein, isoliert von anderen. Die meisten Verwandten und Freunde begreifen nicht, welche seelische Unterstützung für sie notwendig ist. »Du hast du dieses Kind nie gekannt«, werden sie sagen, in der Hoffnung, damit die Schmerzen zu lindern. Oder: »Es hätte schlimmer kommen können.« Oder: »Du mußt halt noch ein Baby bekommen«. Auf ihre Art versuchen sie, eine Hoffnung auf die Zukunft zu eröffnen, aber die betroffenen Eltern haben oft den Eindruck, daß diese Leute gar nicht begreifen, wie groß das Ausmaß des Unglücks war, mit dem sie weiterleben müssen.

Was die anderen meistens nicht verstehen, ist, daß die Eltern über den Verlust einer sehr realen Person trauern. Wie die Kinderärzte Marshall Klaus und John Kennell bewiesen haben, beginnt die Kommunikation zwischen Eltern und Kind früh in der Schwangerschaft. Lange vor der tatsächlichen Geburt bereiten sich Eltern auf die Ankunft ihres Sohnes oder ihrer Tochter vor. Sie entwickeln sogar eine Vorstellung, wie das Kind aussehen und wie es sich bewegen wird. Eltern können sogar zu dem ungeborenen Baby sprechen und es bei seinem Namen nennen.

Viele Fachleute, die mit diesen trauernden Eltern in Berührung kommen wie Ärzte, Priester, Beerdigungsinstitute, sind oft nicht in der Lage, notwendige Unterstützung und Hilfe zu spenden. Dies trifft natürlich auf alle Fälle zu, die mit Tod und Sterben zusammenhängen. Darüber zu sprechen, ist immer schwierig. Aber eine fehlgelaufene Schwangerschaft, eine Totgeburt, der Abgang eines mißgebildeten Kindes oder der Frühtod eines Kindes nach der Geburt setzt eine besondere Betreuung der Fachleute voraus, um den Eltern zu helfen. Das gelänge ihnen am ehesten, wenn sie die Eltern dazu brächten, ganz reale Erinnerungen an das Kind zu entwickeln. Statt dessen wird in den meisten Krankenhäusern auch heute noch alles, was an das Baby erinnern könnte, möglichst schnell beseitigt, und selten nur werden die Eltern ermutigt, eine normale Beerdigung vorzunehmen.

Diese Eltern sind noch dazu isoliert, weil sie selten jemand kennen, der die gleiche tragische Erfahrung gemacht hat. Sie haben nicht die Gewißheit, daß ihr Verhalten und ihre Gefühle normal sind. In den vielen Büchern über Schwangerschaft und Niederkunft gibt es kaum ein Wort über gescheiterte Schwangerschaften. Dabei finden diese Tragödien viel häufiger statt, als wir glauben. Nach den Statistiken des Nationalen Gesundheitswesens gab es in einem Jahr in den Vereinigten Staaten von Amerika nahezu eine Million Familien, die davon betroffen wurden. Von 3,3 Millionen lebend geborenen Kindern starben über 30000 während der ersten 28 Tage ihres Lebens und sind damit zu den gescheiterten Schwangerschaften zu zählen. Eine weitere Zahl von 33000 Babys (ungefähr eines auf hundert Niederkünfte) werden tot geboren oder sterben zwischen der 20. Schwangerschaftswoche und dem Zeitpunkt der Niederkunft. Ungefähr 20000 Frauen erleben eine Eileiterschwangerschaft, bei welcher sich der Embryo im Eileiter statt in der Gebärmutter entwickelt. Die häufigste Ursache für eine fehlgegangene Schwangerschaft ist der vorzeitige Abgang, der schätzungsweise in zehn Prozent aller Befruchtungen auftritt.

Wir haben zur Vorbereitung dieses Buches viele betroffene Eltern interviewt. Dabei sprachen wir mit Müttern und Vätern, die das Schicksal einige Wochen vor uns erlitten hatten, andere Jahre nach uns und andere, bei denen es inzwischen dreißig Jahre zurückliegt. Fast alle waren interessiert, ihre Erfahrungen auszutauschen. Für einige war es das erstemal, daß sie überhaupt sprechen konnten über das, was ihnen zugestoßen war.

Obwohl diejenigen, die wir interviewt haben, nicht nach wissenschaftlichen Methoden ausgewählt wurden, so kommen wir doch zu einer breiten Vielfalt sozialer und wirtschaftlicher Hintergründe und zu den verschiedensten Erfahrungen, die in der Schwangerschaft gemacht wurden. Es gab viele Erfahrungen, die diese Eltern verbanden. Aber fast alle von ihnen hatten ihre eigene Methode gefunden, mit dem Problem fertig zu werden. Keine war zu verallgemeinern, nicht eine Gefühlserfahrung glich der anderen.

Wir interviewten auch Familienmitglieder und die beteiligten Fachleute: Ärzte, Schwestern, Sozialarbeiter, Hilfsschwestern, Priester, Richter und Rechtsanwälte, Beerdigungsinstitute und Schwangerschaftsberater. Gleichzeitig lasen wir die Literatur über unser Thema, sowohl die wissenschaftlichen Forschungsergebnisse, als auch die persönlichen Erfahrungen. So ist dieses Buch aus unseren eigenen Erfahrungen, aus unseren Interviews und aus dem Studium der Literatur entstanden.

Der Tod eines Kindes ist eine große Tragödie, aber der Schmerz, den die Eltern danach erfahren, ist oft größer als notwendig. Besseres Verständnis für die Gefühle und die Probleme, mit denen sie konfrontiert sind, kann ihnen unnötiges Leiden ersparen. Ich hoffe, daß unser Buch einen Beitrag dazu leisten kann.

II.
Die Erfahrungen der Eltern

1.
Die Verzweiflung der Eltern

»Es war eine Heirat, wie ich sie mir vorgestellt, dann eine Schwangerschaft, wie ich sie erhofft hatte. Und ich fühlte mich so gut... Unsere Wohnung war sonnendurchflutet, und mein Baby wurde in meiner Vorstellung auch von dieser Sonne erfaßt. Alles war wundervoll.«

»Ich sah es, mein Baby. Mit jedem Tagesanbruch war es ein wenig mehr da... Ich berührte es, ich atmete mit ihm... ich wartete fieberhaft auf das erste Erwachen, das erste Lächeln, den ersten Zahn...«

»Und dann eines Nachts – Blutungen. Panik... ins Taxi, in die Klinik...«

»Gnädige Frau, denken Sie nicht mehr an das Kind!«

»Nicht mehr über mein Baby nachdenken? Mein Baby vergessen? Auf das ich mehr als acht Monate gewartet habe?«

»...Ich glaubte, ich würde sterben vor Schmerz. Mein Mann war bei mir – sehr nah – er küßte mich zärtlich... Ich wollte gern weinen. Oder schlafen. Ich wollte nichts anderes als in Schlaf versinken. Im Schlaf müßte ich nicht mehr denken, im Schlaf sähe ich meinen Mann nicht mehr weinen... Ich wollte im Schlaf meinen Kummer und meine Träume begraben.«

»Als ich erwachte, sah ich liebe Gesichter an mir vorbeiziehen, aber... sie verstanden niemals, was ich fühlte. Sie haben mir gesagt, es sei ein Mädchen gewesen.«

»Als ich nach Haus kam, war aller Sonnenschein verloschen, alle Spielsachen, alle Farben. Da war das Warten auf das Vergehen der Zeit. Ein leeres Zimmer. Was ist eine Mutter ohne ihr Kind? Warum hatten andere Mütter ihr Kind bekommen und nicht ich?«

Erinnerung einer Betroffenen.

Lange bevor ein Kind auf die Welt kommt, ist es als Junge oder Mädchen bereits ein intakter Mensch, ein Wesen, das man kennt, erlebt und liebt.

Viele Eltern machen sich bereits vor der Geburt ein Bild ihrer Kinder. Kommt es dann zur Schwangerschaft und das Baby wächst, verfestigt sich dieses Bild immer mehr. Die ersten Schwangerschaftsanzeichen, der kindliche Herzschlag, die Kindsbewegungen – alles spielt eine wichtige Rolle in der Eltern-Kind-Beziehung.

Während die Leibesfrucht wächst, entwickelt sich in der Vorstellung der Eltern und Verwandten die Persönlichkeit, der Charakter. Sie stellen ausführliche Vermutungen über das Geschlecht des Kindes an und diskutieren die verschiedenen Hinweise darauf. Wenn gewisse Tests zur Entdeckung möglicher Geburtsschäden gemacht werden, kann man das Geschlecht dann tatsächlich feststellen. Die Mütter fragen, ob die Kindsbewegungen stark oder schwach sind, ob das Baby groß oder klein ist. Sie meinen sogar die Gliedmaßen zu erkennen – einen Fuß da, den Kopf hier.

Manche Babys haben dann bereits ein Sparkonto, oft ihren eigenen Schlafplatz, auch Kleider und Möbel, einen Namen und eine Zukunft, die erfüllt ist mit Freunden, Verwandten und Plänen.

Die Werbung bombardiert die Eltern mit Sonderangeboten und Mustern; Freunde überhäufen sie mit Geschenken und sammeln Babykleider; sie behandeln die Eltern wie Mitglieder einer geheimen Verschwörung. Und plötzlich, anstatt nun tatsächlich dieser Verschwörung anzugehören, stehen sie wieder draußen, bemitleidet und isoliert.

In Mann und Frau setzt man die Erwartung, fruchtbar zu sein. Der biblische Befehl »seid fruchtbar und mehret euch« ist noch immer eine starke Aufforderung. So ist es nicht verwunderlich, daß Eltern, die ein Kind verloren haben, sich wie ausgestoßen fühlen. Wie die verhinderte Mutter, die zu Beginn dieses Kapitels zu Wort kam, fragen sie sich immer wieder: »Warum alle die anderen und nicht ich?«

Wenn Eltern ihr erstes Kind verlieren, beginnen sie oft, sich selbst in Frage zu stellen. Schließlich bedeutet für die meisten, in die Elternrolle zu schlüpfen, ein Teil ihres Erwachsenseins. Ein Kind zu haben heißt, der Welt, und noch wichtiger, den eigenen Eltern zu beweisen, daß man groß geworden ist, daß man Verantwortung tragen kann und ein gleichbedeutendes Mitglied der Gesellschaft geworden ist. Versagt ein Paar dabei, ein Kind zu haben, kommt das Gefühl auf, selbst Kind zu bleiben anstatt als Erwachsener einer neuen Familie vorzustehen.

Für viele Mädchen bedeutet Mutterschaft die Erfüllung ihrer eigenen Rolle als Person und der Erwartungen anderer. So schrieb die Dichterin Adrienne Rich über ihre eigenen Erfahrungen mit der Schwangerschaft:

»Das Gefühl der Anerkennung, in welches ich sogar durch völlig Fremde getaucht wurde, erschien mir wie eine Aura, die ich mit mir trug . . . das ist es, was Frauen immer erfahren haben.« Wenn die Schwangerschaft unglücklich ausgeht, kann dieses Gefühl der Anerkennung durch andere

sehr schnell in Enttäuschung und in der Gewißheit enden, als Frau versagt zu haben. Nach ihrer Fehlgeburt sagte eine Frau: *»Man ist schließlich eine Frau, und man spürt, es nicht geschafft und nicht die Rolle übernommen zu haben, die von einem erwartet wurde. Ich wollte Mutter sein und konnte es nicht.«*

Manche Frauen, die ihre Karriere, ihren Beruf aufgegeben haben, um Mutter zu werden, spüren Verzweiflung und Nutzlosigkeit. Scheitert ihre Schwangerschaft, so sind sie nicht nur ohne Kind, sondern außerdem noch ohne Lebensaufgabe.

Auch Väter trauern. Obwohl es in unserer Gesellschaft nicht mehr das primäre Ziel des Mannes ist, Kinder zu haben, so hat es doch eine erstrangige Bedeutung für ihn. Der Vater entwickelt bereits während der frühen Schwangerschaft eine Beziehung zu dem Kind. Er beneidet möglicherweise seine Frau, die in enger Beziehung zu dem Kind steht und es in sich fühlen kann. Er ist begierig, sein Kind zu sehen und es in den Armen zu halten. Für den Vater, der das Kind nicht austrug, mögen die Gefühle weniger intensiv sein als die der Mutter. Das ist wahrscheinlich, da Untersuchungen über die Folgen von Totgeburten zeigten, daß der Kummer des Vaters nicht ganz so tief ist wie der der Mutter, aber immer noch viel größer als der aller Verwandten und Freunde.

Für Männer wie für Frauen kann es zu einem Mangel an Vertrauen und Selbstvertrauen kommen. Schließlich haben sie sich an eine der bedeutendsten Aufgaben ihres Lebens gewagt, und diese endete tragisch. So wie eine Frau nach einer Totgeburt einmal sagte:

»Mein ganzes Leben lang habe ich daran geglaubt, daß ich Erfolg haben würde, wenn ich nur hart genug an einer Sache arbeiten würde, und das war auch fast immer der Fall. Und hierauf habe ich mich so sorgfältig vorbereitet und doch so kläglich versagt.«

Wegen der Erfolge der Medizin und dem ständigen Absinken der Zahl der Fehlgeburten glauben die meisten fest daran, die Schwangerschaft mit Erfolg zu beenden. Sie glauben, daß sie ihre Zukunft mehr oder weniger unter Kontrolle haben. Obwohl sie während der Schwangerschaft manchmal etwas ängstlich sind, so sind sie sich im Grunde doch sicher, daß sie zu dem Gros der Leute zählen, die ein gesundes Kind zur Welt bringen können. Sie sind entsetzt, wenn es anders kommt und erschrocken darüber, daß sie eben doch nicht alles unter Kontrolle haben. Ihr jugendlicher Glaube an ihre Unverwundbarkeit ist zerstört. Oft wurden sie zum erstenmal in ihrem Leben mit der Existenz des Todes und mit ihrer eigenen Sterblichkeit konfrontiert. Tragödien zeichnen sich nicht mehr länger immer nur bei anderen Menschen ab.

Manchmal meinen Eltern, den Verstand zu verlieren; sie reagieren so stark, daß sie monate-, manchmal sogar jahrelang verwirrt, depressiv und verbittert sind und sich von der Außenwelt zurückziehen. Ihre Freunde erwarten vielleicht, daß sie schnell wieder ins normale Leben zurückfinden, daß sie noch ein Kind haben und dadurch versuchen werden, die Vergangenheit auszulöschen. Aber das können sie nicht. Die überwiegende Mehrheit der betroffenen Eltern »dreht nicht durch«. Neben den speziellen Empfindungen, die mit einer Fehlgeburt einhergehen, leiden sie unter dem ganz normalen Kummer, den wir durchmachen, wenn wir den Verlust eines nahestehenden Menschen zu beklagen haben. Die Psychologen haben ein bestimmtes Verhaltensmuster im Ablauf der Trauerreaktionen festgestellt und reden von diversen Stufen der Trauer, die man erklimmen muß, bevor man den Seelenfrieden wiederfinden kann. Diese Stufen sind Schock, Flucht und Abwehr, Traurigkeit, Verzweiflung, Schuldgefühle, Ärger und dann möglicherweise Selbstüberwindung und Genesung.

Die Trauer mag von sechs bis zu vierundzwanzig Monaten andauern. Die verschiedenen Stufen überlappen sich möglicherweise, und der Grad der Intensität ist von Person zu Person verschieden.

Der Psychologe Colin Parkes schreibt dazu: »Für den Leidtragenden verliert die Zeit ihre Gültigkeit. Der Kalender mag ihm sagen, daß seit dem Verlust ein Jahr vergangen sei, aber die Erinnerungen, die das Kind zurückließ, können so deutlich sein, als wäre es erst gestern geschehen ... Das erste Jahr der Trauer erscheint ihm wie eine aufgezwungene Zeit, in der sich bedeutungslose Geschehnisse aneinanderreihen.«

Psychische Abnormitäten sind nicht ungewöhnlich. Dr. Erich Lindemann, hat einer der anerkannt ersten Psychologen, hat die Reaktionen der Menschen beobachtet, die plötzlich einen Angehörigen verloren hatten. Er stellte fest, daß Schlaflosigkeit und Appetitmangel beinahe die Regel sind. Kündigt sich ein Verlust an, so können die Trauerphasen schon beginnen, noch ehe der Tod tatsächlich eingetreten ist. Diese Vorstadien der eigentlichen Trauer mögen die verschiedensten auslösenden Momente haben: Seien es die ersten Anzeichen einer Fehlgeburt, wenn die Kindsbewegungen und die Herztöne vor der Niederkunft aufhören oder wenn die Entscheidung getroffen wird, daß die Schwangerschaft wegen des Nachweises einer Mißbildung zu unterbrechen sei oder wenn das Kind ohne Überlebenschancen geboren wird. Wegen der grausamen Ungewißheit über den Ausgang der Geburt beginnt die vorweggenommene Trauer oft mit dem Versuch, die Wirklichkeit zu leugnen und mit Gott oder mit sich selbst ein Komplott zu schmieden, um herauszufinden, ob man die Dinge nicht doch noch in Ordnung bringen kann. So schrieb eine Frau über ihre Fehlgeburt:

»Ungefähr eine Woche vor meinem Entbindungstermin spürte ich keine Bewegungen meines Babys mehr. Ich hörte nicht auf, mir einzure-

den, mein Baby schliefe nur, und wenn ich ganz still im Bett liegen bliebe, würde alles gut werden. Ich war deprimiert und verängstigt zugleich, und ich wollte einfach nicht glauben, daß irgendetwas nicht in Ordnung sei. Gleichzeitig mußte ich jedoch mit meinem Mann darüber reden, was zu tun sei, wenn unser Baby tatsächlich nicht mehr lebte.«

Im vorliegenden Falle war es höchste Zeit, sich auf das Schlimmste vorzubereiten, und eben auch Gefühle der Trauer zu empfinden. Ist einmal eine Fehlgeburt vorüber – oder der Tod des Kindes bestätigt worden, so können die Eltern zumindest aufatmen, daß die Ungewißheit endlich vorbei ist, wenn auch der eigentliche Kummer erst jetzt beginnt.

Im Gegensatz dazu haben Eltern, deren Schwangerschaft ohne jede Vorwarnung tragisch endet, keine Zeit vorab zu trauern, es gibt urplötzlich keine Hoffnung mehr und die Schockreaktion tritt ein.

Der Schock, die erste Stufe des Verarbeitungsprozesses, ist eine ganz natürliche Reaktion; er wirkt wohltuend, weil er dem Menschen Zeit gibt, das Ausmaß der Tragödie langsam zu begreifen, und die Wucht der Belastung gemildert wird. Das Gefühl von Dumpfheit während der ersten Minuten, Stunden, ja manchmal Tage nach dem Todesfall ist nicht ungewöhnlich. Nachdem ihr Baby gestorben war, erinnerte sich eine Mutter: *»Ich fühlte mich wie gelähmt und war überrascht, wie ruhig ich unmittelbar nach der Entbindung gewirkt haben muß. Ich habe mir überlegt, ob die Schwestern und Hebammen mich für kaltschnäuzig gehalten haben. Ich war total betäubt.«*

Diese Reaktion kann für andere Menschen eine täuschende Wirkung haben, wenn sie den Leidensprozeß nicht kennen. Sie können fälschlicherweise annehmen, die betroffene Person sei unsensibel, das Ereignis sei nicht so wichtig für die Eltern oder die Mutter werde gut mit den Problemen fertig. Manche mögen sich sogar in ihrer Meinung bestätigt fühlen, eine Fehl- oder Totgeburt sei von geringerer Bedeutung.

Einige Ärzte neigen dazu, den Eltern den Anblick ihres toten Kindes zu ersparen oder Informationen über den Hergang zu verweigern. Sie fürchten sich davor, daß die Eltern hysterisch reagieren könnten. Sie vergessen dabei, daß gerade der Schock es den Eltern ermöglicht, die ersten Momente der Situation zu überstehen, ohne die Kontrolle zu verlieren.

Obgleich es wichtig ist, daß die betroffenen Eltern nach und nach über ihre Gefühle sprechen können und über den Verlust reden, den sie erlitten haben, so ist ein bestimmter Grad der Verdrängung ein normaler Teil der Trauer – gewissermaßen eine Art Selbstschutz. »Das ist nicht mir passiert«, ist ein verbreitetes Gefühl.

Viele Eltern bestätigen, daß es schwierig war, den Gegebenheiten ins Gesicht zu sehen und die Tatsache zu akzeptieren, daß die Tragödie passiert ist. Eine Frau sagte: »Nachdem die Fehlgeburt vorüber war, hatte ich das verrückte Gefühl, ich kehrte jetzt nach Haus zurück und die Schwangerschaft ginge weiter. Ich kannte die Realität, aber irgendwie konnte ich mich einfach nicht damit abfinden.« Eine andere erzählte von ihren Fantasien, wonach ihr Kind noch irgendwie am Leben sei. Obwohl dies normale Reaktionen sind, müssen die Eltern dem wirklichen Unglück, das sie betroffen hat, ins Auge sehen. Dann folgt eine tiefe Traurigkeit, die jedes Unglück begleitet. Manche Eltern bedauern das Baby. Sie meinen, es sei besonders dem Baby gegenüber unfair gewesen, es sterben zu lassen. Man rechnet damit, daß ein alter Mensch, der sein Leben gelebt hat, irgendwann einmal sterben muß, aber einem Kind sollte die Chance auf ein Leben gegeben werden. So sagte ein Vater: »Es sah so unschuldig aus. Was hat es getan, um das zu verdienen? Es ist einfach nicht gerecht, und ich leide für das Kind.« Sie betrauern aber auch sich selbst, bedauern sich wegen der Einsamkeit und der Enttäuschung. Eltern zu sein, bedeutet, jemanden nähren, lieben, erziehen, umsorgen, mit ihm spielen zu können. Da ist jemand, der sich später, wenn sie alt sind, um sie kümmern würde, und der die Früchte ihrer Arbeit erntet; dieser Wunsch wurde ihnen nun nicht erfüllt.

Kinder sind eine Fortsetzung des eigenen Ich, ein Symbol der Unsterblichkeit. Wurden die Hoffnungen auf ein Kind nicht erfüllt – vor allem dann, wenn es Anzeichen gibt, daß man nie wieder ein Kind bekommen könnte, kommt ein schreckliches Gefühl des Schmerzes, der Verzweiflung und der Sinnlosigkeit des Lebens auf. Die Eltern trauern nicht nur wegen des einen toten Kindes, sondern auch um alle möglichen zukünftigen Kinder; eine Art von Trauer, die noch wenig erkannt und unterstützt wurde.

Bei manchen Eltern konzentriert sich der Kummer auf die Tatsache, daß ganz nach Wunsch das Neugeborene gerade ein Junge oder umgekehrt ein Mädchen war. Vielleicht wollten sie das Verhältnis der Geschlechter in der Familie ausgleichen, wenn es zu einseitig war. Ein Vater könnte sehnlichst auf einen Sohn gewartet haben, mit dem er sich identifizieren könnte, der seinen Namen, seine Begabungen und sein Vermögen geerbt hätte. Andere Eltern könnten ihr Glück an die Geburt einer Tochter gebunden sehen.

Schuld ist eines der stärksten Gefühle, das die leidtragenden Eltern empfinden. Sie suchen die Schuld ausschließlich bei sich selbst und denken nur darüber nach, was sie falsch gemacht haben könnten. Schließlich war das Baby ein Teil ihrer selbst, ein Produkt ihres Körpers. War ihr Kind mißgebildet oder zu schwach zum Leben, so ist es für sie schwer, nicht zu meinen, daß mit ihnen selber etwas nicht stimmen könnte. Vielleicht war es körperliche Unzulänglichkeit, eine schlechte

Erbanlage oder schlechtes Blut, was die Schuld daran trug. Sie denken darüber nach, was sie zur Vermeidung des Unglücks hätten tun können. So sagte eine Frau, die im vierten Monat einen Abgang hatte:

»Ich spiele immer meine Schmerzen herunter. Vielleicht, wenn ich damals die Symptome richtig eingeschätzt hätte, als ich bei den ersten Schmerzen den Arzt anrief, wenn ich ihm erzählt hätte, wie stark, wie ernst die Schmerzen wirklich waren, dann hätte er vielleicht etwas anderes getan und mich in die Klinik eingeliefert, und ich hätte das Baby nicht verloren.«

Das ist es, was schwere Schuldgefühle aufkommen läßt. Viele Eltern denken daran zurück, daß sie während der Schwangerschaft sexuellen Verkehr hatten und überlegen, ob das geschadet haben könnte. Eine Mutter mag über die Medikamente nachdenken, die sie in der Zeit der Schwangerschaft eingenommen, an den Alkohol, den sie getrunken, den Abend, den sie gefeiert hatte, oder an die Möglichkeit, gefährlichen Chemikalien ausgesetzt gewesen zu sein. Die Eltern gehen jede Möglichkeit durch, um einen Grund zu finden. Und sie studieren alle wissenschaftlichen Abhandlungen, um neue Erkenntnisse über die Ursachen einer gescheiterten Schwangerschaft zu finden.

Manche denken auch darüber nach, ob ein anderer Arzt oder eine andere Klinik besser gewesen wäre. »Wenn ich nur das... oder das... getan hätte. Wenn nur...« Diese Überlegungen dominieren. Aber gewöhnlich wird die eigentliche Ursache niemals bekannt. Gerade das macht es so schwierig, die Schuldgefühle, die Unsicherheiten und die quälenden Gedanken loszuwerden. Die Suche nach der Antwort ist ein Teil ihrer Bemühungen, das Selbstvertrauen wiederzufinden, dem außer Kontrolle geratenen Leben wieder Sinn und Ordnung zu geben, auch wenn das Gefühl vorherrscht, verantwortlich für das Unglück zu sein.

Verstärkte Schuldgefühle aber entstanden bei den Eltern, die sich seinerzeit im Zwiespalt der Gefühle befanden, als für sie die Elternschaft aktuell wurde. Diese Erinnerung daran ist eine der Quellen tiefster Schuldgefühle und Niedergeschlagenheit, die sie nach dem Tod des Kindes befielen. So erinnert sich ein Vater:

»Um es ganz offen zu sagen, als ich von meiner Frau erfuhr, daß sie ein Kind bekommt, war ich ganz und gar nicht begeistert. Der Gedanke, ein Kind zu haben und auf das Einkommen meiner Frau verzichten zu müssen, bevor wir wirklich festen finanziellen Boden unter den Füßen haben, ängstigte mich zutiefst. So habe ich mir das Baby eigentlich niemals richtig gewünscht. Dann, als es zur Totgeburt kam, potenzierten sich die Schuldgefühle. Ich glaubte, ich würde für meine ablehnende Haltung bestraft werden. Ich weiß, es ist irrational, aber ich kann es nicht ändern.«

In einigen Fällen schlägt ein Gefühl der Erleichterung, nicht die Bürden der Elternschaft tragen zu müssen, schnell in massive Schuldgefühle um. Die Eltern fragen sich, ob sie in einer so unglücklichen Situation positiv reagieren dürften.

Schuldgefühle sind das bei weitem größte Problem für Eltern, die vor der Entscheidung stehen, eine Schwangerschaft wegen kindlicher Mißbildungen zu unterbrechen: Schuld, weil sie ein mißgebildetes Kind gezeugt haben, aber noch viel mehr Schuld, weil sie es abtreiben ließen. Eine Mutter beschreibt, welche Ängste sie dabei ertragen mußte:

»Ich konnte mir nicht helfen, ich hatte das Gefühl, mein Kind zu ermorden. Nicht daß ich nicht für eine Beendigung der Schwangerschaft unter diesen Umständen plädiere, aber das Baby hatte sich zumindest einige Zeit bewegt, und nach dreiundzwanzig Wochen haben schon Kinder überlebt. Ich bin sicher, daß wir die richtige Entscheidung getroffen haben, und trotzdem – ich fühle mich schuldig!«

Die Eltern beschränken die Anschuldigungen nicht nur auf sich selbst. Ihre Schuldgefühle und ihre Verzweiflung richten sich auch gegen andere. Sie hadern mit Gott, beschuldigen ihren Arzt und sogar das Baby, das ihnen so viel Kummer bereitet hat. Sie sind aufgebracht, weil sie die Belastungen einer Schwangerschaft ertragen mußten und nun leer ausgehen. Es ist schon überraschend, einem Kind böse zu sein, das man noch dazu sehnlichst erwartet hat, einem Kind, das unschuldig ist. Diese Feindseligkeit offen zu zeigen, ist unmöglich. Aber das Gefühl ist nicht wegzuleugnen: Wie konntest du uns verlassen und uns in dieses Elend stürzen? Warum warst du nicht widerstandsfähiger? Vater und Mutter beschuldigen sich hin und wieder gegenseitig, und damit wird ihre Beziehung schwer belastet.

Sie suchen Trost beim anderen und sind enttäuscht, wenn sich ihre Erwartungen nicht erfüllen. Arzt und Klinikpersonal bilden den häufigsten Stein des Anstoßes. Es ist nicht ungewöhnlich, daß Eltern mit ihnen hadern, nicht das Unmögliche möglich gemacht zu haben, um ihr Baby zu retten. Dazu kommt, daß manchmal ein tragischer Ausgang tatsächlich auf Nachlässigkeit und Unfähigkeit zurückzuführen war. Ärzte werden oft beschuldigt, zu wenig Sorgfalt aufgewendet und zu geringe Informationen gegeben zu haben. Sie haben die Eltern nicht ausreichend vor möglichen Komplikationen gewarnt und vor allem die drohenden Anzeichen nicht zu ernst genommen.

Die mangelnde Kontrolle im medizinischen Bereich, die fehlende Möglichkeit, sich zu einer anderen Behandlungsmethode zu entschließen, aber auch Mißverständnisse können die Empörung noch anheizen.

Forschungen haben gezeigt, daß Männer in der Regel schneller und leichter mit der Verbitterung fertig werden. Frauen, die keinerlei Gefühlsregungen zeigen, neigen statt dessen häufig zu Depressionen. Genau wie die anderen Zeichen der Trauer, so ist auch Ärger ein wesentlicher Schritt zur Lösung des Problems und zur Erlangung des inneren Friedens.

Es gibt Eltern, die nicht über ihren Kummer sprechen können, selbst untereinander nicht. Sie können leugnen, was tatsächlich passiert ist, und sich in eine Fantasiewelt flüchten, in der das Kind noch lebt. Sie werden von ihrem Kummer aufgefressen und entwickeln Rachegefühle, die sie lähmen und sie daran hindern, sich wieder anderen Dingen zuzuwenden, oder sie sind für längere Zeit depressiv, unfähig zu denken und zu handeln. Diese Fälle sind selten und erfordern Rat und Beistand eines Fachmanns. Sie müssen sich aussprechen können und das Gefühl haben, verstanden zu werden. Betroffene Eltern brauchen viel Zeit, um alle Dinge, die etwas mit Schwangerschaft und Babys zu tun haben, wieder unvoreingenommen betrachten zu können. Sie werden von Erinnerungen geplagt, die ihnen immer wieder jedes kleinste Detail vor Augen führen. Da gibt es dann noch in der Rückschau Höhepunkte ihres Dilemmas: das Verlassen der Klinik, das Einschießen der Milch, die Beobachtung anderer Babys. Diese Voreingenommenheit ist ein Teil des Verarbeitungsprozesses. Der Kummer mag dadurch noch vergrößert werden, aber es hilft den Eltern, sich in der Wirklichkeit zurechtzufinden.

Für manche Eltern gibt es auch positive Erinnerungen. Sie denken an die Freude, als man ihnen die Schwangerschaft mitteilte, an die Pläne und Vorbereitungen, an die ersten Kindsbewegungen, an das Gefühl der geschwollenen Brüste und des wachsenden Bauches. Lebte das Kind hinterher noch einige Zeit, so kommen dazu die Erinnerungen, wie es herumgetragen, gefüttert, bewundert wurde. All diese Erinnerungen sind jetzt von Schmerz durchzogen. Aber vielen Eltern fehlen diese Rückbesinnungen, besonders dann, wenn es zu einem frühen Abgang des Kindes kam. Sie können sich damit trösten, daß es einfacher ist, damit fertig zu werden, wenn es die festen Erinnerungen nicht gibt.

Jedoch kann das auch wieder für viele Eltern eine Schwierigkeit bedeuten. Sie haben keine Fotos, keinen Grabstein, keine eigentliche Vorstellung von der Persönlichkeit eines Kindes. Wie schwierig auch immer die Situation ist, der Mensch ist erstaunlich anpassungsfähig. Er findet seine Ausgeglichenheit auch nach der größten Niedergeschlagenheit wieder. So ist es nicht verwunderlich, daß viele Eltern versuchen, ihren Erlebnissen hinterher positive Seiten abzugewinnen. Eine Frau war erleichtert, schon bei den Voruntersuchungen zu erfahren, daß ihr Kind tot sei und nicht erst bei der Geburt davon überrascht zu werden. Eine andere dagegen war froh, daß sie erst nach der Geburt von ihrem toten Kind erfuhr und nicht schon vorher wußte, daß sie ein totes Kind austrug. Das ehrliche Bemühen, dem Unglück nachträglich einen Sinn zu geben, hilft den Eltern oft. Manche werden in ihrem Glauben gestärkt. Bei anderen werden neue Energien freigesetzt, sich mit der Problematik der Miß- und Fehlgeburten auseinanderzusetzen mit dem Ziel, dazu beizutragen, zukünftiges Unglück zu erleichtern. Sie gründen Selbsthilfegruppen, um sich selbst und anderen helfen zu können. Plötzlich bringen sie für das Leid anderer viel mehr Verständnis auf und können selbst verständnisvoll beraten und helfen.

Die Erfahrung, wie verletzlich und gefährdet menschliches Leben ist, trägt dazu bei, die anderen Kinder, den eigenen Partner, ja die eigenen Eltern noch mehr zu lieben und wertzuschätzen. Und sie werden lernen, das Mitgefühl, die Freundschaft und die Liebe derer, die ihnen geholfen haben, stärker zu würdigen.

Sie werden sich vielleicht weitere Kinder wünschen und dabei ein noch engeres Verhältnis zum Elternsein entwickeln, als sie es je zuvor gespürt haben – und erst recht überzeugt davon, womöglich zum erstenmal, wirklich ein Kind zu wollen. Die meisten von ihnen werden tatsächlich ein Kind oder Kinder bekommen können, und sie werden dann verstehen, welch ein Wunder es ist, ein gesundes Kind atmen, weinen und lachen zu sehen. Sie, der Mann und die Frau, sind mit den Problemen fertig geworden. Ihre Empfindungen, ihre gegenseitigen Beziehungen, ihre Belastungsfähigkeit wurde erprobt. Sie entdecken in sich eine Kraft, die ihnen bisher unbekannt war. Häufig wenden sie sich neuen Interessen zu. Sie finden neue Betätigungsgebiete, neue Arbeitsplätze. Sie verändern sich, werden widerstandsfähiger, lernen wieder lachen. Und vielleicht klingt der Schmerz nun ganz allmählich ab.

2.
Fehlgeburt

»Mit der Fehlgeburt hilft die Natur, dich vor einem nicht lebensfähigen Kind zu bewahren«. – »Es ist ja nur zu deinem Besten!« – »Natürlich kannst du immer wieder ein Kind haben.«

Dies sind Kommentare, die Eltern nach einer Fehlgeburt wieder und wieder zu hören bekommen. Sie repräsentieren die allgemeine Ansicht, daß es sich hierbei um ein weniger wichtiges Ereignis handele, das manchmal sogar zu begrüßen sei. Dies ist nur eines der zahlreichen Mißverständnisse im Zusammenhang mit einer Fehlgeburt. In Anbetracht der Tatsache, daß es so oft dazu kommt (in ca. 10 % aller Empfängnisse), beobachtet man hier, sowohl bei Eltern als auch bei Ärzten, einen bemerkenswerten Grad an Ignoranz über die Ursachen und den Ablauf, aber auch über die Empfindungen der von einer Fehlgeburt Betroffenen.

Eine Mißgeburt, oder wie die Ärzte es nennen, ein Spontanabgang, ist das nicht geplante Ende einer Schwangerschaft zu einem Zeitpunkt, an dem der Embryo noch nicht reif ist, das Leben außerhalb des Mutterleibes fortzusetzen. Am häufigsten kommt es dazu in der zwanzigsten Woche der Schwangerschaft. Weltweit wurden zahlreiche Versuche unternommen, um die Ursache dieses Vorganges zu erforschen. In bestimmten Gegenden auf den Philippinen legen Männer große Strecken zurück, um den Heißhunger ihrer schwangeren Frauen zu befriedigen. Sie suchen nach bestimmten Früchten in der Überzeugung, daß eine Fehlgeburt die Folge wäre, bliebe dieser Wunsch unerfüllt, und im antiken Griechenland befürchtete man eine Fehlgeburt, wenn Frauen durch Donnerschlag verschreckt werden würden. Einige Psychologen in Europa und den Vereinigten Staaten führen die Fehlgeburt auf Angst vor der Schwangerschaft, auf Partnerprobleme, Neurosen oder auf feindselige Verhaltensweisen gegenüber der Mutter zurück.

Mißverständnisse über Ursachen von Fehlgeburten können nicht ausgeräumt werden, weil nicht genügend medizinische Informationen zur Verfügung stehen und weil eine allgemeine Tendenz besteht, die Ursache weiblicher Krankheiten in der Psyche zu suchen. Viele Amerikaner glauben immer noch, die Hauptursachen für eine Fehlgeburt seien körperliche Überanstrengung, Nervosität, Geschlechtsverkehr während der Schwangerschaft und psychische Schocks. Aber körperliche und seelische Traumata gelten heute als unwahrscheinliche Ursache. Obwohl sich manche Frauen an einen Schock oder einen Sturz erinnern, sind das für gewöhnlich nicht die eigentlichen Ursachen.

Die bisherigen Untersuchungen zeigen definitive medizinische Gründe für die meisten Fehlgeburten. Der Zeitpunkt der Fehlgeburten gibt den ersten Hinweis auf mögliche Ursachen. So treten fünfundsiebzig Prozent aller Abgänge während der ersten zwölf Wochen der Schwangerschaft auf, und ungefähr die Hälfte dieser »frühen« Abgänge sind auf eine Mißbildung des Embroys oder auf eine fehlerhafte Einpflanzung des Keimes in der Gebärmutter zurückzuführen. Der Embryo kann wegen elterlicher Erbbelastungen mißgebildet sein, aber viel öfter ist es während der Befruchtung oder der ersten Wachstumstage des Eies zu einer Veränderung gekommen.

Bei den »späteren« Abgängen, also während der zwölften bis zwanzigsten Schwangerschaftswoche, ist der Embryo gewöhnlich normal, seine Position in der Gebärmutter oder seine Verbindung zur Plazenta (Nachgeburt = Mutterkuchen: Die Ernährung des Embryos erfolgt von hier aus durch die Nabelschnur) reichen jedoch nicht aus.

Gelegentlich finden sich auch Veränderungen an der Gebärmutter, so zum Beispiel eine teilweise Verdoppelung. Manchmal ist auch der Gebärmutterverschluß zu schwach und öffnet sich zu früh. Dies kann zum Beispiel an einer früher vorgenommenen Muttermundsoperation liegen. Sowohl die frühe als auch die späte Fehlgeburt können als Folge von Infektionskrankheiten, sonstiger Krankheiten, aber auch von Unterernährung während der Schwangerschaft angesehen werden. Es gibt auch Hinweise darauf, daß Strahlenbelastung, giftige Chemikalien und andere schädigende Umwelteinflüsse zu Haus und am Arbeitsplatz das Risiko der frühen oder späten Fehlgeburt erhöhen. Rauchen, Alkoholgenuß und Medikamente können zu Problemen führen. Die Gefahr einer Fehlgeburt steigt mit dem Alter der Frau, besonders in den Jahren über fünfunddreißig. Obwohl bei vielen Frauen, die eine Fehlgeburt haben, ein Hormonmangel – zum Beispiel an Progesteron – festzustellen ist, mag dieser nicht der tatsächliche Grund für eine Fehlgeburt sein; er signalisiert vielleicht vielmehr die Existenz eines anderen medizinischen Problems, das die wirkliche Ursache für die Fehlgeburt darstellt.

In der Mehrzahl der Fälle, der frühen oder der späten, ist die Frau durch die Folgen ihrer Fehlgeburt schwer getroffen. Die wenigsten Paare rechnen überhaupt mit einer Fehlgeburt. Wenn es dann dazu kommt, werden sie durch das Ereignis überrascht und in Angst und Schrecken über den Ablauf einer Fehlgeburt versetzt. Im allgemeinen glauben sie, es handele sich dabei um Blutungen mit etwas Schmerz verbunden, um den Abgang von Gewebe, und dann sei alles vorbei. Jede Frau macht dabei andere Erfahrungen, und es gibt große Unterschiede in bezug auf Schmerzen, Blutungen und Dauer der Fehlgeburt.

Für die meisten stellt sich jedenfalls der Vorgang ganz anders dar als erwartet. So verhielt es sich beispielsweise bei Carol und Richard; ihre erste Schwangerschaft endete mit einer Fehlgeburt. Sie lebten in Philadelphia in einem restaurierten Stadthaus und betrieben gemeinsam eine erfolgreiche Anwaltspraxis. Obwohl sie beide ihre Arbeit sehr liebten, wünschten sie sich doch Kinder. Als sie sich dann entschlossen hatten, eine Familie zu gründen, wurde Carol sehr schnell schwanger und fühlte sich in den ersten drei Monaten hervorragend. Sie suchten sich mit Bedacht einen sehr bekannten Geburtshelfer aus, der an einer der führenden Kliniken Belegbetten hatte, denn sie wünschten sich die bestmögliche medizinische Betreuung.

Am Ende des vierten Monats wachte Carol eines Morgens auf und entdeckte einige Tropfen Blut auf ihrem Nachthemd:

»Eigentlich hatte ich deswegen keine ernstlichen Bedenken. Ich glaubte immer, bei mir würde alles gut gehen. Ich rief den Arzt an und verspürte die erste Angst, als er mir sagte, ich solle im Bett bleiben, weil es gefährlich sein könnte. Aber nachdem ich einige Tage im Bett verbracht hatte, hörten die Blutungen auf und ich fing wieder an zu arbeiten. Einige Tage später, an einem wunderschönen Sommersonntag, beschlossen Richard und ich, ein Gartenkonzert zu besuchen. Vielleicht war das ein Fehler, denn als ich heimkam, begannen die Blutungen von neuem. Ich rief den Arzt an. Wieder empfahl er mir, im Bett zu bleiben und einen kleinen Schluck Whisky zu trinken. In der folgenden Nacht bekam ich starke Bauchschmerzen. Ich hatte alle anderthalb Minuten starke Bauchkrämpfe, wobei mir gar nicht klar war, daß dies richtige Wehenschmerzen waren. Ich blieb in engem Kontakt mit meinem Arzt, er erwähnte allerdings nichts davon, daß es sich um einen vorzeitigen Abgang handeln könnte. Die Schmerzen hörten am anderen Morgen auf, fingen aber am Abend wieder an. Es dauerte so acht Stunden fort, dann schlief ich endlich ein.

Als ich am nächsten Morgen aufwachte, fühlte ich mich richtig wohl, erschöpft, aber gesund. Ich lag im Bett und wartete darauf, daß mein Mann aufwachte. Plötzlich hatte ich den Blasensprung. In diesem Moment war mir klar, daß alles vorbei war. Ich war erstaunt, denn bisher hatte ich immer gehört, das passiere nur bei der normalen Geburt. Ich hatte immer gedacht, ein Abgang bestünde nur darin, daß ich Blut und einige feste Bestandteile verlöre. Ich rannte ins Badezimmer, und dann kam ein kleiner

Embryo aus mir heraus. Die Nabelschnur war immer noch mit dem Baby und mir verbunden. Das Baby lebte! Ich wußte, daß ich die Nabelschnur durchtrennen mußte. Ich hatte das Gefühl, mein Baby zu töten, dabei war mir gleichzeitig klar, daß es sowieso nicht überleben könnte. Es war ein sehr kleines Baby, wohlgebildet und sehr sauber, weil es zusammen mit viel Wasser herauskam. Ich konnte die Augen, die kleinen Finger und Zehen erkennen. Ich rief meinen Mann, dem beinahe übel wurde, als er etwas suchen mußte, womit er die Nabelschnur durchschneiden und dann etwas, worin er den Embryo einwickeln konnte.

Ich ging wieder ins Bett und begann, stark zu bluten. Als ich meinen Arzt anrief, wies er mich an, sofort in die Klinik zu kommen, er würde mich dort erwarten. Bis ich in die Klinik kam, war ich schon sehr schwach, entweder von dem Blutverlust oder von dem erlebten Schock. Sie brachten mich gleich in den Operationssaal. Dort führten sie eine Ausschabung durch.«

Carol blieb vierundzwanzig Stunden im Krankenhaus. Ein paar Tage später konnte sie ihre Arbeit wieder aufnehmen. Körperlich fühlte sie sich wohl, aber sie beide, auch ihr Mann, litten unter seelischer Belastung. So erinnert sich Richard:

»In keinem Buch, das wir lasen, fanden wir irgendeinen Hinweis auf das, was uns tatsächlich passierte. Wenn wir nur etwas vorbereitet gewesen wären, wenn der Arzt uns irgend etwas darüber erzählt hätte, wäre es leichter gewesen. Wir waren wütend auf den Arzt, der anstatt uns etwas zu erklären, nichts zu sagen wußte als: ›Trinken Sie einen Whisky.‹ Die Ungewißheit während der ganzen Zeit war das wirklich Schwierige. Man weiß nicht, was man tun soll, auch nicht, ob man nun ein Baby bekommt oder doch nicht. Als Carol die Wehen bekam, redete ich mir wieder ein, es wäre alles in Ordnung. Das war es aber nicht. Uns blieb nur die Möglichkeit, zu hoffen und immer wieder zu hoffen. Wäre das Unglück schnell geschehen, hätte es sich nicht so lange hingezogen, wäre es wahrscheinlich leichter zu ertragen gewesen.«

Richards Reaktion ist nicht ungewöhnlich, da die Symptome eines Abganges oft unklar sein können. Die Wehen sind leicht mit Blähungen zu verwechseln, und die Blutung als ein untergeordnetes Problem, das sich schnell von selbst wieder auflöst. Auch der Arzt muß nicht unbedingt in der Lage sein, vorherzusagen, was alles passieren kann. Gefühle der Angst und die Bereitschaft auftretende Probleme zu verdrängen, sind deshalb in den frühen Stadien eines Abortes besonders ausgeprägt. Die Überraschung war für Carol und Richard um so größer, weil sich die Fehlgeburt erst so spät während der Schwangerschaft ereignete. Die meisten Eltern meinen, sie könnten sich nach den ersten drei Monaten sicherer fühlen, erzählen anderen von der Schwangerschaft und freuen sich über den Anblick des wachsenden Mutterleibes und erleben beglückt die Sensation der ersten Kindsbewegungen. Für Carol und Richard wurde der Schock durch den Anblick des Embryos und der Nachgeburt noch verstärkt.

Sie hatten sich nicht vorstellen können, daß man schon im vierten Monat so etwas wie eine Geburt erleben könnte.

Auch ein früher Abgang ist stets eine böse Überraschung. Der Schmerz der Wehen und das Ausmaß der Blutung sind viel größer als es die meisten Frauen erwarten, gerade wenn die Schwangerschaft kaum wahrnehmbar war. Obwohl sie keine Kindsbewegungen gespürt haben und auch ein richtiger Embryo nicht erkennbar war, ist das Erlebnis sehr schockierend. Manche dürften überrascht sein, den Embryo wohlentwikkelt in seinem Beutel zu sehen. Die Empfindungen danach entsprechen denen der Eltern, deren Kind im Verlaufe der späteren Schwangerschaft stirbt: das Schuldgefühl, die Verzweiflung, die Angst sind die gleichen. Bei Brenda und Don finden wir ein weiteres Beispiel eines frühen Abganges. Sie hatten bereits ein Kind und waren voller Zuversicht, als Brenda zum zweitenmal schwanger wurde. Sie glaubten fest, daß sich alles normal entwickeln würde. Sie hatten sich immer eine große Familie gewünscht, zumal sie in einem Landstrich groß geworden waren, in denen Kinderreichtum etwas galt. Don hatte es immer bedauert, ein Einzelkind zu sein. Um so mehr hoffte er auf ein Haus voller Kinder. Als ihr erstes Kind, Gregor, nach zwei Jahren Ehe geboren wurde, waren beide sehr glücklich.

Brendas zweite Schwangerschaft erwies sich jedoch als schwierig. Sie hatte dabei viel mehr Probleme als beim erstenmal. Auch fühlte sie sich während des größten Teils ihrer Schwangerschaft schwach und überlegte dabei, ob das eigentlich die Unbequemlichkeiten wert wäre.

»Ich bin wirklich gern aktiv. Ich fahre gern Rad und ich schwimme gern, und ich fühlte mich dabei stets ein wenig schuldig. Obwohl ich mir eigentlich ein Kind wünschte, gab es auch Zeiten, in denen ich mich fragte: Auf was habe ich mich da eingelassen? Das ist alles wirklich schrecklich. Mir war vom Magen her ständig übel, daß ich einfach nichts essen konnte, und dann hatte ich wiederum Schuldgefühle, weil ich nichts zu mir nahm. Als ich dann die Fehlgeburt hatte, bekam ich ein schlechtes Gewissen. Ich glaube, das geht jedem so.

Im dritten Monat bekam ich leichte Blutungen. Das hielt vier Tage an. Dann wachte ich eines Morgens mit heftigem Durchfall und starken Blutungen auf. Ich blutete so stark, daß ich mich auf die Toilette setzen mußte, um das Blut abzulassen, es war beängstigend. Ich glaubte, etwas Ernstes wäre mit mir, und ich hatte Angst, sterben zu müssen. Gleichzeitig bekam ich heftige Wehen. Die Schmerzen waren grausam, viel stärker als die, die ich hatte, als Gregor kam; das überraschte mich ehrlich. Schließlich war ich erst im dritten Monat. Ich krümmte mich auf dem Fußboden, nicht einmal stehen konnte ich vor Schmerz.

Als nach vielen Stunden ein kleiner Klumpen herauskam, wußte ich, es war vorbei. Ich erinnerte mich, daß es notwendig war, ihn für den Arzt aufzuheben. Das war sehr schwierig, aber Don war zu Hause, gab mir eine Dose und fragte mich, ob er es machen sollte. Ich verneinte und tat es selbst.

Ich fand, die Fehlgeburt war schmerzhafter als die richtige Geburt, weil sie mit soviel Angst und Aufregung zusammenhing. Warum mußte das mir passieren? Ich hatte doch alles getan, was ich glaubte tun zu müssen. Ich hatte die richtigen Sachen gegessen und auf Aspirin verzichtet, ja, ich hatte sogar Trockenmilch in den Urlaub mitgenommen, um ja das Richtige zu mir zu nehmen. Ich ging in Gedanken noch einmal den ganzen Verlauf der Schwangerschaft und der Fehlgeburt durch. Ich dachte sogar über Vitamine nach, die ich während der Schwangerschaft eingenommen hatte. Denn es hatte mir jemand erzählt, durch die Einnahme bestimmter Vitamine über einen längeren Zeitraum könnte sich ein Mangel an anderen Vitaminen entwickeln. Mein Arzt redete mir das aber aus. Am meisten aber quälte mich, daß ich in der Nacht vor Beginn der Blutungen mit meinem Mann Geschlechtsverkehr gehabt hatte. Ich fühlte mich wunderbar danach. Dieser Gedanke ließ uns nicht mehr los. Ich glaubte, wenn ich keinen Verkehr gehabt hätte, wäre alles anders gekommen. Als wir aber dann im Krankenhaus waren, sagte mir der Arzt, der Embryo hätte schon seit vier Wochen nicht mehr gelebt. Ich wollte von ihm das Geschlecht erfahren, er aber sagte, er könne das nicht feststellen. Ich empfand seine Ehrlichkeit als angenehm. Er verbrachte eine Menge Zeit mit uns und beantwortete alle unsere Fragen sehr ausführlich.

Zumindest wußte ich jetzt, daß der Geschlechtsverkehr nichts damit zu tun hatte. Es war auch seltsam, daß während der Schwangerschaft zunächst meine Brüste anschwollen, einige Wochen vor der Geburt aber wieder kleiner wurden. Danach hatte ich mich besser gefühlt. Damals war mir das natürlich nicht klar, aber heute weiß ich, daß sich mein Körper bereits wieder zu seinem Normalzustand zurückentwickelt hatte.«

Oft entwickeln Frauen Schuldgefühle und fragen sich, ob sich die Fehlgeburt hätte verhindern lassen, wenn sie früher in die Klinik gegangen oder im Bett geblieben wären. Viele Ärzte verordnen Bettruhe, Vitamine, Einschränkungen aller Tätigkeiten und des Geschlechtsverkehrs, oder Änderung der Ernährung, wenn die ersten Anzeichen einer möglichen Fehlgeburt auftreten. Solche Anweisungen erfolgen manchmal lediglich, um die Frau, bei der Blutungen auftreten, zu beruhigen oder um Schuldgefühle zu verhindern, wenn es zur Fehlgeburt kommt. Williams Obstetrics schreibt in seinem Buch über Geburtshilfe:

»Bei den meisten Frauen, denen ein Abgang droht, schreitet dieser Prozeß fort, ganz gleich, was oder ob etwas dagegen getan wird. Es gibt keinerlei Beweise dafür, daß irgendeine Behandlung einen drohenden Abgang verhindern kann!«

Und Dr. Alan Guttmacher bemerkt in seinem Buch *Schwangerschaft, Geburt und Familienplanung:* »Man kann genauso wenig ein gesundes menschliches Ei durch Schütteln lösen wie einen unreifen Apfel vom Baum.«

In den verschiedensten Kulturen gibt es Bräuche, die eine Fehlgeburt verhindern sollen. So kennt man auf den Philippinen eine Methode, nach der man einer Frau den gekochten Extrakt aus den Blättern einer bestimmten Palme und den Wurzeln eines anderen Baumes zu trinken gibt, während auf ihren Unterleib Bananenschalen aufgelegt werden, um die Gebärmutter zu kühlen. Diese Methode ist vermutlich genauso wirksam wie jede andere.

Es fällt schwer, untätig bei einer Schwangeren zu sein, die Blutungen und schon einmal eine Fehlgeburt gehabt hat. Solche Frauen können ihren Arzt drängen, ihnen etwas zu geben. Aber die nach wie vor beste Methode ist, eine ausgewogene Diät einzuhalten und Belastungen durch die Umwelt sowie das Rauchen zu vermeiden. Aber diese Art der Vorsorge bedeutet eine intensivere Veränderung unserer Verhaltensweisen, vor allem in bezug auf Umwelt- und Arbeitsplatzverhältnisse. Und dennoch würden solche Aktionen nur unbedeutend dazu beitragen, Fehlgeburten zu verhindern. Die meisten Fälle können nicht aufgehalten werden.

Kommt es zu einer Fehlgeburt, so sind die Empfindungen der Betroffenen vergleichbar mit denen, die bei jedem Trauerfall aufkommen. Sogar in einem sehr frühen Schwangerschaftsmoment ist der Embryo bereits ein Mensch. Beide, Carol und Brenda, waren sich dessen bewußt. Carol erinnert sich:

»Gegen Ende des dritten Schwangerschaftsmonats ging das Baby bereits in meiner Vorstellung auf die Universität. Während dieser Zeit hatte ich so lebhafte Fantasien; ich war in mein Baby verliebt. Als ich dann den Embryo sah, wurde die Vorstellung zur Realität. Es war mehr als der Verlust eines Wunschtraumes, es war ein lebendes Baby, das ich verlor.«

Brenda erinnert sich:

»Wir hatten sogar schon einen Namen für das Baby. Wir nannten es Jennifer und stellten uns vor, es sei bereits unter uns. War ich zu Haus im ersten Stock, so rief Don herauf und fragte, ob Jennifer Lust hätte, herunterzukommen, um mit ihm zu spielen. Sie war eine eigenständige Person für uns geworden, sogar in der kurzen Zeit. Nach dem Verlassen der Klinik fühlte ich mich einsam und verloren. Ich habe unsere kleine

Jennifer richtig vermißt, sie war einfach nicht mehr da. Ich habe mich dabei ertappt, über Dinge grundlos zu weinen.«

Bei manchen Vätern verdrängt die Sorge und Angst um die Gesundheit und das Wohlbefinden der Frau die eigene Trauer. Es folgt die Erleichterung, daß Schmerz und Blutungen nachgelassen haben, und gleichzeitig entsteht die Hoffnung, ein weiteres Kind zu bekommen. In einer der wenigen Arbeiten über die Gefühlsreaktionen auf eine Fehlgeburt fanden jedoch Dr. Albert Cain und seine Mitarbeiter Hinweise auch »Fehlreaktionen« bei Männern; sie reichten von Anträgen auf Scheidung, dem Argwöhnen über die eigentliche Vaterschaft und Schuldgefühlen, erleichtert darüber zu sein, daß die Schwangerschaft vorbei war, bis hin zu massiven Anschuldigungen gegen sich selbst und die eigene Frau.

Vielen Männern ist aber auch die Leere und der Kummer anzumerken. Richard zum Beispiel war sehr verzweifelt nach Carols Fehlgeburt. Er fragte den Arzt nach dem Geschlecht des Kindes und erfuhr, daß es ein Mädchen gewesen war, ganz so, wie er es sich gewünscht hatte. Er erinnert sich:

»Als ich aus der Klinik kam, ging ich an der Säuglingsstation vorbei, und da wurde mir erst klar, daß ich eben ein Kind verloren hatte. Mir wurde bewußt, aus der Klinik nichts mitnehmen zu können. Es tat sich eine große Leere auf. Ich sah so viel Überflüssiges. Ich hatte das fürchterliche Gefühl, alles verloren zu haben. Was für ein Wahnsinn: Ich hatte mein Kind verloren; ich hatte kein Kind. Auf dem Weg nach Haus ging es mir sehr schlecht. Ich konzentrierte mich während des Fahrens nur auf das Wort ›Mädchen‹. Nicht auf blondes Haar, nicht auf ein niedliches Baby, nur auf das Wort ›Mädchen‹.«

Obwohl die Fehlgeburt die häufigste Art einer fehlgeschlagenen Schwangerschaft ist, wird der damit verbundene Kummer am wenigsten verstanden. Über dieses Problem gibt es auch keine wissenschaftlichen Studien. In einer Arbeit, in der Schwestern, Hilfsschwestern, Pflegepersonal und Studenten über ihre Einstellung zum Thema Fehlgeburt befragt wurden, kam zum Ausdruck, daß die betroffenen Eltern seelische Unterstützung notwendig bräuchten. Die Autoren nannten dies »die stille Sympathiekundgebung«. Dabei ist es interessant, herauszufinden, daß die Nichtausgebildeten mehr Verständnis zeigten als das Fachpersonal. Sie führen dafür verschiedene mögliche Begründungen an:

1. Die Bedürfnisse weiblicher Patienten werden sowieso meist unterschätzt,
2. die Fachleute gehen davon aus, daß Frauen, die eine Fehlgeburt hatten, danach bald wieder ein gesundes Kind bekommen können,
3. Schwestern und Krankenhauspersonal reagieren deshalb so, weil sie wissen, daß sowieso nichts dagegen getan werden kann.

So schreibt Dr. Cain über die Einstellung der Medizin zur Fehlgeburt: »Sie wird fast immer als ein sehr abgegrenztes, medizinisches Problem betrachtet und in einer überaus sachlichen mechanischen Weise behandelt.«

Da können Bemühungen, Trost zu spenden, erfolglos bleiben, wie Brenda entdeckte:

»Der Arzt sprach mit mir und versuchte, beruhigende Dinge zu sagen wie ›Das ist ein Naturgesetz, mißgebildete Embryos abzustoßen, es ist ein gutes Gesetz‹. Später half mir das zum besseren Verständnis. Aber zunächst wirkte es geradezu lächerlich, so als wenn ich froh sein müßte, daß es dazu gekommen war.«

Da die Schwangerschaft im Falle einer Fehlgeburt sehr abrupt und schnell enden kann, und hinterher meist eine Ausschabung in Vollnarkose stattfindet, sind Schwierigkeiten nicht ausgeschlossen, den Tatbestand zu erklären. Einige empfehlen, den Eltern zu zeigen, was die Gebärmutter ausgestoßen hat, damit ihnen auch klar wird, daß die Schwangerschaft endgültig vorbei ist.

Wie man aus den Erfahrungen von Carol und Richard, Brenda und Don sehen kann, ist keine Fehlgeburt wie die andere. Tatsächlich unterscheiden die Ärzte verschiedene Arten.

Ein *drohender Abgang (Abortus imminens)* liegt vor, wenn es bei einer Frau zu Blutungen und Gebärmutterkrämpfen kommt, während der Muttermund geschlossen bleibt. Diese Erscheinungen können aufhören und die Schwangerschaft weitergehen. Ungefähr die Hälfte aller Frauen, die während der ersten Zeit der Schwangerschaften Blutungen beobachten, haben keine Fehlgeburt und bluten tatsächlich aus Gründen, die mit dem Zustand des Embryos nichts zu tun haben. Wenn die Blutungen sehr stark werden und der Muttermund sich öffnet, spricht man von einem *beginnenden Abgang (Abortus incipiens).* Hier wird ein Klinikaufenthalt notwendig, besonders wenn nicht der Embryo und die Plazenta (die Nachgeburt) ganz ausgestoßen werden.

Wenn Teile der Leibesfrucht oder der Nachgeburt zurückbleiben, ist vom *unvollständigen Abgang (Abortus incompletus)* die Rede. Carols letzte Schwangerschaft gehörte dazu. Eine Ausschabung wird in diesen Fällen notwendig, um die verbliebenen Reste zu entfernen. Wird sie nicht durchgeführt, kann sich die Gebärmutter nicht zusammenziehen, aus der Nachgeburt fließt weiter Blut, und der Muttermund schließt sich nicht. Hier droht der Frau die Gefahr zu verbluten oder eine Gebärmutterentzündung.

Ein kompletter Abgang *(Abortus completus)* liegt vor, wenn alle Fruchtteile aus der Gebärmutter ausgestoßen wurden und der Muttermund sich wieder geschlossen hat. Die Ärzte werden in diesem Fall meist auf eine Ausschabung verzichten.

Eine andere Art der Fehlgeburt ist das Absterben des Embryos, ohne daß es zunächst zum Spontanabgang kommt. Dies bedeutet z. B., daß der Embryo bereits vier Wochen abgestorben ist, bevor er ausgestoßen wird. In diesen Fällen, wie bei Brenda, verändert sich der Embryo und wird in Form von blutigen Gewebsstücken ausgestoßen. Manche Frauen, die einen vorzeitigen Abgang erleiden, erleben dies zu Haus. Sie fühlen sich dann meist nicht mehr schwanger und ihre Brüste gehen auf die normale Größe zurück, die Gebärmutter wächst nicht mehr und ein Schwangerschaftstest verläuft negativ. Meistens wird der Embryo dann von selbst ausgestoßen, gelegentlich müssen Wehen eingeleitet und eine Ausschabung durchgeführt werden.

Wenn es bei einer Frau zu drei oder mehr Abgängen kommt, spricht man vom *ständigen (habituellen) Abort.* Tritt dieser Abgang jedesmal in der frühen Schwangerschaft (in den ersten zwölf Wochen) auf, kann angenommen werden, daß der Embryo mißgebildet war. Dann ist eine Kontrolle der genetischen Erbanlagen angezeigt. Tritt er hingegen nach der zwölften Woche auf, so kann davon ausgegangen werden, daß bei der Mutter eine Schwäche des Muttermundes vorliegt. Ein zu schwacher Muttermund oder Gebärmutterhals ist in achtzig Prozent der Fälle durch einen mechanischen Verschluß mittels einer Unterbindung des Gebärmutterhalses Cerclage bis zur Entbindung zusammenzuhalten. Andere Ursachen können eine geteilte oder stark gebogene Gebärmutter sein. In diesen Fällen können durch operative Eingriffe die Voraussetzungen für eine normale Geburt geschaffen werden.

Da in vielen Fällen die Ursachen für einen wiederholten Abgang festgestellt werden können, empfehlen die Ärzte gewöhnlich einer Frau, die mehrere Abgänge hatte, sich einer gründlichen Generaluntersuchung zu unterziehen, um herauszufinden, ob eine Möglichkeit besteht, etwas dagegen zu tun. Außerdem sollten sie und ihr Partner eine erbgenetische Untersuchung durchführen lassen.

Was auch immer die Ursache sein mag, jedenfalls bedeuten mehrere Fehlgeburten eine starke psychische Belastung. Nancy und Toni erzählten davon, was sie fühlten, nachdem es zu einer zweiten Fehlgeburt gekommen war. Als sie heirateten, arbeitete Nancy als Sekretärin, sie hatte aber vor, diesen Job aufzugeben und eine Familie zu gründen. Sie und Toni, er war Elektriker, sparten mehrere Jahre für ein eigenes Haus. Danach entschlossen sie sich, ein Kind zu haben. Als Nancys erste drei Schwangerschaften mit einer Fehlgeburt endeten, glaubten sie, sie müßten sich mit der Möglichkeit abfinden, keine Kinder bekommen zu können. Das erwies sich besonders für Nancy als schwierig, weil sie sich nicht klar darüber war, womit sie ihr Leben sonst ausfüllen könnte, wenn ihr die Mutterschaft versagt bliebe.

Nancys erste Fehlgeburt ereignete sich, kurz nachdem sie schwanger geworden war:

»Wir hatten nicht einmal die Zeit, über eine Schwangerschaft glücklich zu sein, so schnell passierte das alles. Ein paar Tage waren wir niedergeschlagen, dann haben wir uns gründlich ausgesprochen und uns entschlossen, dem Rat des Arztes zu folgen und möglichst schnell wieder ein Kind zu bekommen. Sechs Monate später wurde ich wieder schwanger. Und wieder hatte ich kurz danach eine Fehlgeburt. Ich fing an, in Panik zu geraten und sagte Toni, ich könne den Gedanken an eine weitere Schwangerschaft nicht ertragen. Er aber wollte unbedingt, daß ich es noch einmal versuchen sollte, und der Arzt sagte mir, es sei einfach Glückssache und ich hätte gute Chancen, beim nächstenmal mehr Erfolg zu haben.

Beim drittenmal zerriß es mich fast. Wieder ließ mich mein Körper im Stich. Ich weinte ohne Unterlaß. Richtig geschockt war ich. Ich war nun überzeugt, keine Kinder bekommen zu können. Ich wußte nicht, wie ich mit alledem fertig werden sollte. Es ist schrecklich, vom eigenen Körper im Stich gelassen zu werden. Dreimal hintereinander. Es sah wirklich so aus, als ob mein Schicksal vorgezeichnet wäre – und jede Schwangerschaft in einer Fehlgeburt enden würde.

Wir hatten die Embryos jedesmal untersuchen lassen und erfuhren, daß sie mißgebildet waren. Wenn eines von ihnen mißgebildet auf die Welt gekommen wäre, hätte ich es sicher vermieden, erneut schwanger zu werden, und ich hätte nun auch meine Tochter Janie nicht, die kerngesund ist.

Wir suchten nach Gründen. Ich neigte zu Allergien und dachte, daß da ein Zusammenhang bestehen könnte. Manchmal überlegte ich auch, ob ich irgendwelche psychischen Probleme hätte. Hatte ich irgend etwas falsch gemacht? War ich zu egoistisch gewesen? Wurde ich für irgend etwas bestraft? Mir kam es so vor, als sei es mein Schicksal, die Hälfte der Zeit schwanger zu sein oder mich von einer Fehlgeburt zu erholen. Ständig war ich krank, und ich hatte praktisch überhaupt keine Periode mehr. Als ich dann mit Janie schwanger wurde, war es vollkommen ungewollt. Um so größer war die Freude, als sie dann wirklich auf die Welt kam! Ich konnte es fast nicht glauben!«

Ständiger Abgang – das heißt – immer neue Traumata, psychische und körperliche, und das signalisiert auch die Wahrscheinlichkeit, niemals ein Kind bekommen zu können. Genau wie bei Ehepaaren, die sich mit dem Problem der Unfruchtbarkeit auseinanderzusetzen haben, müssen diejenigen, die mehrere Fehlgeburten erlitten, nicht nur mit ihrem Kummer fertig werden, sondern auch Antwort auf die schwierige Frage suchen, was aus ihrer Zukunft werden soll. Wer eine Fehlgeburt hatte, lebt in der Angst, das könnte sich wiederholen, daß Schwangerschaft gleichbedeutend mit Versagen ist. Dabei ist die Wahrscheinlichkeit, daß einer Frau, die eine Fehlgeburt hatte, das ein zweitesmal passiert, auch nicht größer als bei irgendeiner anderen Schwangeren. Erst nach der zweiten Fehlgeburt muß mit weiteren Abgängen gerechnet werden, hier erst steigt die Wahrscheinlichkeit an. Die Chancen einer Frau mit drei Fehlgeburten, noch ein normales Kind zu bekommen, sind zwei zu eins.

Nancy und Toni hatten Glück; nach drei Fehlgeburten sind sie nun mit ihrer Tochter glücklich und sprechen davon, ein weiteres Kind zu bekommen. Sie leiden natürlich unter der Ungewißheit, aber Janies Geburt gibt ihnen Mut und Hoffnung auf einen Erfolg.

3.
Schwangerschafts-Diagnostik und der ungewollte Abort

»Nachdem Gott alle Entscheidungen getroffen hatte, blieb den Frauen keine andere Wahl, als sie anzunehmen. Wenn man nach Gottes Willen ein mißgebildetes Kind bekam, mußte man lernen, in ständigem Kummer zu leben. Aber es gab kaum Schuldgefühle, noch geistige Selbstzerfleischung. Nun aber, nachdem Wissenschaft und moderne Technik den Müttern bewiesen haben, daß sie sich nicht unbedingt mit ihrem Schicksal abzufinden haben, wird aus dem, was Gottes Wille schien, eine Entscheidung, die man selbst übernehmen muß. Die zu treffenden Entschlüsse können äußerst qualvoll sein.«

Jessi Bernhard, *Die Zukunft der Mutterschaft*

Wenn in früheren Zeiten Mann und Frau von einem genetischen Problem in der Familie wußten, haben sie meist ganz auf ein Kind verzichtet. Die Angst vor einem mißgebildeten Kind überwog den Wunsch auf Nachkommenschaft und sie litten lieber unter dem Verzicht eine Familie zu haben, wie sie es sich vorgestellt hatten. Bekamen Eltern ein mißgebildetes Kind, nahmen sie es hin, soweit es ihnen möglich war.

Aber in den letzten fünfzehn Jahren haben sich die technischen Möglichkeiten der Diagnostik vor der Geburt rapide entwickelt, und ein legaler Schwangerschaftsabbruch während der ersten zwölf Wochen der Schwangerschaft ist für die meisten Frauen möglich. So kann die Entdekkung einer Mißbildung zu einer gezielten Schwangerschaftsunterbrechung führen. Diese Entwicklung schafft eine Welt neuer Probleme, Erfahrungen, Entscheidungen, und es ist in den letzten Jahren zu heftigen Kontroversen darüber gekommen.

Zu den zahlreichen praktischen Problemen, die auftreten, wenn Fruchtuntersuchungen notwendig werden, kommen die psychischen Belastungen, unter welchen Eltern leiden, die entscheiden müssen, ob sie eine Abtreibung durchführen lassen sollen oder nicht. Entschließen sie sich zur Schwangerschaftsunterbrechung, so müssen sie mit den gleichen Leiden fertig werden, die Eltern durchmachen, die ein Kind verloren haben, verstärkt durch das Schuldgefühl, zu dem frühen Kindstod beigetragen zu haben. Die erste Entscheidung für die Eltern ist, ob sie überhaupt solche Untersuchungen während der Schwangerschaft durchführen lassen sollen. Es gibt viele Gründe, sie in Betracht zu ziehen. Einer der häufigsten ist das Alter der Mutter, weil Frauen über fünfunddreißig Jahren öfter mißgebildete Kinder bekommen als jüngere. Eine ältere Frau wird deshalb auch ermutigt, eine Untersuchung durchführen zu lassen. Dabei wird eine dünne Nadel in die Fruchtblase durch die Bauchwand hindurch eingeführt, um Fruchtwasser abzusaugen. So kann bereits eine große Zahl von Mißbildungen erkannt werden. Die neuesten gesetzlichen Bestimmungen verlangen vom Arzt, daß er Frauen über fünfunddreißig Jahren über diese Möglichkeit der Fruchtwasseruntersuchung aufklärt und ihnen auch die Risiken einer solchen Spätschwangerschaft erklärt.

Es gibt auch noch andere Gründe, die einen Arzt veranlassen, eine Fruchtwasseruntersuchung zu empfehlen. Dazu gehören eine bereits stattgefundene Geburt eines mißgebildeten Kindes, das Vorkommen von mißgebildeten Kindern in der Geschichte der Familie, drei oder mehr vorzeitige Abgänge in der eigenen Familie, oder es gibt männliche Familienmitglieder, bei denen die Bluterkrankheit vorgekommen ist.

Ein Paar, das mit einer dieser Situationen konfrontiert ist, wird vor einer neuerlichen Schwangerschaft einen Genetiker zu Rate ziehen wollen, einen Fachmann für Erblehre, besonders wenn es unentschlossen ist, ob es richtig ist, ein neues Kind zu zeugen. Genetiker sind in der Regel Kinderärzte oder Internisten, die sich auf angeborene Krankheiten spezialisiert haben und die Qualifikation besitzen, die Betroffenen darüber aufzuklären, wie groß die Gefahr ist, womöglich ein mißgebildetes Kind auszutragen. Gewöhnlich verschafft sich der Berater einen Überblick über die Gesundheit des Paares, eingeschlossen alle bekannten Krankheiten und Unregelmäßigkeiten, und nimmt eine detaillierte Familiengeschichte auf. Notiert werden auch alle möglichen Gründe, die das Auftreten früherer Probleme erklären könnten. Blut- und Hauttests werden vorgenommen. Ist die Frau bereits schwanger, werden vorgeburtliche Tests durchgeführt, wie zum Beispiel eine Untersuchung des Fruchtwassers. Das erleichtert es dem Berater, zu einer richtigen Einschätzung des Falles zu gelangen und die Ergebnisse und die sich daraus ergebenden Konsequenzen zu erläutern.

Die Entscheidung, eine Fruchtwasseruntersuchung vornehmen zu lassen, fällt den Betroffenen sehr schwer und verursacht oft Besorgnis und Furcht. Das Verfahren an sich klingt beängstigend, auch wenn es nicht unbedingt schmerzhaft ist. Leider wird die Situation durch die Tatsache kompliziert, daß der konsultierte Arzt eine Fruchtwasseruntersuchung gelegentlich für unnötig hält und die Betroffenen womöglich herumsuchen müssen, um einen anderen Arzt zu finden, der den Test durchführt. Frauen sollten sich allerdings im klaren darüber sein, daß ein solcher Eingriff für sie selbst oder für das Baby nicht ganz ohne Risiko ist, auch wenn es in Kliniken mit erfahrenem Personal auf unter ein Prozent gedrückt werden konnte. Für Frauen, die fünfunddreißig Jahre und älter sind, ist das Risiko, ein mißgebildetes Kind zu bekommen, auf jeden Fall größer als mögliche Gefahren bei einer Fruchtwasseruntersuchung. Möglicherweise werden neue Entwicklungen zur Anwendung von Bluttests bei Schwangerschaftsuntersuchungen die Notwendigkeit von Fruchtwasseruntersuchungen bei vielen Frauen schon in naher Zukunft überflüssig machen.

Es können auch andere Arten von Tests bei der vorgeburtlichen Untersuchung des Kindes eingesetzt werden. Ultraschall und Untersuchungen mit dem Endoskop (das die Betrachtung der Nachgeburt und des Embryos ermöglicht) werden bei der Abklärung von Mißbildungen während der Schwangerschaft immer gebräuchlicher. Ähnlich wie ein Röntgenbild ermöglicht Ultraschall die Bestimmung der Lage von Kind und Nachgeburt und gibt ein Bild des Embryos. Mit Hilfe einer Ultraschalluntersuchung kann das genaue Alter des Fötus (durch Messen des kindlichen Kopfes) bestimmt, Mehrlingsschwangerschaften ermittelt oder Fehlbildungen der Gebärmutter nachgewiesen werden. Die völlige Ungefährlichkeit von Ultraschall ist allerdings noch nicht bewiesen, obwohl vorausgegangene Untersuchungen darauf hindeuten, daß er relativ harmlos ist.

Die Untersuchungen des Embryos mit dem Endoskop (optisches Gerät, welches in die Gebärmutter eingebracht wird, ähnlich der Magenspiegelung) ist eine Technik, die es erlaubt, einen direkten Blick auf den Embryo zu werfen und auch gleichzeitig die Nachgeburt und die gesamte Gebärmutter zu betrachten. Außerdem werden mit dem Gerät Blut- und Gewebsteile angesaugt. Es hat den Vorteil, daß dabei Fehler festgestellt werden können, die bei der Ultraschallmethode und bei der Fruchtwasseruntersuchung verborgen bleiben. Die Methode befindet sich jedoch noch in den frühen Stadien der Entwicklung, und nicht viele Kliniken sind darauf eingerichtet. Die Gefahren für den Embryo sind dabei viel größer als bei der Fruchtwasseruntersuchung. Nach solchen Untersuchungen beträgt die Rate der Fehlgeburten fünf bis zehn Prozent, und es gibt auch Risiken für die Gesundheit der Mutter.

Die Wahl des richtigen Zeitpunkts für vorgeburtliche diagnostische Tests ist entscheidend. Die sechzehnte bis achtzehnte Woche der Schwangerschaft gilt dabei als am besten geeignet. Ein früherer Zeitpunkt wäre zu gefährlich, weil es dann noch nicht genug Fruchtwasser gibt, um die risikolose Entnahme einer Probe zu gewährleisten. Später dagegen ist eine Abtreibung womöglich ausgeschlossen. Denn die Züchtung der entnommenen Zellen in einer Gewebskultur dauert weitere zwei bis drei Wochen. Erst dann ist eine Diagnose möglich. Gelegentlich kommt es sogar zu ungenügendem Zellwachstum in der Kultur und die ganze Prozedur muß wiederholt werden. Die Wartezeit auf das Ergebnis einer Fruchtwasserentnahme ist für die werdenden Eltern eine Zeit erhöhter Angst. Nancy B., eine achtundzwanzig Jahre alte Mutter, deren erstes Kind an Mongolismus litt, erzählte über ihre Erfahrungen während der zweiten Schwangerschaft:

»Sie sagten mir, ich müßte drei Wochen auf die Ergebnisse warten. Weil eine meiner Freundinnen die Ergebnisse schon nach zwei Wochen bekommen hatte, wartete ich nach der zweiten Woche neben dem Telefon. Auch während der dritten Woche rief niemand an. Jedesmal, wenn das Telefon klingelte, begann ich zu zittern, halbverrückt war ich schon. Schließlich entschloß ich mich, selbst anzurufen.«

Nancys Angst ist typisch für den Gefühlszustand der Eltern, die auf ein Testergebnis warten. Die Erfahrung, die sie machte, ist nicht typisch, aber sie zeigt, daß die Empfindungen der Eltern in solchen Situationen nicht immer richtig eingeschätzt werden.

»Ich erreichte die für mich zuständige Fürsorgerin und sie sagte, man würde mich am gleichen Abend zurückrufen. Sofort wußte ich, daß etwas nicht in Ordnung war. Ich sagte: ›Handelt es sich um Mongolismus?‹, und sie antwortete: ›Nein, etwas anderes!‹ Ich fragte sie, was es sei. Aber sie sagte nur, daß das am Telefon nicht zu besprechen sei und fragte, ob wir am nächsten Tag mittags um ein Uhr vorbeikommen könnten. Ich sagte zu. Ich legte den Hörer auf und rief dann völlig aufgelöst meinen Mann an. Wir konnten beide nicht glauben, daß wir bis zum nächsten Tag, mittags ein Uhr, warten müßten. Er kam nach Haus und rief wieder im Krankenhaus an. Es war aber nur eine Laborassistentin am Apparat. Sie kannte zwar die Ergebnisse, sagte aber, sie dürfe darüber nichts aussagen. Ich bat meinen Mann, sie zu fragen: ›Ist es eine Mißbildung der Wirbelsäule?‹ Sie sagte nein. Ich wußte nicht, wonach ich noch hätte fragen können. Wir beide drehten fast durch. Wir fragten immer nur: Was ist das für eine Art und Weise, mit Menschen umzugehen!«

In ungefähr fünf Prozent aller Untersuchungen des Embryos durch eine Fruchtwasserentnahme bestätigt sich eine Mißbildung. Die Art, wie Eltern über ein solches Ergebnis aufgeklärt werden, spielt eine wichtige Rolle. Ebenso wichtig ist, daß der Arzt das Paar über seine Chancen gewissenhaft aufklärt und alle Probleme, die damit zusammenhängen, offen, ehrlich und voller Mitgefühl bespricht. Es ist sehr schwierig, über solch alarmierende Dinge unterrichtet zu werden, all die medizinischen Informationen aufzunehmen und dann in so kurzer Zeit eine Entscheidung zu treffen. Die Eltern müssen dazu ermutigt werden, in weiteren Gesprächen mit dem Arzt gründliche Informationen und alle notwendigen Erklärungen zu verlangen. Unglücklicherweise steht nicht viel Zeit zur Verfügung, wenn eine künstliche Beendigung der Schwangerschaft in Erwägung gezogen werden muß.

Die meisten Paare bekommen die Ergebnisse entweder vom Geburtshelfer oder vom genetischen Berater mitgeteilt. Das sind Fachleute, die im Normalfall versuchen, unvoreingenommen zu raten, wenn es um die Entscheidung für oder gegen einen Schwangerschaftsabbruch geht. Doch jeder hat seine bestimmten Vorurteile, gegen die er aufgrund seiner persönlichen Erfahrung oder seines religiösen Hintergrundes ankämpfen muß. Die Eltern sollten sich darüber im klaren sein, daß unter Umständen auch die Art, wie der Fachmann sie mit den Tatsachen vertraut macht – was er betont, was er zuerst erzählt, welche Möglichkeiten er aufzeigt, ihre Entscheidung zu beeinflussen vermag. Wenn sie sich nicht völlig sicher sind ob der Rat, den er gibt, richtig ist, ist es besser eine zweite Meinung anzuhören.

Wegen der wachsenden Nachfrage nach vorgeburtlichen Tests gibt es Kliniken, die nur dann Fruchtwasseruntersuchungen an einer Frau vornehmen, wenn sie sich im vorhinein mit einem Schwangerschaftsabbruch für den Fall einverstanden erklärt, daß eine Mißbildung beim Fötus festgestellt wird. Diese Forderung scheint unfair, denn die Entscheidung, eine Fruchtwasseruntersuchung vornehmen zu lassen, sollte den Eltern, unabhängig davon, ob sie eine Abtreibung wünschen oder nicht, vorbehalten bleiben. Vielleicht gibt es Eltern, die Zeit gewinnen möchten, um sich auf die Geburt eines Problemkindes vorzubereiten oder die den Grad der Mißbildung für nicht so gravierend erachten, daß sie sich zu einem Schwangerschaftsabbruch durchringen?

Die Qualität der genetischen Beratung ist in den USA sehr unterschiedlich. In Europa ist es nicht viel anders. Selbst in den besten Kliniken beschränken sich die persönlichen Kontakte nur auf das Gespräch, das eine Entscheidung herbeiführen soll, obwohl die Eltern gerade in dieser Zeit zwischen Untersuchungen, dem Eintreffen der Ergebnisse und der Durchführung einer Schwangerschaftsunterbrechung den größten psychischen Belastungen ausgesetzt sind. Dies ist nämlich genau die Zeit, in der sie am ehesten Unterstützung brauchen. Aber trotz dieser Beschränkungen wird die genetische Beratung von denen, die sie in Anspruch genommen haben, sehr geschätzt.

Andere Ehepaare haben vielleicht triftige Gründe, auch ohne vorhergehende Untersuchung einen Schwangerschaftsabbruch zu wünschen. So ist eine Mißbildung des Kindes sehr wahrscheinlich, wenn die Frau während der Schwangerschaft an Röteln erkrankte. Auch Strahlenbelastung und giftige chemische Umwelteinflüsse oder die Anwendung bestimmter Medikamente während der Schwangerschaft sprechen für eine Schädigung des Embryos.

Auch Gefahr für die eigene Gesundheit durch eine Schwangerschaft kann Frauen veranlassen, eine Abtreibung vornehmen zu lassen. Diese sogenannte »medizinische Indikation« ruft die geringsten religiösen und moralischen Bedenken hervor. Sie kann während jeder Zeit im Verlauf der Schwangerschaft erforderlich werden, die Gründe unterscheiden sich von Fall zu Fall erheblich. Zum Glück haben die Fortschritte der Medizin es mit sich gebracht, daß eine medizinische Indikation seltener notwendig wird als früher.

In der Zeit, in der die meisten Eltern mit der Entscheidung zur künstlichen Schwangerschaftsunterbrechung konfrontiert werden, machen sich bereits die ersten Kindsbewegungen bemerkbar, und gerade sie sind es, welche in dramatischer Weise ankündigen, daß das Kind lebt. Dazu kommt, daß Freunde und Verwandte inzwischen von der Schwangerschaft wissen oder sie bemerkt haben, und daß sie bereits gratuliert haben. In diesem Moment wird bei einer Entscheidung zur Schwangerschaftsunterbrechung der Schmerz aus der Privatsphäre in die Öffentlichkeit getragen.

Nach einer Statistik des amerikanischen Gesundheitsministeriums entscheiden sich fünfundneunzig Prozent aller Frauen, bei denen durch eine Fruchtwasseruntersuchung ein mißgebildetes Kind festgestellt wurde, für eine Abtreibung. Diese Entscheidung fällt manchem Paar leichter, manchem schwerer. Die einen konsultieren den Fachmann, was sie tun sollen, die anderen haben ihre Entscheidung bereits getroffen, noch bevor die endgültigen Ergebnisse der Untersuchung vorliegen. Der familiäre und religiöse Hintergrund mag dabei eine Rolle spielen. Genauso wie das Warten auf die Testergebnisse schmerzhaft und frustrierend ist, so ist auch die Zeit danach bis zur Beendigung der Abtreibung nervenaufreibend und deprimierend. Im Normalfall versuchen die Betroffenen, die Zeit zwischen Entscheidung und Durchführung der Schwangerschaftsunterbrechung gerade wegen dieser Belastungen möglichst abzukürzen.

Eine Abtreibung nach der zwölften Schwangerschaftswoche unterscheidet sich wesentlich von einem Abgang während der ersten drei Monate. Die Gefahren sind größer, der technische Vorgang ist ein völlig anderer, und viele Frauen sind überrascht, sich dann in einer Entbindungsstation anstatt in einer normalen Frauenklinik zu befinden. Wenn vor normalen Geburten eine Schwangerschaftsgymnastik und entsprechende Beratungen stattgefunden haben, sind die auftretenden Schmerzen geringer, und die Frauen sind entspannter. Die Angst aber, die bei einem künstlichen Schwangerschaftsabbruch auftritt, wird noch verstärkt durch den Mangel an Vorbereitung und durch die fehlende Information darüber, daß sich das Ganze wie eine normale Geburt vollzieht. Daher können die Wehenschmerzen stärker sein als bei einer normal ausgetragenen Schwangerschaft.

Karens Bericht veranschaulicht, was viele Frauen bei einer künstlichen Schwangerschaftsunterbrechung durchmachen müssen. Während des dritten Schwangerschaftsmonats hatte sie eines Tages an sich einen Ausschlag entdeckt, und obwohl ihr Arzt ihr versichert hatte, daß Ausschläge während der Schwangerschaft nichts Ungewöhnliches seien, diagnostizierte sie den Ausschlag bei sich selbst als Röteln, weil sie viel mit Kindern zu tun hatte. Widerstrebend überwies sie ihr Geburtshelfer zum Hautarzt, der sie zu einem Kinderarzt schickte. Weil sie wegen der unklaren Auskünfte frustriert und ärgerlich war, suchte sie einen Spezialisten auf, der ihr bestätigte, daß es sich tatsächlich um einen völlig eindeutigen Fall von Röteln handelte. Seit dem Auftreten des Ausschlages war mittlerweile mehr als ein ganzer Monat verstrichen! Karen erinnert sich noch genau:

»Von dem Moment an, als wir Gewißheit hatten, daß ich an Röteln erkrankt war, wußten mein Mann und ich, daß eine Schwangerschaftsunterbrechung notwendig war. Ich wollte die Abtreibung so bald als möglich durchführen lassen. Man sah mir die Schwangerschaft bereits an, und jeder wußte, daß ich schwanger war. Ich konnte es nicht ertragen, noch einen Tag länger so herumzulaufen. Die ersten Kindsbewegungen waren auch schon zu spüren. Mir wurde mitgeteilt, daß ich in einer Woche einen Termin bekommen könnte. Ich schrie, es sei nicht möglich für mich, noch länger schwanger herumzulaufen. Ich sagte: ›Ich habe meine Entscheidung bereits getroffen. Ich bin es, die dieses mißgebildete Kind mit mir herumtrage! Ich will es nicht. Ich kann mich nicht mehr sehen. Ich bringe mich um, wenn ich noch eine Woche warten muß.‹ Ich weiß, das klang sehr dramatisch, aber genauso war mir zumute! Doch sie konnten mich vor Ablauf einer Woche einfach nicht unterbringen. In der Woche habe ich mehr geweint als in meinem ganzen übrigen Leben.

Dauernd denkt man an das Baby, das man nun doch nicht bekommen wird. Dazu der Versuch, die Situation zu begreifen, die Frage nach dem ›Warum?‹. Dieses Warten war unerträglich.

Eine Woche später wurde ich auf der Entbindungsstation eingeliefert. Ich fühlte mich entsetzlich, so, als würde ich mein Kind ermorden. Ich war dazu noch völlig unvorbereitet auf das, was nun geschehen sollte, obwohl man mich über technische Details unterrichtet hatte. Sie sagten mir, die Schmerzen wären auszuhalten, so zwischen Menstruationsbeschwerden und leichten Wehen. War das eine Untertreibung! Ich kam als erstes in den

Kreißsaal, und mein Bauch wurde punktiert. Ich hatte Angst, aber es tat nicht weh. Dann spritzten sie mir das Hormon. Und nun erbaten sie die Erlaubnis, den Embryo hinterher für Forschungszwecke verwenden zu dürfen. Ich willigte ein, der Gedanke tat mir wohl, damit vielleicht etwas Gutes tun zu können.«

Karens Abgang wurde mit dem Hormon »Prostaglandin« eingeleitet. Diese Methode halten viele Ärzte für die schnellste und sicherste. Es wird normalerweise in die Gebärmutter eingespritzt und löst heftige Wehen aus. Eine Einleitung des Abganges mit Salzlösungen ist während dieses Schwangerschaftsmonates ebenfalls üblich. Dabei wird das Fruchtwasser in der Gebärmutter durch die Salzlösung ersetzt. Das führt zur vorzeitigen Lösung der Nachgeburt und tötet die Frucht ab. Diese Methode hat jedoch Nebenwirkungen wie Erbrechen, Durchfall und Fieber. Am seltesten wird der Embryo operativ, vergleichbar mit einem Kaiserschnitt, aus der Gebärmutter entfernt. Statistiken besagen, daß die Ausschabung bis zur zwölften Woche die sicherste und schnellste Methode ist, dazu noch die mit den geringsten Nebeneffekten. Dabei wird der Muttermund gedehnt und die Fruchtblase abgesaugt. Wegen der Wartezeit auf die Ergebnisse einer Fruchtwasseruntersuchung werden jedoch viele Abtreibungen erst nach der zwanzigsten Woche durchgeführt, wenn das Absaugen im Hinblick auf die Gefährdung der Mutter und wegen der Größe der Fruchtblase nicht mehr möglich ist. Ist ein Absaugen oder eine operative Entfernung nicht möglich, so kann sich ein künstlicher Abgang über mehrere Tage hinziehen, so wie in Karens Fall:

»An diesem Tage passierte nichts weiter. Ich hatte keine Ahnung gehabt, daß die Entbindung so lange dauern würde. In der Nacht konnte ich nicht schlafen. Um vier Uhr morgens setzten starke Wehen ein. Die Gebärmutterkrämpfe waren einfach schrecklich. Ich begriff selbst nicht, wie unbeherrscht ich war. Ich lag im Kreißsaal. Eine Schwester kam herein und befestigte ein Mikrofon zur Kontrolle der kindlichen Herztöne bei mir. Ich protestierte, das sei wohl in meinem Falle nicht angebracht, aber sie meinte, das sei üblich. Ich forderte sie auf, es zu entfernen – ich wollte nicht wissen, ob das Baby noch lebte. Ich konnte es einfach nicht ertragen, seinen Herzschlag zu hören. Ich verlangte die Oberschwester zu sehen. Sie kam herein, sah das Ding bei mir, zog eine Schere und schnitt es ab. Sie entschuldigte sich vielmals.

Ich war einfach nicht in der Lage gewesen, der ersten Schwester, die offensichtlich nicht wußte, warum ich hier war, zu erklären, daß bei mir eine Schwangerschaftsunterbrechung durchgeführt würde.

Von diesem Moment an blieb immer eine Schwester bei mir. Plötzlich hatte ich das Gefühl, etwas auszustoßen. Ich lag auf dem Rücken, sehen konnte ich nichts. Heftiger Schmerz schlug um in Erleichterung. Mir ging die ganze Zeit nur eines durch den Kopf: Daß es nun bald vorüber sein und dann nichts als eine Erinnerung bleiben würde.

Am nächsten Tag durfte ich nach Haus gehen. Ich war sehr deprimiert und voller Selbstmitleid. Die Monate danach waren sehr schwierig für mich. Dabei verstand ich nicht ganz, warum ich mich eigentlich so schlecht fühlte. Diese Zeit war mindestens so schlimm wie die eigentliche Erfahrung. Ich fühlte mich sehr einsam. Noch heute kann ich es kaum glauben, daß mir das wirklich passiert sein soll.«

Bei Schwangerschaftsunterbrechungen kommen zur Trauer um das Wunschkind die Fragen nach seinem Aussehen, Besorgnisse im Hinblick auf zukünftige Schwangerschaften, nachträgliche Zweifel, ob es richtig war, die Abtreibung vorzunehmen und vor allem Schuldgefühle, heftigste Schuldgefühle.

Diese Schuldgefühle dürften besonders stark sein, wenn der tatsächliche Zustand des Fötus nicht genau bekannt ist. Einer Frau, die weiß, daß sie eine Erbanlage zur Hämophilie, für Bluterkrankheit, besitzt, kann man zum Beispiel voraussagen, daß die Hälfte ihrer männlichen Kinder daran erkrankt. Durch eine Fruchtwasseruntersuchung ist das Geschlecht eines Kindes nachzuweisen, nicht aber das Vorhandensein dieser Krankheit. Manche Eltern treffen die schwierige Entscheidung, ein männliches Embryo abzutreiben, weil die Gefahr besteht, es könnte von dieser Krankheit betroffen sein. Erfreulicherweise machen neue Techniken zur vorgeburtlichen Früherkennung der Bluterkrankheit eine derart schreckliche Entscheidung allmählich unnötig.

Viele Eltern sind verärgert und frustriert über den Mangel an Aufklärung und fühlen sich außerstande, eine gut überlegte Entscheidung in so kurzer Zeit zu treffen. Ihre Frustration wird zusätzlich durch die kontroverse Diskussion um das Thema Abtreibung verstärkt. In manchen Gegenden kann es sehr schwierig sein, einen Arzt zu finden, der einverstanden ist, eine Abtreibung zu einem späten Zeitpunkt der Schwangerschaft durchzuführen.

Alle, bei denen eine Schwangerschaftsunterbrechung aus medizinischen Gründen notwendig wird, nehmen es übel, daß sie auf eine Stufe mit denen gestellt werden, die Abtreibung als ein Mittel der Geburtenkontrolle benützen. Sie ärgern sich auch über fanatische Gruppen, die legale Schwangerschaftsabbrüche zu verbieten versuchen. Die Anhänger genetischer Beratung und vorgeburtlicher Diagnose weisen darauf hin, daß fünfundneunzig Prozent aller Embryos völlig normal sind. Durch die Möglichkeit, diese Tests durchführen zu lassen, haben nun Eltern, die sonst eine Schwangerschaft vermeiden oder sich automatisch für eine Abtreibung entscheiden würden, die Chance, normale, gesunde Kinder zu bekommen. Wie ein Bericht vermerkt: »Das ›russische Roulette‹ für

Eltern, die Angst vor Mißbildungen ihrer Kinder haben, ist damit abgeschafft.«

Obwohl Eltern, die sich zu einer Schwangerschaftsunterbrechung entschlossen haben, an die Richtigkeit ihrer Entscheidung glauben, werden sie doch von dem tatsächlichen Vorgang schockiert und überfordert. Es ist für sie ein hartes Los, wenn sie das Erlebte mit anderen im Gespräch nachvollziehen und es sich selbst noch einmal vor Augen halten. Sie könnten meinen, mehr kritisiert als unterstützt zu werden und daß niemand sie verstehen oder ihren Schmerz nachempfinden will. Wie eine Frau bekennt: *»Es war ungeheuer schwer, überhaupt darüber zu reden. Wenn ich es jemandem erzählte, war er entweder geschockt oder er wollte mir einreden, es sei wohl das Beste für mich gewesen. Niemand versteht, daß mir das Baby fehlt. Es war so sehr ein Teil von mir!«*

4.
Totgeburt

»Alles kommt zu seiner Zeit, und für alles, was geschieht, gibt es einen Grund unter dem Himmel. Es gibt eine Zeit der Geburt und eine des Todes.«

Diese Worte aus der Bibel bestätigen die bekannte Weltordnung. Zwischen Tod und Geburt liegt das Leben, »eine Zeit zu säen und eine Zeit zu ernten . . . eine Zeit zu weinen und eine Zeit zu lachen«. Aber wenn die Zeit der Geburt gleichzeitig die Zeit des Sterbens ist, wenn Anfang und Ende des Lebens zusammenfallen, wenn die Zeit zu lieben niemals kommt, dann ist diese Weltordnung verletzt. Statt des Schreies des lang ersehnten Babys ertönt das Schluchzen der Familie über den Trauerfall; die geplante Taufe wird zur Trauerfeier. Das ist die Wahrheit über eine Totgeburt.

»Wir hatten einen leuchtend gelben Schmetterling an die Decke gehängt und erklärt, das Kinderzimmer sei nun bezugsbereit. John hatte wochenlang daran gearbeitet, die Wiege abzuschmirgeln und neu zu bemalen. Die Schubladen waren voller winziger Kleider und Nachthemdchen, der Wickeltisch bedeckt mit dem Notwendigsten. Gemeinsam hängten wir das Mobile über der Wiege auf und hörten erneut die Melodie eines alten Kinderliedes. Unser Baby würde diesen bunten Raum bestimmt lieben. Zufrieden mit unserer Arbeit und ungeduldig, die letzten Wochen des Wartens verstreichen zu sehen, gingen wir zu Bett. So wie er es monatelang jede Nacht getan hatte, lehnte John sich auch heute herüber und flüsterte in meinen Nabel hinein: ›Gute Nacht, Robert oder Elisabeth!‹«

Glendas und Johns Erfahrungen schildern einige Empfindungen und Vorkommnisse, die einer Totgeburt vorausgehen können.

Bereits seit vier Jahren verheiratet, waren sie nun der Meinung, eine Familie gründen zu können. Im achten Monat ihrer Schwangerschaft gab Glenda ihre Stellung als Lehrerin auf. Obwohl John Bedenken hatte, auf ihr Einkommen zu verzichten, sehnte auch er sich nach dem ersten Kind. Wie die meisten Frauen konnte sich auch Glenda noch nach fünf Jahren an jedes Detail der Vorgänge in jener Zeit genau erinnern:

»Mir war, als stünde die Zeit still, als es soweit war. Der große Tag kam und ging vorbei, ohne ein Anzeichen von Wehen. Ich fühlte mich so unförmig und unwohl, daß ich kaum noch aus dem Haus ging. Ich war nicht gewohnt, zu Haus zu sitzen, und wurde nun sehr ungeduldig. Zwei Wochen vergingen, und ich fuhr in die Klinik, um einen Test machen zu lassen. Mir war klar, daß ein Baby, das mehr als zwei Wochen überfällig ist, Schäden erleiden kann, zum Beispiel durch mangelnde Sauerstoffversorgung oder unzureichende Ernährung aus der Plazenta. Die Tests ergaben keinerlei Grund zur Aufregung. Der Arzt meinte, er wolle wegen der damit verbundenen Risiken die Geburt nicht vorzeitig einleiten und auch keinen Kaiserschnitt machen, und wir waren einverstanden damit. Wir wollten gern einen natürlichen Geburtsvorgang. So fuhren wir wieder nach Haus. Meine Sachen blieben gleich fertig gepackt im Auto. Und doch wurden wir zunehmend ängstlicher, als die Tage dahinschlichen, ohne daß etwas passierte. Schließlich aber begannen die Wehen.

Ich war freudig erregt, aber ruhig – ich schaffte es wirklich! Die Wehen kamen alle fünf Minuten. Ich sah ein wenig fern und rief John an und bat ihn, nach Haus zu kommen. Die Wehen folgten jetzt im Drei-Minuten-Abstand. John erschien und wir fuhren in die Notaufnahme der Klinik, wie vorgesehen. Meine Wehen machten gute Fortschritte, aber als dann die Hebamme kam, um die kindlichen Herztöne zu kontrollieren, hörte sie nichts. Sie blieb sehr ruhig und sagte: ›Einen Moment, ich muß ein anderes Instrument holen, um das genauer kontrollieren zu können.‹ Sie verließ den Raum. Ich war nicht beunruhigt. Selbst mein Arzt hatte während der vergangenen Schwangerschaft mehrfach Schwierigkeiten gehabt, die Herztöne zu finden.

Die Hebamme kam zusammen mit dem Arzt zurück, der bleich war wie ein Gespenst. Ich fragte ihn, warum er so bleich sei und er antwortete mir, er sei lange nicht in der Sonne gewesen. Er untersuchte mich und sagte, meine Entbindung stünde kurz bevor. Ich wurde eilig in den Kreißsaal gebracht und man schloß einen weiteren Fötus-Herzmonitor an. Es gab immer noch kein Zeichen eines Herzschlags! Alle Hebammen rannten eilfertig herum. Sie warfen meinen Koffer auf einen Tisch und legten meine Decken zur Seite. Nun wußte ich: Irgend etwas stimmte nicht. Ich fand den Mut, den Arzt anzusprechen: ›Wenn irgend etwas schiefgegangen ist, haben Sie die Pflicht, es mir zu sagen. Schließlich müssen wir damit fertig werden. Darum will ich Bescheid wissen!‹ Er antwortete traurig: ›Wir rechnen mit dem Schlimmsten!‹

John und ich sahen uns an, keiner brachte ein Wort heraus. Wir waren wie gelähmt. Ich überlegte: Wie soll ich es Mutti beibringen? Zuerst weinte ich. Ich konnte es auch noch nicht ganz glauben und klammerte mich an die kleine Chance, daß mein Baby doch in Ordnung war. Ich bekam keine Narkose, weil der Arzt immer noch eine winzige Möglichkeit für mein Baby sah und jetzt eine natürliche Geburt für das Vernünftigste hielt.

Die Wehen dauerten lange und waren sehr schmerzhaft. Wenn ich auch von dem Arzt nicht viel sah, so erwiesen sich die Hebammen und Schwestern als wirklich einfühlsam und verständnisvoll. John erzählte später, ich hätte nicht aufgehört zu weinen und zu jammern: ›Und alles ist umsonst!‹ Ich fühlte mich sehr elend und nur der Gedanke, daß alles bald(?)vorüber sein würde, ließ es mich durchstehen. Schließlich kam das Baby zur Welt, und aus den Reaktionen des Arztes und der Hebammen konnte ich schließen, daß es tot war. John sagte mir, das Baby sei ein Sohn gewesen.

Ich wollte mein Baby sehen, aber John glaubte nicht, daß das richtig wäre. Doch als die Hebamme meinte, es sei gut für uns, ihn zu sehen und ihn zu halten, stimmte John zu. Wir warteten, während das Baby gewaschen und angezogen wurde. Ich fühlte in diesen Momenten eine große Beklemmung aufsteigen. Die Hebamme teilte uns mit, daß sich die Haut des Babys ablösen würde, weil es übertragen sei.

Schließlich brachte man das Baby herein. Es war vollständig in ein Laken eingehüllt, und die Hebamme gab es mir zum Halten. Ich wollte es ohne Laken sehen, um festzustellen, ob alles in Ordnung war. So fragte ich, ob ich seine Füßchen sehen könnte, und die Hebamme tat mir den Gefallen. Ich war zu durcheinander, um sie zu bitten, mir das ganze Kind zu zeigen. Es sah aus, als schliefe es.

Die Hebamme blieb die ganze Zeit dabei, während wir unser Baby im Arm hielten. Obwohl sie sehr nett und hilfreich war, hätte ich gewünscht, sie wäre gegangen und sie hätte uns eine Zeitlang mit unserem Kind allein gelassen. Ich wagte nicht, sie darum zu bitten.

Wir schauten ihn ganz genau an. Er hatte Johns Nase und meinen Mund und mein Kinn. Dann gaben wir ihn schnell der Hebamme zurück. Wir fühlten uns so verlassen und ganz unsicher, wie wir uns verhalten sollten. Aber ich werde niemals vergessen, wie er aussah. Er war ein perfektes Baby – einfach wunderschön.«

Bis vor wenigen Jahren war es in den USA üblich, totgeborene Kinder ihren Eltern nicht zu zeigen, und das Erlebnis von Glenda und John ist daher ungewöhnlich. Sogar bei normalen Geburten durften die Väter nicht in den Kreißsaal, und die Mütter bekamen entweder eine Narkose, oder sie waren durch ein Laken abgeschirmt, das verhinderte, daß sie sehen konnten, wie das Baby zur Welt kam. Außerdem glaubte man, der Anblick eines toten Kindes könnte den Kummer der Eltern noch verstärken. Und es war natürlich auch für die Ärzte und Schwestern einfacher, ihre eigene Unsicherheit bei einer Totgeburt nicht spürbar werden zu lassen. Seit neuestem aber haben Fachleute herausgefunden, daß der Anblick und das Halten des Kindes den Eltern hilft, die Realität besser zu begreifen und ganz normal darum zu trauern. Dr. Emanuel Lewis, Psychiater am Charing-Cross-Krankenhaus in London, war einer der führenden Verfechter dieser Erkenntnisse. Er kritisiert das übliche schnelle Verbergen des totgeborenen Kindes, dieses hastige Hinausreichen durch die Hintertür, wo jemand anders es übernimmt und möglichst schnell einwickelt. Er unterstreicht, wie wichtig es ist, daß die Eltern einige Zeit mit ihrem Kind verbringen, daß sie es genau untersuchen können, ihm einen Namen geben und es im Gedächtnis behalten können. Beim Begräbnis haben sie dann zumindest eine Erinnerung an ihr Kind. Es sei leichter, meint Dr. Lewis, zu trauern und mit dem Kummer fertig zu werden, wenn es sich um jemand Bekanntes und nicht um eine Fantasiegestalt handelt.

Bekommen Eltern ihr totgeborenes Kind nicht zu sehen, so glauben sie oft, es sei schrecklich mißgebildet und häßlich gewesen. Darum ist es für viele geradezu eine Erleichterung, es zu sehen. Ist das Baby mißgebildet, so hilft es sehr, wenn eine Hebamme oder eine Schwester die Art der Mißbildung erklärt, damit die Eltern wissen, woran sie sind. Dr. Lewis sagt: »Die Vorstellung über den Grad der Mißbildung ist gewöhnlich sehr viel schlimmer als die Wirklichkeit!« Die meisten Eltern versuchen ohnehin, nur das Positive zu sehen, auch wenn das Baby nicht normal aussieht. Sie wollen charakteristische, für die Familien typische Merkmale feststellen und ihr Kind als ungewöhnlich schön in Erinnerung behalten.

Der Wunsch, das tote Kind zu sehen, ist allerdings nicht allgemein. Manche Eltern glauben, mit der Situation und ihrer Problematik leichter fertig zu werden, wenn ihnen der Anblick ihres Kindes erspart bleibt. Einige bereuen diese Entscheidung später, andere jedoch bleiben überzeugt davon, es richtig gemacht zu haben. Alan Swinton, ein Kaplan, der an einer Geburtsklinik im schottischen Aberdeen arbeitet, kritisiert Dr. Lewis' Ansicht. Er meint, die Entscheidung, sich das Kind anzusehen, müßte ausschließlich bei den Eltern liegen, und das Personal hätte jede Entscheidung zu akzeptieren.

In verschiedenen amerikanischen Krankenhäusern werden Eltern, die zunächst eine ablehnende Haltung eingenommen haben, später noch einmal gefragt, ob sie ihr totes Kind sehen wollen, und einige stimmen dann zu. Wenn sie es immer noch ablehnen, wird ein Foto des Kindes für die Akten gemacht. Falls die Eltern Monate später anfragen, wie ihr Kind ausgesehen hat, kann man ihnen ein Bild geben.

Glenda und John glaubten, die richtige Entscheidung getroffen zu haben, als sie ihr Kind sehen wollten. Glenda sagte, sie erinnere sich noch immer ganz genau daran, wie es aussah, und sie wollte diese Erinnerung auch wachhalten. – »Ich wünschte, ich hätte ein paar Bilder von ihm gemacht. Es mag seltsam klingen, aber das ist heute das Einzige, was ich wirklich bedaure.«

Als sie den Kreißsaal verließen, wurde John von einer Schwester gefragt, ob sie ihn allein sprechen könne. Sie wollte wissen, welches Beerdigungsinstitut er beauftragen wollte. John war empört und ärgerlich:

»Mein Baby war gerade erst gestorben, und sie fragt mich nach einem Beerdigungsinstitut. Ich fühlte mich nicht etwa wie jemand, der ein Baby auf die Welt bringen wollte, das lieb und niedlich war, sondern eher wie jemand, der den Kreißsaal verunreinigt hatte und nun möglichst schnell alles saubermachen und den Dreck beseitigen soll. Ich kannte keine Beerdigungsinstitute. Woher sollte ich auch? Und so boten sie mir an, für fünfzig Dollar alles in die Wege zu leiten. Meine wütende Antwort war, das sei mein Baby, und ich würde mich schon um alles kümmern.

Dann forderte mich eine Schwester auf, eine Todeserklärung zu unterschreiben. Sie klärte mich auf, es gäbe eine Geburtsbescheinigung nur dann, wenn das Baby bei der Geburt gelebt habe. Dann fand ich heraus, daß sie anstelle eines Vornamens ›Männliches Neugeborenes‹ geschrieben hatte. Ich sagte ihr, das Baby hätte einen Namen, aber sie meinte, den sollten wir uns für das nächste Kind aufbewahren. Alles, was ich denken konnte, war: Er heißt aber nun einmal ›Robert‹. Später habe ich bedauert, nicht darauf bestanden zu haben, daß die Bescheinigung geändert wurde. Ich meine, niemand sollte ohne Namen aus der Welt gehen. Das Kind hatte neun Monate gelebt, ob es tot geboren war oder nicht. So behalte ich eben den Namen im Gedächtnis.«

So viele Entscheidungen müssen gefällt werden, zum Nachdenken aber ist keine Zeit. Wie kann jemand überhaupt im Zustand des Schocks und der Bestürzung vernünftige Entscheidungen treffen? So ist es einfach unvermeidbar, daß man später Verschiedenes bereut: Warum habe ich nur nicht daran gedacht, es anders zu machen? Mehr Zeit würde den Eltern das Reflektieren erleichtern und ihnen möglicherweise die Gelegenheit geben, ihre Meinung zu ändern. Aber die meisten von ihnen entscheiden sich selbst in dieser schwierigen Situation erstaunlich richtig.

Der betäubende Schock, den Glenda und John erlitten, als sie erfuhren, daß ihr Kind wahrscheinlich tot sei, half ihnen, die Wehen und die Entbindung gefaßter zu ertragen. Erst als das Kind auf der Welt war, spürten sie das ganze Ausmaß des Kummers. In vielen Fällen jedoch sind sich die Eltern bereits lange vor der Entbindung über den Tod ihres Kindes im klaren. Bei den meisten Totgeburten stirbt der Fötus nämlich vor Beginn der Wehen. Die Eltern sind von Angst erfaßt, sie versuchen, der Wirklichkeit ins Auge zu sehen und klammern sich doch gleichzeitig irgendwie an die Hoffnung, sie und der Doktor hätten sich womöglich geirrt.

Bei Bruce und Melissa verhielt sich das so. Beide waren dreißig Jahre alt, sie hatten bereits zwei Kinder und wünschten sich noch ein drittes. Nachdem die beiden ersten Schwangerschaften völlig normal verlaufen waren, verhielten sie sich während der dritten völlig gelöst und entspannt. Aber zu Beginn des neunten Monats bemerkte Melissa, daß die Kindsbewegungen aufgehört hatten. Das gewohnte Stoßen wurde schwächer und verebbte schließlich völlig:

»Ich geriet in Panik. Ich redete mir immer wieder ein, das Baby würde für die Geburt eine Ruhepause einlegen, es würde gewissermaßen seine gesamte Energie für den Endspurt aufheben. Aber im tiefsten Innern wußte ich, daß irgend etwas nicht stimmte. Als ich die Ärztin anrief, sagte sie mir, ich solle sofort in die Klinik kommen. Ich war in meinem ganzen Leben noch nicht so nervös gewesen, wie jetzt, als ich mich auf den Untersuchungstisch legte.

Die Ärztin versuchte alles, aber es ließen sich keine Herztöne feststellen. Sie schien sehr traurig zu sein. Sie war eine alte Bekannte und hatte meine beiden Jungen auf die Welt gebracht. Sie meinte, es sei besser, mit der Schwangerschaft ganz normal weiterzumachen und zu Haus einige Wochen zu verbringen, bis die Wehen von selber kämen. Ich bat sie, mir das Baby doch gleich wegzunehmen. Ich konnte mir einfach nicht vorstellen, mit einem dicken Bauch und einem toten Baby darin herumzulaufen. Sie erklärte mir dann, daß eine Einleitung oder ein Kaiserschnitt Gefahren mit sich bringen könnten und daß es besser sei, eine natürliche Geburt abzuwarten, solange es keine Komplikationen gäbe.

Dann kam der Gang durch das voll besetzte Wartezimmer, mit all den glücklich zufriedenen schwangeren Frauen. Es war die Hölle. Ich gab mir Mühe, nicht zu weinen, um sie nicht aufzuschrecken. Ich glaube, ich war nicht ganz bei mir. Erst als ich zu Haus war und Bruce angerufen hatte, überkam mich das ganze Elend, daß ich nun kein Baby haben würde. Ich konnte es einfach nicht glauben. Ich hörte nicht auf, an einen Irrtum zu glauben. Wie hatte das nur passieren können?

Die nächsten zwei Wochen glichen einem Alptraum. Weil Bruce nicht wie ich spürte, daß die Kindsbewegungen ganz aufgehört hatten, wollte er einfach nicht glauben, daß unser Baby tot sei. Er sagte mir immer wieder, alles sei vollkommen in Ordnung, obwohl auch er wußte, daß das nicht der Fall war. Und meine beiden Jungen waren völlig durcheinander. Sie konnten einfach nicht verstehen, warum sie keine kleine Schwester haben sollten. Für uns war es eigentlich immer klar gewesen, daß es ein Mädchen sein würde. Ich ging kaum noch aus dem Haus, weil ich Angst hatte, jemandem zu begegnen. Einmal ging ich zum Einkaufen und traf eine Bekannte, die mich ganz aufgeregt fragte: ›Herzlichen Glückwunsch! Wann ist es denn soweit?‹ Ich wollte einfach die ganze Geschichte nicht erklären, deshalb sagte ich: ›Ich werde das Baby nicht bekommen!‹ Sie schaute mich verwirrt an, aber ich sagte nichts mehr und ließ sie stehen.

Schließlich begannen die Wehen. Ich rief die Ärztin an und fuhr in die Klinik. Da dies meine dritte Entbindung war, wußte ich genau, was auf mich zukam. Diesmal jedoch bekam ich eine Menge Beruhigungsmittel, und die Zeit der Wehen und der Geburt erschienen mir total irreal. Ich erinnere mich dunkel, daß die Hebammen im Chor sagten ›Pressen, pressen‹, aber ich konnte einfach nicht. Ich wollte einfach nicht, daß mein Baby auf die Welt käme. Ich wollte nicht, daß es mich so bald verlassen würde. Man sagte mir, es sei ein kleines Mädchen, genau wie wir es uns gewünscht hatten. Die Schwestern nahmen es weg, ganz verhüllt. Ich hatte zu große Angst, es anzuschaun, weil es doch schon zwei Wochen tot war und ich befürchtete, es würde schrecklich aussehen. Ich wurde dann hinausgerollt, in ein Zimmer auf die Mütterabteilung. Ich habe ein schlechtes Gewissen, das zu sagen, aber zu dem Zeitpunkt fühlte ich nichts als Erleichterung. Ich war richtig froh, daß alles vorbei war. Und ich war so vollgestopft mit Beruhigungsmitteln, daß ich mich nach nichts anderem als nach einem tiefen Schlaf sehnte.

Als ich ein paar Stunden später aufwachte, fragten die Schwestern mich, ob ich irgendwelche Wünsche hätte. Ich bat um einen Pfarrer, nicht weil ich sehr religiös bin, sondern weil ich einfach wissen wollte, wo nach den Vorstellungen der katholischen Kirche meine Tochter sei. War sie geboren? War sie ein Bürger der Vereinigten Staaten? Ich hatte immer gehört, daß ein ungetauftes Baby in die Vorhölle käme, einen Platz, der weder Himmel noch Hölle ist. Wo war meine Tochter jetzt? Niemand denkt, daß es sie gab, nur ich habe sie neun Monate in mir getragen, und ich kannte sie.

Die Schwester rief den katholischen Kaplan der Klinik. Er kam sofort, um mit mir zu sprechen. Er sagte, er glaube, daß Gott ein Kind immer in sein Reich aufnähme und daß er das Baby taufen würde. Danach fühlte ich mich ein bißchen besser.

Als der Kaplan gegangen war, hatte ich lauter Fragen und versuchte dem, was mir zugestoßen war, einen Sinn zu geben. Ich war wie betäubt. Stets war ich die Stärkere in der Familie gewesen, und ich hatte das Gefühl, mich auch weiterhin unter Kontrolle halten zu müssen. Aber eigentlich wünschte ich, mit jemandem zu sprechen, der wußte, was ich durchmachen mußte und der meine Fragen hätte beantworten können.

Mein größtes Anliegen aber blieb, Auskünfte über das Baby zu bekommen. Was war mit ihm nicht in Ordnung gewesen? Warum war es gestorben? Einige Stunden später erschien meine Ärztin. Sie wirkte irgendwie unsicher. Sie sagte mir, wie traurig sie wäre, und erklärte mir, mein Baby sei an Sauerstoffmangel gestorben. Doch wie das hätte geschehen können, das wüßte auch sie nicht. Ich blieb irgendwie unbefriedigt zurück und wünschte, sie hätte mir alles ausführlicher erklärt.«

Viele Eltern wünschen sich mehr medizinische Information über die Ursache der Totgeburt, als sie bekommen. So befragte Dr. Ann Cartwright im Auftrage des Institutes für soziale Studien in London 196 Frauen drei bis fünf Monate nach ihrer Niederkunft, und achtzig Prozent klagten über zu geringe medizinische Informationen.

Dabei ist es oft so, daß eine befriedigende Beantwortung sämtlicher Fragen nicht möglich ist. Bei ungefähr der Hälfte aller Todesfälle von Föten wird die Ursache niemals entdeckt. Es gibt jedoch eine Anzahl möglicher Ursachen, die man kennt. Anoxie, ein Mangel an Sauerstoff, ist einer der häufigsten Gründe. Das Kind im Mutterleib ist abhängig von einer gleichmäßigen Versorgung mit Sauerstoff und Nahrung durch Mutterkuchen und Nabelschnur. Wenn eine von diesen beiden nicht einwandfrei funktioniert, ist das Leben des Fötus in Gefahr.

In vielen Fällen glauben die Ärzte, funktioniert zwar die Nabelschnur einwandfrei, sie dürfte aber vor oder während der Geburt zeitweilig abgeschnürt worden sein. Das ist oft schwer nachzuweisen. Gelegentlich wird die Nabelschnur eher als das Kind ausgepreßt (Nabelschnurvorfall) und wird dann beim Austreiben des Babys zusammengedrückt. Es ist auch möglich, daß sich die Nabelschnur fest um den Hals des Kindes schlingt. Das kann die Sauerstoffversorgung eines ansonsten gesunden Kindes unterbrechen.

Auch die Placenta kann auf verschiedene Weise den Tod des Babys verursachen. Dieses schwammartige, an der Gebärmutterwand fest haftende Gebilde löst sich manchmal vorzeitig *(abruptio placentae)*. Wenn sie sich zu tief im Uterus festgesetzt hat *(placenta praevia)*, kann sie sich in einem späten Stadium der Schwangerschaft verschieben; Blutungen sind die Folge. Dazu kommt, daß ein Baby, das mehr als zwei Wochen übertragen ist, in Gefahr gerät, nicht ausreichend von der Placenta versorgt zu werden.

Es gibt noch weitere Gründe, abgesehen von den Problemen mit Placenta und Nabelschnur, die den Tod des Fötus verursachen können. Mütterliche Krankheiten wie Blutvergiftung, hoher Blutdruck oder Zuckerkrankheit können die ausreichende Versorgung mit Nahrungsmitteln durch die Placenta beeinflussen. Wenn die Fruchtblase zu früh springt, kann der Fötus von Infektionen bedroht werden. Oder es sind schwere Mißbildungen beim Kind für den Tod vor der Geburt verantwortlich. Und in seltenen Fällen können die Wehen so stark werden, daß ein gesundes Kind sie nicht übersteht. Man sagt, daß »die Passage durch den Geburtskanal aus der schützenden Wärme des Mutterleibes in die kalte unfreundliche Außenwelt die gefährlichste Reise eines jeden Kindes sei«. Viele Umstände können dazu führen, daß diese Reise unglücklich endet. Trotz aller medizinischen Kenntnisse, über die wir heute verfügen, können die letzten Ursachen im Dunkeln bleiben.

Die Ärzte wollen meistens eine Autopsie durchführen, um herauszufinden, ob irgendein Umstand für den Tod des Kindes verantwortlich zu machen ist. Manche Eltern verweigern dazu ihr Einverständnis, weil sie dies als eine weitere unnötige Verletzung ihres Kindes betrachten oder weil religiöse Gründe dagegen sprechen. Andere sind beruhigt, wenn sie wissen, daß ihr Kind perfekt ausgebildet war, selbst wenn die Todesursache nicht bestimmt werden kann.

Melissa und Bruce stimmten einer Autopsie zu. Sie wollten so viel wie möglich über den Zustand ihres Babys erfahren. Sie meinten, es könnte ihnen bei der Planung eines zukünftigen Kindes helfen. Außerdem würde es ihre Unsicherheit – und Angstgefühle – verringern.

Die erste Nacht im Krankenhaus nach der Geburt war sehr schwierig für Melissa. Sie erzählt:

»Obwohl mein Zimmer zum Flur hin mit einer Doppeltür abgetrennt war, konnte ich die Babys in der Babyabteilung schreien hören. Ich stellte das Fernsehen auf volle Lautstärke, aber das half auch nicht viel. Ich wünschte mir, mit irgend jemandem zu reden, es war aber spät in der Nacht, und ich wagte nicht, jemanden zu rufen. Ich wünschte, Bruce wäre bei mir. Es wäre leicht gewesen, ein Sofa ins Zimmer zu stellen, dann hätte er bei mir bleiben können. Jetzt hätte ich ihn wirklich gebraucht, und ich finde, die Klinik könnte ihre Vorschriften flexibler gestalten. Natürlich habe ich damals keinen Moment daran gedacht, darum zu bitten, aber auch von der Klinik ist niemand auf die Idee gekommen.

Am darauffolgenden Tag kam meine Ärztin, um mir mitzuteilen, ich könnte, wenn ich wollte, am nächsten Morgen aus dem Krankenhaus entlassen werden, weil ich mich so gut erholt hätte. Ich wünschte nichts sehnlicher, als nach Haus zu kommen und stimmte sofort zu. Aber es erwies sich als viel schwieriger, die Klinik zu verlassen, als ich erwartet hatte. Im Aufzug traf ich eine andere Mutter mit ihrem Baby im Arm, und ich fragte mich, wie ich das ertragen sollte.

Ich glaubte, zwei andere Kinder im Haus würden diese Lücke ausfüllen. Doch als ich daheim ankam, stellte ich fest, daß ich kein Kind durch ein anderes ersetzen konnte. Meine Kinder waren glücklich, mich zu sehen. Aber ich hatte große Angst davor, ihnen zu erzählen, was mit dem Baby passiert war. Irgendwie fühlte ich mich zu dem Zeitpunkt überhaupt nicht in der Lage, darüber zu sprechen. Deshalb sagte ich gar nichts. Die schlimmste Zeit begann, als meine Milch einschoß. Die Ärztin wollte mir keine Spritze geben, und so mußte ich abwarten, bis der Milchfluß von selber aufhörte. Ich hatte das Gefühl, mein Körper wäre eine einzige große Wunde, aus der Flüssigkeiten nach allen Richtungen hin austraten. Ich blutete etwas, konnte mich wegen des Dammschnitts nicht hinsetzen, und dann tropfte die Milch, mit der ich so gern mein Baby gestillt hätte, nutzlos aus meiner Brust heraus. Ich fühlte mich miserabel. Es schien mir völlig ungerecht, daß ich mit all dem fertig werden mußte. Weil ich immer noch aussah, als wäre ich schwanger, hatte ich Angst, die Leute würden mich fragen, wann ich nun mein Baby bekäme. Lange Zeit wagte ich mich nicht aus dem Haus. Nicht einmal zur Beerdigung des Babys bin ich gegangen.«

Bruce hatte mit den Vorbereitungen für die Beerdigung begonnen, während Melissa noch in der Klinik lag. Der Direktor des Beerdigungsinstitutes half, eine Grabstelle zu finden und bestellte einen Pfarrer. Er schlug vor, das Baby richtig anzuziehen, und Bruce zog los, um ein Kleid für sie zu kaufen:

»Das war das Schwerste, was ich jemals in meinem Leben getan habe. Ich ging in ein nahe gelegenes Kindermodengeschäft, in dem ein großer Ausverkauf stattfand. Der Laden war voll schwangerer Frauen und frisch gebackener Mütter. Ich suchte das kleinste Kleidchen heraus und die Verkäuferin sagte: ›Ich habe das gleiche auch in der nächsten Größe im Ausverkauf! Die Kleine wird bald aus diesem Kleidchen herauswachsen, warum nehmen sie nicht das nächstgrößere?‹ Ich habe ihr nicht die Wahrheit gesagt und das kleinere Kleid genommen. Als ich es bezahlte, kamen mir die Tränen, und im Auto brach ich dann zusammen.

Ich war vorher noch nie bei einer Beerdigung gewesen und war froh, daß der Pfarrer es kurz und einfach machte. Später bereute Melissa es, nicht mitgegangen zu sein. Am nächsten Tag bat sie mich, sie zum Friedhof zu begleiten. Sie erklärte mir, sie müßte wissen, wo das Baby sei. Ich fuhr sie zum Friedhof, aber ich konnte mich nicht genau erinnern, wo unser Kind beerdigt worden war. Melissa weinte, und ich wußte genau, ich würde keine Ruhe haben, bevor wir das Grab nicht gefunden hätten. Endlich erkannte ich es an den Blumen, die wir als Grabschmuck gekauft hatten. Es war, als sähe Gott uns zu. Melissa zog eine Rose aus dem Blumenstrauß und legte sie mitten auf das Grab.

Als wir nach Haus zurückgekehrt waren, gingen wir in das Zimmer, das wir für unser Baby vorbereitet hatten. Ich zerlegte die Wiege, während Melissa die Schubladen ausleerte und die Kleider in eine Schachtel packte. Es war sehr traurig. Wir verstauten alles im Keller und redeten uns ein, wir würden die Sachen eines Tages wieder gebrauchen.

Ich glaube, ich habe meinen Kummer schneller überwunden als Melissa. Ich war so erleichtert, als ich sah, daß sie sich körperlich gut erholte, und ich tröstete mich mit dem Gedanken, daß sie, wenn das Baby überlebt hätte, womöglich jetzt behindert oder chronisch krank gewesen wäre. Leider bildete ich mir nur ein, Melissa fühle sich wohler. In Wahrheit konnte sie sich nicht von der Vorstellung lösen, das Baby lebte irgendwo. Wenn sie in den Keller ging, machte sie einen Bogen um den Raum, in welchem wir die Kindersachen verstaut hatten. Sie hatte die fixe Idee, das Baby befinde sich dort. Als sie mir das endlich eines Tages erzählte, nahm ich sie mit nach unten und zeigte ihr, daß dort niemand war. Anschließend führte ich sie auf den Friedhof zum Grab.«

Mit Bruces Hilfe gelang es Melissa schließlich, in die Realität zurückzufinden und ihre Aufmerksamkeit wieder auf neue Aktivitäten, zusammen mit ihren beiden anderen Kindern, zu lenken. Sie sagte, sie sei jetzt nicht mehr so deprimiert, aber dennoch habe sie ihr totes Baby nicht vergessen.

Die Erfahrungen von Glenda und John, von Bruce und Melissa zeigen unterschiedliche Reaktionen auf eine Totgeburt. Weil Glenda und John die schreckliche Nachricht so plötzlich erhielten und nicht aufhörten, auf ein Wunder zu hoffen, waren sie während der Zeit der Wehen und der Geburt wie betäubt. Glenda erinnert sich noch, wie unpassend sie ihre ersten Gedanken empfand, sich über die Reaktion ihrer Mutter den Kopf zu zerbrechen oder über die Meinung der Krankenschwestern nachzudenken. Ihre eigenen Empfindungen wurden unterdrückt, um dann zu einem späteren Zeitpunkt um so stärker hervorzutreten.

Bruce und Melissa hatten mehr Zeit, sich mit dem Gedanken abzufinden, daß ihr Baby nicht lebend zur Welt kommen würde. Auch wenn sie der Tatsache nicht so weit Rechnung zollten, den Tod des Baby bekanntzugeben oder Vorsorge für die Beerdigung zu treffen, so hörten sie doch wenigstens mit den Vorbereitungen für seine Ankunft auf. Sie verschlossen das Kinderzimmer, sagten die geplante Party ab und versuchten, ihre anderen Kinder auf die Totgeburt vorzubereiten. In dem Moment, als sie in die Klinik gingen, hatten sie den ersten Schock bereits überwunden und erlebten die Entbindung mit einem Gefühl von Angst und Niedergeschlagenheit, in das sich Resignation mischte.

Diese beiden Paare stammen aus sehr unterschiedlichen sozialen Schichten, und sie wünschten sich ein Kind aus ganz unterschiedlichen Gründen; dennoch wurden beide mit einer ähnlichen Situation im Krankenhaus konfrontiert, und ihre Reaktion auf die Totgeburt war fast dieselbe. Beide Ehemänner mußten eine Todesbescheinigung unterzeichnen und sofort wichtige Entscheidungen treffen, wie zum Beispiel über die Genehmigung einer Autopsie und über Beerdigungsformalitäten. Keiner von beiden war auf derartig schwierige Fragen vorbereitet. Jeder fühlte, daß er seiner Frau helfen mußte, und keiner von ihnen hatte jemanden, mit dem er sich hätte beraten können, um die dringend benötigte Hilfe in dieser schwierigen Situation zu bekommen. Beide Mütter erlebten den Kummer und die Einsamkeit einer Frau, die in einer Klinik zu bleiben hat, die für Mütter mit Babys bestimmt ist. Beide wünschten sich, ihren Mann bei sich zu haben und so bald als möglich nach Haus zu kommen. Beide erlebten die Trauer und den Schmerz, ihre Brüste voll nutzloser Milch anschwellen zu sehen. Alle vier trauerten, jeder auf seine Weise.

Aber der Wunsch, zu verstehen, was geschehen war, und – vielleicht viel wichtiger – warum es geschah, ist bei keinem der Betroffenen erfüllt worden. Das machte sie ängstlich und unsicher im Hinblick auf weitere Kinder. Glenda und John sind sich immer noch nicht klar, wie ihre Zukunft aussehen soll. Bruce und Melissa jedoch, die beide ängstlich ein weiteres Kind planten, sind jetzt glücklich mit ihrer neuen Tochter Jessica.

Dr. Lewis hat die Totgeburt als eine »Tragödie der Leere« bezeichnet: »Nach einer Totgeburt empfindet die betroffene Mutter in zweifacher Hinsicht einen Verlust. Sie spürt die Leere dort, wo vorher etwas im Werden war. Sogar bei der Geburt eines lebenden Kindes empfindet die Mutter einen Verlust, der aber durch das überlebende, sich nun außerhalb des Mutterleibes befindliche Baby kompensiert wird, das versorgt werden muß. Das lindert den Kummer über den Verlust des Kindes, das in ihr gewesen ist. Nach einer Totgeburt aber muß die Mutter mit dem Verlust des ›äußeren‹ wie des ›inneren‹ Kindes fertig werden.«

Der Verlust bei einer Totgeburt trifft andere Familienmitglieder genauso wie die Mutter. Sie alle müssen versuchen, einen Weg zu finden, mit dem geheimnisvollen Paradoxon einer Totgeburt klarzukommen, mit dem Umstand, daß die Schwangerschaft zu Ende ist, daß der Tod vor der Geburt kam und daß das Baby, das sich monatelang im Mutterleib bewegte, nun draußen ist – tot.

5.
Tod des Babys

»Ich beobachtete ihr Atemholen, jeden einzelnen kostbaren Atemzug, am Sauerstoffapparat. Ich sah sie, bedeckt mit Schläuchen und Kabeln. Ich hielt Wache. Sie gehörte nur mir, und ich sagte ihr immer wieder: ›Dein Vati ist bei dir, Vati liebt dich!‹ Die drei Tage, die sie lebte, waren die Hölle. Wir wußten nicht: Würde sie es schaffen? Zermürbend war vor allem die Ungewißheit. Aus irgendeinem Grund glaubte ich daran, sie würde überleben. Ich war voller Hoffnung. Als sie schließlich doch starb, war ich zumindest bei ihr. Der Schmerz war fast unerträglich. Aber wir empfanden auch ein Gefühl der Erleichterung. Diese Unsicherheit, dieses Warten war endlich vorbei!«

Das Baby, das lebend auf die Welt kommt, aber besorgniserregend krank ist, ob es nun einige Stunden, Tage, Wochen oder Monate lebt, verurteilt die Eltern zu kummervollem Warten. Sie werden gepeinigt von Hoffnung und Unsicherheit und der Angst vor einem womöglich schlimmen Ende. Eine der schwierigsten Empfindungen, mit denen Eltern in einer derartigen Situation fertig werden müssen, ist die Ungewißheit, nicht zu wissen, ob das Kind am Leben bleiben oder gesund sein wird. Dazu kommen aber noch andere schwerwiegende Probleme. Zu einem Zeitpunkt, an dem die Mutter durch Geburt oder, schlimmer noch, durch einen Kaiserschnitt körperlich geschwächt ist, wünscht sie nichts sehnlicher, als einerseits mit ihrem Baby zusammen zu sein, sich andererseits aber gleichzeitig auch um die Kinder zu Haus kümmern zu können. Wird das Baby nun in eine weit entfernte Spezialklinik gebracht, gibt es zusätzliche Komplikationen: die weite Anreise, der Aufenthalt in einer fremden Stadt oder durch den Kontakt mit völlig fremden Ärzten. Auch die manchmal immensen Kosten, die zusätzlich zu tragen sind, belasten die Eltern.

Für viele ergibt sich auch das Problem, daß sie nicht wissen, wie sie sich gegenüber ihrem neuen Kind verhalten sollen. Wie eng darf eine Beziehung zu einem Baby werden, das womöglich stirbt? Sollen sie eine Taufe feiern, wie es vorher geplant war? Ist es richtig, Geburtsanzeigen zu verschicken? Was sollen sie mit den Kleidern und den Spielsachen anfangen, die sie bereits geschenkt bekommen haben?

In manchen Fällen wird die Sache dadurch noch komplizierter, daß die Entscheidung zu treffen ist, ob die schweren körperlichen oder geistigen Abnormitäten überhaupt behandelt werden sollen oder nicht. Das konfrontiert die Eltern mit zahlreichen medizinischen, moralischen und ethischen Entscheidungen, und löst, noch wichtiger, tiefgreifende persönliche Seelenqualen aus.

Bis vor kurzem durften Eltern die Babystation nicht betreten und litten um so mehr unter der Unmöglichkeit, ihrem kranken Kind helfen zu können. Aber neuere Forschungen haben einerseits Befürchtungen über Infektionsgefahren zerstreut, wenn entsprechende Vorsichtsmaßnahmen getroffen werden, und andererseits den Wert des Kontaktes zwischen Eltern und Kind erwiesen. Jetzt werden die Eltern in vielen Kliniken aufgefordert, ihre Babys möglichst oft zu besuchen, sie zu füttern und sie zu pflegen.

Eine Vielzahl von Umständen ist für den frühen Tod eines Kindes verantwortlich. Die verbreitetsten sind Frühgeburt, Hirnschäden durch Sauerstoffmangel vor oder während der Geburt und angeborene Mißbildungen. In einigen Fällen scheint das Baby bei der Geburt zunächst gesund zu sein. Erst nach Tagen oder Wochen stellen sich lebensbedrohende Zustände wie Herz- oder Leberschäden heraus.

Die Frühgeburt ist immer noch die Hauptursache für den Tod von Neugeborenen. Es gibt keinen bekannten Grund, warum einige Babys früh ankommen und es gibt auch nur sehr wenige Möglichkeiten, dies zu verhindern. Viele dieser Babys leben aufgrund intensiver medizinischer Hilfsmaßnahmen ein gesundes normales Leben, doch andere Kinder sterben oder bleiben chronisch krank. Eltern, deren Baby als Frühgeburt zur Welt kommt, werden davon vollkommen überrascht, und plötzlich wird die ideale natürliche Geburt zu einer furchtbaren, erschreckenden Erfahrung. Sie sind nicht darauf vorbereitet, so schnell Eltern zu werden.

Sallys und Kens Reaktion auf die Geburt ihres zweiten Kindes, das zehn Wochen zu früh kam, ist typisch für einige der Gefühle, die viele Eltern in solch einem Augenblick haben. Sally, von Beruf Kindergärtnerin, hatte geplant, ihr Kind während der Ferien zu bekommen. Sie war völlig überrascht und unvorbereitet, als sie sich eines Morgens fertig machte, um zur Arbeit zu gehen, und plötzlich vorzeitig die Wehen einsetzten.

»Wir saßen alle am Frühstückstisch – mein Mann, mein Sohn und ich – als ich plötzlich das Gefühl hatte, in einer Pfütze zu sitzen. Meine Fruchtblase war gesprungen. Erstaunt stellte ich fest, daß die Wehen eingesetzt hatten. Ich lief eilig nach oben, damit mein Sohn mich nicht in

diesem Zustand sah. Ken rief einen Krankenwagen, und weil nicht genug Zeit war, meinen Frauenarzt in der Stadt anzurufen, kam ich in die Entbindungsstation unseres örtlichen Krankenhauses, wo ein Assistenzarzt das Baby entband. Alles verlief so chaotisch. Ich konnte einfach nicht glauben, daß ich bereits ein Baby hatte. Dann hörte ich es schwach schreien. Ich konnte nur einen ganz kurzen Blick auf ein winziges Wesen werfen, bevor es schnell weggetragen wurde.

Man schaffte es sofort in eine andere Klinik, die die entsprechende Ausrüstung für eine Spezialbehandlung besaß. Mein Mann begleitete das Baby. Ich fragte, ob ich nicht auch in diese andere Klinik verlegt werden könnte. Doch man sagte mir, daß dort nicht genug Platz sei. So lag ich nun in meinem Bett und fühlte mich einsamer und leerer als ich mich je in meinem Leben gefühlt hatte, und fragte mich, ob das nicht alles ein böser Traum sei.

Ich dachte, daß ich die Frühgeburt verursacht hatte, weil ich wegen einer Erkältung ständig gehustet hatte, und daß dies nun die gerechte Strafe sei. Ich fühlte mich völlig überflüssig und war überzeugt eine schreckliche Mutter zu sein.

Ich konnte nichts tun, um meinem Baby zu helfen. Ich wußte nicht einmal, was mit ihm gemacht wurde. Ich war so isoliert. Und ich sorgte mich um meinen Sohn, der verschreckt und verwirrt sein mußte. Ich hatte das Gefühl, eine völlige Niete zu sein und litt unter Minderwertigkeitskomplexen.

Es half mir dann sehr, als Ken nachts kam und ein Polaroid-Bild des Babys mitbrachte. Was für eine Überraschung! Ich war glücklich, zumindest dieses Foto zu haben, denn ich hatte schon befürchtet, das Baby überhaupt nicht wiederzusehen. Wir hatten uns, wenn es ein Mädchen würde, für den Namen Rebecca entschieden. Auch wenn wir nicht sicher sein konnten, ob sie durchkommen würde, waren wir der Meinung, daß sie zumindest einen Namen haben sollte. So wurde aus dem kleinen Baby auf dem Bild unsere Rebecca.

Sie starb an dem Tag, an dem ich die Klinik verließ. Ich hatte nie die Gelegenheit, mein Baby im Arm zu halten. Ich werde nicht aufhören, das zu bedauern.«

In den meisten Fällen ist eine Frühgeburt gleichbedeutend mit einer Notfallsituation. Viele Frauen erkennen zunächst die ersten Anzeichen der Wehen nicht, sondern halten sie für Darmstörungen. Dann aber, wenn die Schmerzen als Wehen erkannt werden, steht die Entbindung oft unmittelbar bevor. Dies ist eine schreckliche Zeit für das Paar.

Wenn das Baby in eine andere Klinik überstellt werden muß, fällt dem Vater eine besondere Rolle zu, die sich sehr von der unterscheidet, die er erwartet hat. Plötzlich trägt er eine enorme Verantwortung und plötzlich ist er derjenige, der den stärksten Kontakt mit dem Baby hat. Ken war erstaunt über seine eigene Reaktion:

»Ich begleitete Rebecca in die Spezialklinik und hatte fürchterliche Angst. Ich hatte Angst um Sally und war unglücklich, sie zurücklassen zu müssen, und ich hatte Angst, daß das Baby sterben könnte. Als ich in den Rettungswagen stieg, fragte mich eine Krankenschwester, ob ich Rebecca anfassen wollte. Die Vorstellung lähmte mich regelrecht. Sie war so winzig, und ich fürchtete, ich könnte sie verletzen und würde mir das nie vergeben können. Aber das Personal war sehr hilfreich, und während der nächsten fürchterlichen Tage entwickelte ich eine besondere Beziehung zu dem Baby. Ich fühlte, daß ich für Rebecca verantwortlich war, und ich stand ihr bei, als sie um ihr Leben kämpfte. Ich war völlig fertig, als sie schließlich starb.«

Die Überlebensrate unter frühgeborenen Kindern ist durch neue medizinische Techniken und die Organisation regionaler Intensivstationen für Neugeborene in den USA stark gestiegen. Aber allzu oft können die physischen Probleme nicht bewältigt werden, die diese winzigen Kinder aufwerfen, besonders ihre Unfähigkeit, Wärme zu speichern, und die Unterentwicklung ihrer Lungen. Häufig ist die geeignete medizinische Versorgung nicht verfügbar. Einige Formen der Frühreife bleiben für die Geburtshelfer geheimnisvoll. Wenn in Zukunft die Kindersterblichkeit dramatisch reduziert werden kann, und neueste Erhebungen lassen das hoffen, wird man Tausenden von Familien den Kummer ersparen können, den Ken und Sally durchmachen mußten.

Eine der risikoreichen Umstände, die zu einer Frühgeburt führen können, ist eine Mehrlingsgeburt. Wenn zwei oder mehr Kinder zusammen geboren werden, erhöht sich die Todesgefahr. Die Eltern müssen dann gleich um mehrere Kinder trauern. Wenn ein Zwilling stirbt und der andere überlebt, sehen sich Eltern vor die fast unmögliche Aufgabe gestellt, sich um ein Kind zu sorgen und zu trauern, sich aber über das Überleben des anderen zu freuen. So kann es zu Ressentiments gegen das kranke Baby kommen, weil es zuviel Energie und Aufmerksamkeit erfordert, und gegen das gesunde Baby, weil es so gesund ist und nach all der Liebe verlangt, die ein neues Baby braucht. Zu der Aufregung kommt das Gefühl der Schuld, weder dem einen noch dem anderen genug Aufmerksamkeit schenken zu können.

Wenn nun das Baby wegen seiner Frühreife oder aus anderen Gründen in Schwierigkeiten ist, fragen sich die Eltern, was an ihnen selbst nicht gestimmt hat und dadurch die Tragödie verursachte. Wenn die Möglichkeit genetisch bedingter Mißbildungen besteht, können die Selbstzweifel auch die Großeltern und andere Familienmitglieder erfassen.

Wenn der Tod eines Kindes durch Hirnschädigungen verursacht wird, die auf eine Unterbrechung der Sauerstoffzufuhr während des Geburtsvorganges zurückzuführen sind, konzentriert sich der allgemeine Ärger auf den Arzt. Das Baby war gesund; der Arzt hätte die Notlage erkennen und irgendwelche vorbeugenden Maßnahmen ergreifen müssen. In einigen Fällen ist dieser Ärger gerechtfertigt, oft aber ist er einfach eine natürliche Reaktion auf die Frustration, nicht imstande zu sein, jeden Aspekt einer Geburt unter Kontrolle zu halten und einen normalen Ausgang zu garantieren.

Auch Ärzte leiden unter dieser Unfähigkeit und als Reaktion darauf gehen sie unter Umständen den betroffenen Eltern aus dem Weg, auch wenn sie in Wahrheit nichts hätten unternehmen können, was die Situation geändert hätte. Dies ist besonders ungeschickt zu einer Zeit, da die Eltern auf die Suche nach jeder möglichen Erklärung für die Verfassung ihres Kindes sind.

Als zum Beispiel Janets und Eds Sohn Joshua mit einer Mißbildung der Wirbelsäule geboren wurde, wollten sie genau wissen, was das heißt. Sie hatten das Glück, in einer Klinik zu sein, deren medizinisches Personal bereits Erfahrung mit der Arbeit mit Kindern, die darunter litten, und deren Eltern hatte. Während der sechs Wochen, die Joshua lebte, hatten Ed und Janet die Möglichkeit, das Kind kennenzulernen, die Bemühungen der Schwestern und des Ärzteteams zu würdigen und sich innerlich langsam auf den bevorstehenden Tod ihres neuen Sohnes einzustellen.

Als Janets Wehen begannen und sie in der Klinik ankam, entschied man sich, einen Kaiserschnitt durchzuführen, weil das Baby in Beckenendlage lag. Janet war während der Geburt wach und merkte deshalb, daß etwas nicht in Ordnung war:

»In dem Moment, als das Baby auf die Welt kam, hörte ich es schreien. Jeder um mich herum arbeitete hektisch, niemand sagte ein Wort. Ich fragte: ›Was ist los?‹ Der Arzt gab keine Antwort. Als sie das Baby auf den Tisch legten, entdeckte ich einen Sack auf seinem Rücken. Ich fragte: ›Was ist das auf seinem Rücken?‹ Da antwortete der Arzt ganz ruhig: ›Darüber sprechen wir später.‹ Mein Herz schlug heftig, und ich fragte wieder: ›Nein, was ist das?‹ Ich mußte es einfach wissen. Der Arzt erwiderte, daß es ein kleines Problem gäbe, und daß wir erst dann mehr darüber wüßten, sobald er mit einem Neugeborenen-Spezialisten gesprochen hätte. Mir blieb nichts weiter übrig, als zu warten. Ein Alptraum begann. Ich lag vier Stunden im Aufwachraum, wußte noch immer nicht, was es war und in welchem Zustand sich das Baby befand. Ich fühlte mich sehr schlecht und hatte große Schmerzen. Ich war wütend auf das Baby, das mir so viel Leid zufügte und dann auch noch nicht einmal in Ordnung war.

Später, als ich in meinem Zimmer lag, kam der Arzt zusammen mit dem Spezialisten zu mir. Sie erzählten Ed und mir, es handele sich um einen Wirbelsäulenfehler, ich hatte noch niemals etwas davon gehört. Sie erklärten, es handele sich um einen schweren Geburtsfehler, der von einer Mißbildung der Wirbelsäule herrührte, außerdem gäbe es bei Joshua auch noch andere Probleme. Sie machten uns wenig Hoffnung. Sie glaubten, er würde die Nacht nicht überleben. Ich war zu schwach, in die Kinderstation zu gehen. Aber am nächsten Morgen, als ich erfuhr, daß Joshua noch lebte, entschloß ich mich, ihn zu besuchen.

Ich wußte, daß er mißgebildet war, aber ich wußte nicht, was ich zu erwarten hatte. Es war ein seltsames Gefühl, darauf zu warten, meinen Jungen zu sehen und nicht zu wissen, wie ich auf ihn reagieren würde. Ich war gehemmt und beschämt und glaubte, jeder wüßte, daß ich es war, die dieses mißgebildete Kind zur Welt gebracht hatte.

Die Schwestern halfen mir beim Waschen und brachten mich dann in einen ruhigen Raum der Kinderstation. Sie bereiteten mich ein wenig vor, indem sie mir beschrieben, wie Joshua aussähe und welche Geräte in einer Neugeborenenstation Verwendung fänden. Als er mir dann gebracht wurde, dachte ich: ›Das ist mein Baby?‹ Ich fühlte mich, weil die Schwester zusah, gehemmt, dann aber ging sie, und ich war imstande, mir mein Baby näher anzusehen. Ich war überrascht, daß er wie ein Baby aussah, nicht wie ein Ungeheuer.

Ich war schwach wegen des Kaiserschnitts und konnte nicht lange stehen. Die Schwestern bestätigten mir, daß ich jederzeit wiederkommen könne, Tag und Nacht. Sie würden mir auch jede Frage nach der Art seiner Behandlung beantworten. Sie sprachen immer viel über den kleinen Josh und fragten auch, wie es meinem Mann und mir ginge. Ihr Verhalten war einfach großartig. Das war das Beste, das ich erleben durfte, seit ich in die Klinik gekommen war.«

Das Personal von Neugeborenenkliniken in Amerika wird nicht nur in der Behandlung der Babys ausgebildet, es wird auch in der psychologischen Behandlung der Eltern geschult. Es werden Teams gebildet, die speziell die Einbeziehung der Eltern zu schätzen wissen, wenn immer es möglich ist. Der Anblick einer solchen Spezialstation mag den Laien beim erstenmal erschrecken. Für die Eltern, deren Kind dort liegt, wird es bald eine vertraute Umgebung sein, mit all den Drähten, Schläuchen und Kabeln, das Zuhause ihres Kindes.

Die Schwestern auf solchen Abteilungen sind sehr bemüht, eine heimische Atmosphäre für das Baby zu schaffen. Sie schmücken die Wände aus, ermutigen die Eltern, Spielzeug jeglicher Art und Mobiles mitzubringen, in dem Versuch, die Kinder zu sensibilisieren. In etlichen Kliniken werden z. B. Tonbänder mit den Stimmen der Eltern abgespielt.

Wenn mehrere Familien zur selben Zeit Kinder in einer solchen Klinik haben, können sie sich auch gegenseitig helfen und Trost zusprechen. Auch wenn sie sich zunächst fremd sind, so verbindet sie doch das gemeinsame Los, das dazu führt, einander besser zu verstehen, als das bei Außenstehenden der Fall ist. In einigen Kliniken wird der Erfahrungsaustausch der Eltern gefördert. Ein Mediziner ist bei solchen Zusammenkünften zugegen, der die immer wieder auftauchenden Fragen ausführlich beantworten kann.

Man kann Mütter ihren Kindern näherbringen, indem man sie die Babys wickeln läßt. Bei ihrem zweiten Besuch in der Klinik wurde Janet gefragt, ob sie versuchen wollte, ihr Baby zu stillen. Sie erinnert sich:

»Ich nahm diese Möglichkeit mit Freude wahr. Ich hatte keine Ahnung, daß sie mich das tun lassen würden. Gegenüber den Schwestern hatte ich mich bis dahin recht unzulänglich gefühlt – es sah so aus, daß sie mehr die Mutter meines Kindes waren als ich. Nun hatte ich eine spezielle, wichtige Funktion, und das gab mir das Gefühl, nützlich zu sein. Das Baby saugte nicht sehr gut, und ich war nach dem Kaiserschnitt noch recht schwach. So benutzte ich während der meisten Zeit eine Pumpe, um die Milch abzusaugen. Die Schwestern machten mir sehr viel Mut. Schließlich begann ich, mich wirklich wie seine Mutter zu fühlen.«

Vielen Eltern, die wissen, daß ihr Baby auf jeden Fall sterben wird, kann die Entscheidung, es zu versorgen, schwierig werden. Aber viele Mütter wissen nicht einmal, daß es möglich ist, ihr Baby zu stillen. Hängt es an einem Beatmungsgerät, kann man die Milch mit Hilfe einer Brustpumpe absaugen und sie ihm mit einem Schlauch zuführen.

Janet war glücklicherweise in derselben Klinik wie das Baby und konnte es deshalb oft besuchen. Es war auch leichter für Ed. Er hatte nicht zwischen zwei Kliniken hin- und herzufahren, um Frau und Kind sehen zu können. Sie hatten leichten Zugang zu den Informationen, die sie brauchten und konnten alle Entscheidungen, die das Baby betrafen, gemeinsam treffen.

Sally und Ken hatten einen solchen Vorteil nicht. Sally wurde der Aufenthalt im Krankenhaus sehr schwierig, weil ihr Baby in eine andere Klinik überführt worden war. Hätte sie auch mit umziehen können, hätte sie die Möglichkeit gehabt, ihr Baby zu sehen und ihr Gefühl völliger Isolation wäre vermieden worden. Obwohl es oft wichtige Gründe gibt, eine Mutter nicht gemeinsam mit ihrem Kind zu verlegen, wie der Mangel an Betten, der Zustand der Mutter oder die Ablehnung durch den Arzt, sollten die beiden Kliniken alle Anstrengungen machen, dem betroffenen Paar die Möglichkeit zu verschaffen, mit seinem Baby zusammenzusein. Auf jeden Fall sollte Sorge dafür getragen werden, daß ständiger telefonischer Kontakt zwischen den Kliniken und der Familie möglich ist.

Ed und Janet machten sich viele Gedanken darüber, wie sie sich gegenüber ihrem Kind verhalten sollten. Abgesehen davon, daß sie meinten, sie könnten ihm durch falsche Handgriffe wehtun, fürchteten sie sich auch davor, einen zu engen Kontakt zu ihm herzustellen und auf diese Weise womöglich eine zu enge Beziehung zu ihm zu gewinnen. So erinnert sich Ed:

»Es war mein Wunsch, das Kind liebzuhaben, es an mich zu drücken und es zu küssen, so wie es Eltern von normalen Kindern tun. Aber ich mußte einen Schutzwall um mich errichten. Ich fürchtete, jeder Tag mit ihm zusammen würde es mir noch schwerer machen, unser Kind wieder zu verlieren. Dessenungeachtet liebten wir es, es sah so niedlich und hilflos aus. Wir wollten, daß es lebte und mit uns nach Haus käme, gleichzeitig aber wußten wir, daß sich unser Leben mit einem schwerkranken Kind total verändern würde. Wir wußten, es würde niemals ein glückliches Leben führen können.

Mit der Zeit fand ich mich mit der Tatsache ab, daß das Baby sterben würde. Ich ließ mich sogar soweit gehen, daß ich es immer seltener sehen wollte. Ich hatte Schuldgefühle deswegen, und mich quälten Zweifel, wie andere Leute meine Handlungsweise wohl beurteilen würden. Die für uns zuständigen Fürsorger halfen uns, indem sie uns versicherten, es sei alles in Ordnung, was immer wir dächten, fühlten oder täten. Im Rückblick erscheint mir die Zeit, die ich mit dem Baby verbrachte, als eine besonders ungewöhnliche und für mich wichtige.«

Eines der schlimmsten Probleme für die Eltern entsteht bei der Frage, ob man das Kind in Ruhe sterben lassen sollte. Aufgrund der medizinischen Fortschritte können die Ärzte heutzutage selbst schwerkranke Kinder am Leben erhalten. Aber die ärztliche Kunst ist in letzter Zeit auch mit der Frage der »Lebensqualität« konfrontiert worden. Die Frage, ob jedes Neugeborene, wie fehlgestaltet es auch immer sein mag, mit aller Kunst am Leben zu halten ist, löst heiße Diskussionen aus. So schreibt ein Arzt: »Immer öfter stellt sich die Frage, nicht, ob wir können, sondern ob wir sollen?« Die Entscheidung, ob es am Leben erhalten wird, wird für das Baby getroffen, es selbst kann sich dazu nicht äußern. Ein Teil des Problems besteht schon darin, sich schlüssig zu werden, wer zu entscheiden hat. Wer vertritt die Interessen des Neugeborenen? Wie definiert man »Lebensqualität«? Ist es legal, ein Baby sterben zu lassen? Es gibt keine eindeutigen Antworten auf diese Fragen, und das macht die Situation der Eltern noch schwieriger. Viele Eltern sind schockiert, wenn sie in diese schwierige Entscheidungsfindung überhaupt mit einbezogen werden. In manchen Ländern sind die Eltern als die gesetzlichen Vertreter des Kindes alleinverantwortlich, wenn über die Behandlung entschieden wird. Es gibt keine klaren gesetzlichen Bestimmungen zu diesen

Fragen, und in vielen Fällen entscheiden Ärzte und Eltern, daß keine Behandlung durchgeführt wird, ohne gesetzliche Absicherung.

Eltern wollen in der Regel bei einer solchen Diskussion dabeisein, um möglichst viele medizinische Informationen zu bekommen. Dies stellt die Ärzte vor manches Problem, denn es ist für Eltern, die gerade unter einem schweren Schock stehen, schwierig, die Tatbestände und Meinungen zu begreifen.

Dr. Raymund S. Duff und Dr. A. G. M. Campbell, die eine Arbeit über ethische Fragen der Neugeborenen-Behandlung geschrieben haben, erklären, wie solche Fälle am Yale-New-Haven-Krankenhaus behandelt werden:

»Je nach Problemlage kommen Angehörige der Familie, kommen Schwestern, Ärzte, Sozialarbeiter und Pfarrer zusammen, um alle Aspekte des Falles zu besprechen und eine Entscheidung zu fällen. Auf diese Weise amtieren die Fachleute und die Eltern mehr oder weniger wie ein kleines Gemeinwesen, in dem der gemeinsame Versuch gemacht wird, sicherzustellen, daß jedes einzelnen Meinung gehört wird und er die wichtigsten Entscheidungen mittragen kann. Dem Arzt jedoch bleibt das letzte Wort, damit die Familie die Verantwortung nicht allein tragen muß.«

Das klingt ideal. Nur haben viele Ärzte nicht die Zeit, an einer solchen Runde teilzunehmen oder sie wollen den Eltern die schwere Last nicht aufbürden, eine solche Entscheidung mitzutreffen. Oder die Praxis in der Klinik sieht anders aus, so daß es zu einer Gemeinschaftsentscheidung nicht kommt. Meistens trifft der Arzt die Entscheidung allein, und sie wird ausgeführt ohne weitere Diskussion oder Konsultation.

Im allgemeinen akzeptieren die Eltern den Rat des Arztes. Wenn keine Übereinstimmung besteht, verstärkt das allerdings noch ihre Frustration. Wenn Eltern zum Beispiel das Gefühl haben, daß das Leben mit einem zurückgebliebenen oder deformierten Kind für sie unzumutbar ist und die Beendigung der Behandlung wünschen, werden sie in manchen Kliniken wie Kriminelle behandelt, die einen Mord begehen. Einige Ärzte bestehen auf jeder möglichen Maßnahme, das Leben des Kindes zu retten. Ein Doktor sagte: »Ich bin ausgebildet worden, um zu kurieren, zu heilen, nicht jemanden sterben zu lassen.« Viele Ärzte glauben, daß sie Anwalt des Babys seien und jede Anstrengung verteidigen müssen, sein Leben zu retten. Die Ärzte könnten die Eltern vor Gericht bringen, um eine Entscheidung zu erzwingen. In extremen Fällen könnten die Eltern, falls das Gericht gegen sie entscheidet, die Obhut über ihr Kind aufgeben.

Im entgegengesetzten Fall bitten die Eltern, das Kind mit allen Mitteln am Leben zu halten, auch wenn die Aussichten absolut hoffnungslos sind oder wenn die Ärzte glauben, die Eltern verstünden nicht, was das für Folgen für sie haben könnte. Dann werden die Ärzte zwar die Behandlung fortsetzen, aber immer wieder den Eltern die Gelegenheit geben, sie zu überdenken.

Jede Entscheidung ist unter diesen Umständen grauenhaft für alle, aber sich ihr zu entziehen, ist noch schlechter. So schreiben Duff und Campbell: »So zu tun, als müßte keine Entscheidung gefällt werden, ist unverantwortlich und Zeichen des Versagens. Weil Eltern und Familie so oder anders mit dem Problem leben müssen, kann die mangelnde Entscheidungsbereitschaft der Ärzte dazu führen, daß die Familie schmählich im Stich gelassen wird zu einem Zeitpunkt, an dem Hilfe am allernotwendigsten ist.«

Pegs und Ricks Erfahrung illustriert einige der Gefühle und das Durcheinander, das um Eltern herum entsteht, wenn die Entscheidung zu treffen ist, ob das Leben ihres Kindes bewahrt werden soll. Sie waren seit acht Jahren verheiratet und von Anfang an bestrebt, eine Familie zu gründen. Sie wünschten sich verzweifelt Kinder und waren ganz außer sich, als Peg schwanger wurde. Dann wurde ihr Kind mit einer schweren Mißbildung geboren, die kurz nach der Geburt entdeckt wurde. Peg berichtet:

»Ich kann gar nicht sagen, wie glücklich wir waren, als Kim auf die Welt kam. Obwohl der Arzt bei der Entbindung gemerkt hatte, daß zwei ihrer Finger miteinander verwachsen waren, machte er eine optimistische Bemerkung, und wir waren sehr stolz und zuversichtlich wegen unserer kleinen Tochter. Später am Tag fand ein anderer Arzt heraus, daß ein Ohr tiefer saß als das andere und warnte uns, daß die Wahrscheinlichkeit weiterer Mißbildungen bestand. Wir gerieten in Panik. Aus der Art, wie wir es erfuhren, konnten wir schließen, daß es sehr ernst sei.

Am nächsten Tag stellte sich ein anderes Problem heraus, diesmal an ihrem Herzen. Der Kinderarzt, der hinzugezogen wurde, drückte seine Besorgnis aus und sprach von einem Syndrom. Wir dachten zuerst an Mongolismus (= Downs Syndrom), weil das alles war, was wir über ein Syndrom wußten. Er sagte uns, es handele sich um eine Trisomie 18 (eine krankhafte Veränderung des achtzehnten Chromosoms). Das Bild, das er von unserer kleinen Tochter entwarf, war schlimm – schwere geistige Behinderung, stärkste Mißbildungen des Herzens und andere Fehlbildungen. Er zog noch einen weiteren Kollegen hinzu, um eine zweite Meinung zu hören, und sie waren sich in ihrer Diagnose zu 90 Prozent sicher. Völlige Sicherheit konnte allerdings nur eine Untersuchung der Chromosomen bringen.

Sie fragten dann, ob sie die genauen Untersuchungen fortsetzen sollten. Ich war überrascht, einerseits über die Frage an sich, und andererseits, weil ich hoffte, es bestünde doch noch eine Chance von zehn Prozent, es wäre alles nicht so schlimm, wie sie dachten. Ich entsann mich des Umstandes, daß ich selber als Baby nur wie durch ein Wunder überlebt hatte. Ich hatte eine Rhesus-Faktor-Unverträglichkeit gehabt, und man war damals überzeugt davon gewesen, ich hätte keine Überlebenschance. In diesem Bewußtsein klammerte ich mich an jeden Strohhalm, was ihren Zustand anging.

Andere Ärzte wurden hinzugezogen, ein Genetiker, ein weiterer Kinderarzt – Spezialisten, deren Berufsbezeichnung ich noch nie gehört hatte. Das ging alles sehr schnell, und ich war verwirrt und wie betäubt durch den Ablauf der Geschehnisse. Ich glaube, das war die schwerste Zeit meines Lebens. Mein ganzer Körper war in Mitleidenschaft gezogen. Ich konnte weder essen noch schlafen. Es war schwer, die Informationen der verschiedenen Ärzte richtig einzuordnen.

Nachdem die Tests die Diagnose bestätigt hatten, erklärten sich mein Mann und ich mit dem Entschluß der Ärzte einverstanden, alle weiteren therapeutischen Maßnahmen einzustellen. Obwohl wir uns so verzweifelt ein Kind gewünscht hatten, fanden wir es einfach nicht fair, ein Kind in die Welt zu setzen, das nur unter Schmerzen leben würde. Wir haben die Entscheidung, die unausweichlich war, ohne die meisten unserer Freunde und Verwandten getroffen. Ich glaube, wir hatten Angst, schief von ihnen angesehen zu werden und kein Verständnis zu finden. Solange das Kind lebte, würden uns alle Mut machen, daß es doch überlebte. Es mag grausam klingen, aber ich wollte lieber jeden Tag in die Klinik gehen und darum beten, daß es stirbt. Es ist schwer verständlich, aber ich dachte: Sollen doch andere beten, daß es am Leben bleibt. Ich bete um seinen Tod. Dabei verstand ich mich selbst nicht mehr. Die Schwestern zeigten mir, wie Kim zu nähren und zu wickeln war. Sie war ein liebes Baby. Im Laufe der Zeit wurde es für mich immer schwerer, sie zu besuchen. Ich wußte, daß es mit ihr zu Ende ging und hatte ein schlechtes Gewissen, wenn ich sie nicht besuchte. Ich wollte bei ihr sein, vor allem in der Sterbestunde, aber gleichzeitig fiel es mir schwer, dabeizusein.

Kim lebte dreieinhalb Wochen. Sie starb eines Morgens um zwei Uhr. Wir gingen in die Klinik und man zeigte sie uns. Ich zog sie an, hielt sie auf dem Arm und sagte ihr ›Auf Wiedersehen‹.

Nach ihrem Tod spürte ich zunächst eine gewisse Erleichterung, doch danach begann der Kummer erst richtig. Ich fing an, mich wieder und wieder zu fragen: Was hast du getan? Was wäre gewesen, wenn wir die Behandlung hätten fortführen lassen? Hatte ich den richtigen Entschluß gefaßt? Obwohl mir bewußt war, daß ich die Entscheidung nicht allein getroffen hatte und mich die Ärzte erst dazu ermutigt hatten, fühlte ich mich allein verantwortlich. Ich war ihre Mutter gewesen. Ich hatte ein Einspruchsrecht. Es dauerte viele Monate, darüber hinwegzukommen und mit den wenigen Menschen darüber zu sprechen, die von uns eingeweiht worden waren. Möglich, daß ich mich eines Tages mit der Realität abfinden und die getroffene Entscheidung für die beste halten werde.«

Auch Rick wurde durch die Ereignisse aus der Bahn geworfen:

»Ich sah Kim am Anfang jeden Tag, aber nach einer Woche konnte ich sie nicht mehr besuchen, es war eine Tortur, sie sterben zu sehen. Ich bin noch einmal nachts dagewesen, um ›Auf Wiedersehen‹ zu sagen. Ich bin unglücklich, daß sich das ereignete, und daß wir dieses harte Schicksal ertragen mußten. Aber ich würde immer wieder zu dem gleichen Entschluß kommen, und ich bin immer noch davon überzeugt, daß es so das Beste für das Baby war.«

All diese Eltern – Sally ausgenommen – hatten die Möglichkeit, mit ihrem Kind zusammenzusein. Dies gab ihnen lebendige Erinnerungen, wenn auch nur an eine kurze und traurige Zeit. Alle aber erinnern sich des schmerzlichen Tages, an dem sie ihr Kind beerdigten. Sie suchten alle einfache Gedenksteine mit dem Namen des Babys, seinem Geburts- und seinem Todestag aus. Eine Familie wählte einen Platz neben der geliebten Großmutter, nach der das Baby genannt worden war. Ein anderes Paar beschloß, ihr Kind zu verbrennen und es draußen auf dem Land unter einem Kirschbaum zu begraben.

Alle diese Eltern erwähnten ihre Niedergeschlagenheit, ihre immerwährende Auseinandersetzung mit Geburt und Tod des Kindes. So sagte eine Mutter: »Es dauert lange, bis diese Gedanken nicht mehr jeden Tag aufkommen, oder sogar jede Stunde. Ich sehe immer wieder dieses kleine Wesen vor mir, das in der Säuglingsstation weinte und um sein Leben kämpfte. Aber allmählich kann ich ohne Schmerzen an mein Baby denken, und bin froh, daß es ein Teil unserer Familie war, auch wenn nur für so kurze Zeit.«

III.
Persönliche Verbindungen

6.
Belastung der partnerschaftlichen Beziehung

»Seit deiner Kinderzeit hast du dir eine Traumvorstellung bewahrt – du wirst einen edlen Prinzen treffen, ihn heiraten, gesunde Kinder haben und ihr werdet für immer glücklich miteinander leben. Eine Zeitlang schien dieser Traum wahr zu werden. Ich heiratete, und mein Mann und ich waren sehr glücklich miteinander. Aber als unser erstes Kind starb, platzte mein Traum wie eine Seifenblase. Wir lernten daraus, daß das Leben nicht so leicht war und daß es auch in einer Ehe nicht ohne Kämpfe abgeht.«

Wie auch immer das Verhältnis eines Ehepaares vor dem Verlust eines Kindes ist, hinterher macht es voraussichtlich einen Wandel durch. Eltern werden vermuten, daß sie, wenn sie eine derartig große Tragödie gemeinsam durchgestanden haben, hinterher noch enger miteinander verbunden sein müßten. In vielen Fällen geschieht das wirklich. Bei einigen Eltern kommt es zu keiner Veränderung, aber bei anderen verschlimmern sich bereits vorhandene Probleme weiter oder neue entstehen.

Trauer ist ein einsamer Vorgang. Manchmal stellen selbst eng verbundene Partner fest, daß sie sich beim Verlust eines Kindes gegenseitig nur beschränkt trösten können. Ihre Gefühle werden niemals die gleichen sein. Ein jeder leidet auf seine Weise. Dadurch, daß jeder mit seinem Schmerz allein ist, findet er weniger Zeit für den anderen. So schreibt Harriet Schiff in ihrem Buch *Die trauernden Eltern:* »In ihren verborgendsten Gedanken glauben sie, daß sie sich auch in der Trauer auf die Hilfe des anderen verlassen können. Doch du kannst dich nicht an jemanden anlehnen, der schon von seiner eigenen Last niedergedrückt ist.« Die Paare realisieren das nur langsam. Und das kann ausgerechnet in einem Augenblick, wenn beide Partner einander möglichst nahe sein möchten, zu Ressentiments und zu Enttäuschung führen.

Eine Frau, die noch immer wegen des Todes ihres Kindes niedergedrückt ist, kann zum Beispiel nur schwer verstehen, wie ihr Mann überhaupt daran denken kann, es sich gutgehen zu lassen oder an körperliche Liebe zu denken. Hat er so wenig Instinkt? Auf der anderen

Seite kann der Mann frustriert sein, wenn seine Bemühungen fehlschlagen, seine Frau abzulenken. Wird sie womöglich immer so bleiben? Ein Vater schildert offen die Schwierigkeiten, die seine Frau und er hatten, nachdem ihr erstes Kind gestorben war:

»Ich glaube, es entstand irgendwie eine Mauer zwischen uns, weil sie so anders auf den Tod des Babys reagierte als ich. Es gab Themen, über die wir nicht mehr sprechen konnten. Sie konnte einfach nicht verstehen, daß ich nicht so heftig reagierte wie sie. Und ich fühlte mich so hilflos. Da geht man abends ins Bett, und neben einem liegt die Frau und weint und ist furchtbar empfindlich und schwierig. Was soll man sagen? Es ist nicht so wie nach einem Streit, wenn man einfach zum anderen hinüberrutschen und ihm einen Kuß geben kann, und alles ist wieder gut. An manchen Abenden wollte ich nicht einmal nach Hause gehen, weil ich wußte, ich würde sie weinend vorfinden. Es war einfacher, der Sache aus dem Weg zu gehen. Ich glaube, es half uns, als wir endlich begriffen, daß man auf verschiedene Art trauern kann.«

Der gescheiterte Versuch, miteinander zu sprechen, ist meist das größte Hindernis zur Beseitigung der gegenseitigen Spannungen. Forscher, die Eltern nach dem Verlust eines Kindes befragt haben, fanden heraus, daß dieses Gespräch manchmal das erste war, das die Partner miteinander führten. Die Unfähigkeit, über Gefühle zu sprechen, kann sehr frustrierend sein. Daran erinnert sich zum Beispiel dieser Mann, dessen Frau eine Fehlgeburt hatte:

»Ich fühlte mich einfach miserabel. Aber ich dachte, wenn meine Frau merkt, wie traurig ich bin, belastet sie das noch mehr. So versuchte ich, fröhlich zu sein, damit es ihr besser ginge. Schließlich wurde ich es leid, weil es ihr überhaupt nicht zu helfen schien. Zum Schluß explodierte ich und sagte ihr, wie es in mir aussah. Zu meiner Überraschung stellte ich fest, daß sie vorher nur wütend auf mich gewesen war, weil ich zu scherzen versuchte und so tat, als wäre ich überhaupt nicht betroffen. Was für eine Erleichterung! Ich mußte ihr nun endlich nichts mehr vormachen!«

Zum Glück finden die meisten Partner einen Weg, miteinander zu sprechen, und die Tragödie kann sie letzlich einander näherbringen und ihre Beziehungen verstärken. Eine Frau berichtet, wie die Totgeburt ihre Ehe belastete und wie ihr Mann und sie dann doch in der Lage waren, sich gegenseitig zu helfen:

»Das Unglück, das über uns hereinbrach, haben wir nur überstanden, weil wir zusammenhielten. Ich hatte jemanden, bei dem ich mich abreagieren konnte, auf den ich mich stützen, an den ich mich klammern und den ich anschreien konnte, und der Verständnis dafür hatte. Ich konnte sagen: ›Warum ist uns das passiert?‹ Gleichzeitig ermutigte ich Ed, mir seine Gefühle zu offenbaren, und wir brachten es fertig, gemeinsam zu weinen.“

Manchmal will der eine auch nicht so viel über die Tragödie sprechen wie der andere. In dem Fall hielten manche Eltern es für sinnvoll, eine feste Zeit des Tages für die gemeinsame Aussprache festzulegen. Das ermutigt zu gemeinsamem Gespräch, ohne die Angst haben zu müssen, sich von der Trauer um das Baby völlig absorbieren zu lassen.

Wenn eine Beziehung schon abgekühlt ist, werden die Partner erheblich größere Probleme haben, die schwierige Situation nach dem Verlust eines Babys durchzustehen. Möglich, daß sie gar keine Anstrengung mehr unternehmen oder sich bereits so weit voneinander distanziert haben, daß eine Verständigung nicht mehr möglich ist.

In einigen Fällen kann die Belastung durch den Trauerfall die ohnehin schon geschwächte Beziehung bis zu einem Punkt verschlechtern, daß das Paar die Scheidung erwägt. Einer Frau ist das tatsächlich passiert:

»Meine Fehlgeburt war der Tropfen, der das Faß zum Überlaufen brachte. Hätte das Baby überlebt, wäre ich sicher noch verheiratet. Aber mein Mann nahm keine Rücksicht auf das, was passierte, und Verständnis für meine Gefühle brachte er sowieso nicht auf. Ich durchschaute ihn plötzlich, und später beschloß ich, ihn zu verlassen.«

Manchmal ist die Furcht vor einer Scheidung so groß, daß sie in den Bereich des Möglichen rückt, ganz im Gegensatz zu den Wünschen und Vorstellungen der Partner:

»Ich war mir sicher, daß John mich hassen mußte, weil ich nicht wie jede andere Frau fähig war, ein Kind zu bekommen. Er konnte sagen, was er wollte, ich war fest davon überzeugt, daß er die Scheidung wünschte. Ich griff jede mehrdeutige Bemerkung auf. Wenn er eine in meinen Augen falsche Bewegung machte oder fünf Minuten zu spät nach Hause kam – alles war für mich ein Beweis dafür, daß unsere Ehe am Ende war. Und ich glaube, ich begann, ihn abweisend zu behandeln und mich schutzsuchend in mein Schneckenhaus zurückzuziehen. Eines Nachts brach es dann aus uns heraus. Als ich ihm erzählte, wie ich über alles dachte, war er entsetzt. Er gab zu, er habe sich verkrochen, weil er um das Baby litt und einfach nicht wußte, wie er mit mir darüber sprechen könnte. Als nun der Bann gebrochen war, wurde mir klar, daß der Gedanke an eine Scheidung nur ein Hirngespinst von mir gewesen war.«

Wenn es in einer Beziehung bereits Schwierigkeiten gab und die Schwangerschaft geplant war, um die Ehe zu retten, löst der Tod eines Kindes ganz besondere Probleme aus. Wenn einer der Partner im Grunde kein Kind wollte, aber zustimmte, um dem anderen einen Gefallen zu tun, sind Feindseligkeiten und Bitternis geradezu vorprogrammiert. Und das ist bestimmt auch dann so, wenn eine Ehe geschlossen wurde, nur weil ein Kind unterwegs war.

Zwischen Partnern können auch Differenzen über wichtige Entscheidungen im Hinblick auf die Schwangerschaft oder die Behandlung des Babys entstehen. Wenn zum Beispiel der eine meint, das Vorliegen schwerer Mißbildungen sollte unbedingt zu einer Unterbrechung der Schwangerschaft führen und der andere lehnt dies ab, so kann die Beziehung schwer belastet werden. Bei unterschiedlicher Auffassung über die Frage, ob ein Kind operiert werden soll oder nicht, ist die Gefahr späterer gegenseitiger Beschuldigungen außerordentlich groß. Womöglich üben andere Familienmitglieder zusätzlichen Druck aus und lösen damit einen regelrechten Machtkampf aus. Aus einer derartigen Problematik herauszufinden, erfordert von beiden Partnern viel Kraft. In der Zeit, in der derartige Entscheidungen getroffen werden müssen, sind die Ärzte aufgerufen, die Möglichkeit solcher Auseinandersetzungen in Erwägung zu ziehen und der Familie zu helfen, die Fülle an Informationen, aber auch die eigenen Empfindungen, zu ordnen. Nur so ist Klarheit gewonnen, was am besten zu tun ist.

Auch wenn es keine offensichtlichen Streitpunkte gibt, besteht immer für beide Partner die Gefahr, sich gegenseitig für den Verlust die Schuld zuzuweisen. In solchen Fällen kann die Verärgerung eskalieren. Möglicherweise glaubt der Ehemann, seine Frau wäre nicht vorsichtig genug gewesen und hätte nicht arbeiten sollen während der Schwangerschaft. Sie beschuldigt ihn womöglich, mit ihr geschlafen oder sie aufgeregt oder geärgert zu haben. Einer von ihnen könnte auf eine uralte Affäre oder eine frühere Fehlgeburt anspielen. Keiner dieser Gründe läßt sich mit dem Tod des Kindes in Verbindung bringen. Manchmal bietet die Tragödie nur einen willkommenen Anlaß, all diese Dinge auszusprechen, die die Beziehung vielleicht im Verborgenen schon lange belastet haben.

Wenn Individualisten einander böse sind oder wenn sie deprimiert sind oder wenn sie Schwierigkeiten haben, miteinander auszukommen, überrascht es nicht, daß ihr Wunsch und die Fähigkeit, miteinander sexuell zu verkehren, ebenfalls vorübergehend aussetzen kann. Es ist schwer, Liebe und Zuneigung zu verschenken, wenn man sich körperlich und geistig erschöpft fühlt und man selbst nichts als Zuwendung braucht.

Sexuelle Probleme können über die Gefühle des Paares zueinander und über den Verlust, der es getroffen hat, weit hinausreichen. Der Liebesakt hat für jeden Menschen seine eigene Bedeutung. Weil das Einanderlieben Freude macht, können trauernde Eltern es als unpassend ablehnen. Aus »Ich bin nicht in der Stimmung« kann ein »Wie können wir nur?« oder noch schlimmer »Wie kannst du so etwas wollen?« werden. Das kann die Fähigkeit des Paares beeinträchtigen, wieder eine normale sexuelle Beziehung zu entwickeln. Geschlechtsverkehr kann auch schmerzliche Erinnerungen an glückliche – und sorglose – Zeiten wachrufen, an die Monate vorher, als das kurze Leben des Babys seinen Anfang nahm.

Der Zusammenhang zwischen dem Liebesakt und der Tragödie, die er indirekt auslöste, kann auch Angst vor einer weiteren Schwangerschaft hervorrufen. So wurde es für eine Frau wegen dieser Assoziation unmöglich, sexuellen Verkehr überhaupt in Erwägung zu ziehen: »Ich habe Tom nach der Fehlgeburt monatelang nicht einmal erlaubt, mir auch nur nahe zu kommen. Ich denke, ich hatte einfach Angst, die schreckliche Erfahrung womöglich noch einmal durchmachen zu müssen!« Ein Mann empfand ähnlich: »Ich konnte ihr das nicht erneut zumuten!«

Manche Partner haben eine gegenteilige Auffassung. Anstatt jedes Interesse an Sexualität zu verlieren, beeilen sie sich mit dem Versuch, das verlorene Baby zu ersetzen. Und einigen hilft der Geschlechtsverkehr, den gesuchten Trost zu finden.

Weil Mann und Frau unterschiedlich auf den Verlust eines Kindes reagieren, kann es sein, daß der eine Verkehr wünscht und der andere nicht. David Hendin und Joan Marks schreiben in ihrem Buch *Die erbbiologische Beziehung,* wie belastend es sein kann, wenn Mann und Frau nach einem solchen Verlust keine sexuelle Bereitschaft mehr aufkommen lassen zu wollen.

»Ein schrecklicher und zerstörerischer Kreislauf kann entstehen: Zwei sensible, verletzte Individuen, die jetzt mehr denn je die enge Bindung einer festen Beziehung und körperlichen Kontakt mit einander brauchen, merken statt dessen, daß ihr persönlicher Schmerz sie einander entfremdet – bis hin zu dem Punkt, an dem sie ihre Liebe nicht länger ausdrücken können.«

Zum Glück sind diese Schwierigkeiten selten von Dauer, wenn es auch während der Krise so aussieht, als seien sie unüberwindlich. Viele Paare merken, daß sie sich liebevoll nahe sein und sich dadurch gegenseitig Kraft geben können, ohne sich der Belastung auszusetzen, die der Geschlechtsverkehr zunächst mit sich bringt. Sie können über ihre Abneigung und über ihre Ängste sprechen und sich gegenseitig versichern, daß diese Zeit nicht ewig dauern wird. Verlaufen diese Bemühungen erfolgreich, kann das durchaus dazu führen, daß beide hinterher mehr mit sich und ihrer Beziehung im reinen sind als zuvor.

Oft haben beide Partner nach Bewältigung der Krise vermehrte Hochachtung und Respekt voreinander. Eine Frau schildert diese Erfahrung nach ihrer Fehlgeburt:

»Ich war richtig beeindruckt davon, wie hilfreich mein Mann war. Er schien genau zu wissen, wie es im Krankenhaus zuging, und reagierte äußerst sensibel auf meine Empfindungen. Ich registrierte, daß er mich sogar noch höher einschätzte, weil ich das alles durchstehen konnte, ohne zusammenzubrechen.«

Ein Mann wird erleichtert sein, wenn er sieht, daß sich die Frau, die er liebt, körperlich gut erholt. Sie im Krankenhaus liegen zu sehen, ausgeblutet und kraftlos, schmerzgepeinigt, muß schrecklich für ihn sein. Er kann um ihr Leben gefürchtet haben, und ist nun dankbar, sie zu Hause in Sicherheit zu wissen. Viele Paare entdecken durch ihren Kampf mit dem gemeinsamen Schicksal eine neue Art von Hochachtung füreinander. Ihnen wird klar, daß einer auf den anderen zählen kann. Sie versuchen, ihre Differenzen zu überwinden und einander noch stärker zugetan zu sein. Vielleicht wollen sie mehr Zeit miteinander verbringen, sich über die Kinder freuen, die sie schon haben, oder weitere planen. Diese Paare werden verstehen, wenn Schiff in *Die trauernden Eltern* fordert: »Lerne deine Ehe schätzen! Verloren hast du schon genug!«

7.
Die alleinstehende Frau: Jugendliche und Erwachsene

Viele Frauen mit glückloser Schwangerschaft haben keinen Ehemann oder Partner, der die Entscheidungen mitträgt und den benötigten Beistand während der Niederkunft und den dann folgenden Monaten der Trauer leistet. Das kann ein Mädchen sein, das gerade erst selbst seine Kindheit hinter sich hat, oder eine Frau von, sagen wir, fünfunddreißig Jahren, eine Karriere-Frau. Vielleicht hat sie die Schwangerschaft sorgfältig geplant oder sie ist zufällig schwanger geworden. Womöglich hat sie schon Kinder, es kann aber auch ihr erstes sein. Sie ist erst seit kurzem geschieden oder Witwe geworden. Welche Situation, welcher Grund auch immer, daß sie schwanger wurde, sie hat es besonders schwer, mit der tragischen Entwicklung fertigzuwerden und bedarf besonderer Hilfe und vielen Verständnisses.

Es ist noch gar nicht so lange her, daß unsere Gesellschaft Frauen mit unehelichen Kindern ablehnte. Wurde eine unverheiratete Frau schwanger, erwartete man, daß sie heiratete und dann das Kind bekam. Die andere Möglichkeit war, die Heimatstadt unter dem Vorwand zu verlassen, Verwandte zu besuchen, in Wahrheit aber in ein Entbindungsheim zu gehen. Dann wurde sie gedrängt, ihr Kind zur Adoption freizugeben und nach Hause zurückzukehren, als sei nichts geschehen. In jedem Falle war sie gezwungen, die Schule oder ihre Arbeitsstätte zu verlassen. Der einzige Ausweg bestand allenfalls darin, die Gefahren einer illegalen Abtreibung auf sich zu nehmen. Meistens wurden Frauen, die aus ihrer Schwangerschaft kein Geheimnis machten, verlacht und verachtet, und das Kind wurde als »unehelich« abqualifiziert oder sogar als »Bastard« beschimpft.

Heutzutage hat die Frau mehr Möglichkeiten: Sie kann in vielen Ländern im allgemeinen eine ungefährliche und gesetzliche Unterbrechung der Schwangerschaft durchführen lassen, sie kann das Kind zur Adoption freigeben, oder sie kann sich entschließen, das Kind zu behalten. In jedem dieser Fälle kann sie gewöhnlich ihren Ausbildungs- oder Arbeitsplatz behalten. Da mehr und mehr alleinstehende Frauen sich entscheiden, Kinder zu bekommen und großzuziehen, ändert sich auch die öffentliche Meinung zu ihren Gunsten.

Doch trotz größerer gesellschaftlicher Anerkennung bleibt die unverheiratete schwangere Frau die Ausnahme. In diesem Bewußtsein und unter Berücksichtigung der Tatsache, daß sie noch immer die Wertvorstellungen vieler Menschen verletzt, muß die Frau, die sich entschließt, allein ein Kind zu bekommen, stark in ihrem Entschluß und auf Kritik und Mangel an Verständnis vorbereitet sein.

Der Wunsch, als Alleinstehende ein Kind zu besitzen, unterliegt dennoch den gleichen Zweifeln, die alle werdenden Eltern durchmachen, wenn sie die grundlegende Veränderung ihres Lebens überdenken. Dazu kommen noch andere Sorgen: Wird das Geld ausreichen? Wird sie auf ihre Eltern angewiesen sein? Was für einen Arbeitsplatz kann sie finden? Was wird aus ihrem gesellschaftlichen Leben? Was für eine Zukunft hat ein Kind ohne Vater?

Eine große Zahl alleinstehender Mütter stammt aus dem Kreis der Heranwachsenden, die Jahr für Jahr schwanger werden. Man schätzt, daß allein in den USA zur Zeit jedes Jahr eine Million Minderjährige schwanger werden, davon 30 000 unter fünfzehn Jahren. Eine zunehmende Anzahl von ihnen sind allein, und viele von ihnen behalten heute ihr Kind.

Unglücklicherweise ist das Risiko für Mutter und Kind um so größer, je jünger die Mutter ist. Heranwachsende haben vier- bis fünfmal häufiger Komplikationen während der Schwangerschaft als Frauen in den Zwanzigern. Das liegt aller Wahrscheinlichkeit nach an schlechterer Schwangerschafts-Vorsorge und an der Ernährung, ist aber auch auf Geschlechtskrankheiten und Drogenprobleme zurückzuführen. Diese Faktoren tragen zur Vergiftung der Mutter bei und erhöhen die Rate der Frühgeburten, des niedrigen Geburtsgewichts, der neurologischen Mißbildungen und der geistigen Unterentwicklung beim Baby. Dazu kommt, daß das Knochenwachstum bei einer sehr jungen Mutter nicht immer bereits abgeschlossen ist. Wenn ihr Becken klein ist, wird der Einsatz der Geburtszange oder ein Kaiserschnitt notwendig. Bedenkt man all diese möglichen Komplikationen, überrascht es nicht, daß gescheiterte Schwangerschaft und frühkindlicher Tod bei heranwachsenden Müttern häufiger auftreten als bei Erwachsenen.

Gerade weil in diesem Kreis Komplikationen so häufig sind, muß den Problemen der Teenager besondere Aufmerksamkeit geschenkt werden, vor allem bei Alleinstehenden, deren Schwangerschaft tragisch endet. Es gibt ausführliche Untersuchungen über die Ursachen von Schwangerschaften Jugendlicher, so gut wie keine darüber, wie diese jungen Mütter, die ihr Kind verloren haben, damit fertig werden.

Die Jugend ist eine Zeit körperlichen und geistigen Wachstums, in der die eigene Persönlichkeit heranreift. Der Hormonspiegel verändert sich schnell und es kommt zu starker Unsicherheit in Fragen des eigenen Aussehens und der Sexualität. Diese Zeit ist oft gekennzeichnet durch Gefühlsschwankungen und Einsamkeit. Heranwachsende fühlen sich durch andere mißverstanden, oft verstehen sie sich selbst nicht. Wenn sie schwanger werden und dann ihr Kind verlieren, ob nun früh durch Fehlgeburt oder nachdem sie es wochenlang haben sterben sehen, dann sind diese Jugendlichen besonders verletzlich und viel unfähiger, mit dieser Erfahrung fertig zu werden als ältere Frauen.

Untersuchungen über schwangere Teenager lassen darauf schließen, daß ihre Beweggründe oft in engem Zusammenhang mit den Schwierigkeiten und dem Aufruhr der Reifezeit stehen. Sicher ist, daß nicht alle ein Kind empfangen wollen, und einige durch Vergewaltigung oder Inzest schwanger werden. Aber mehr noch als erwachsene Frauen in den Zwanzigern oder Dreißigern dürften junge Mädchen bewußt oder unbewußt eine Schwangerschaft als ein Mittel betrachten, sich aus emotionalen und familiären Bindungen zu lösen. Oft dürfte sich gerade ein junges Mädchen, das sich ungeliebt oder unerwünscht fühlt, ein Kind herbeisehnen, das sie lieben und von dem sie wiedergeliebt werden kann. In dem Wunsch von Freunden geachtet und anerkannt zu werden, kann der Gedanke mitspielen, als Mutter besondere Beachtung zu finden. Ihre sexuellen Aktivitäten könnten darauf ausgerichtet gewesen sein, jemandem näherzukommen, aus der eigenen Einsamkeit herauszufinden. Die Absicht, das Kind zu behalten, kann Ausdruck des Wunsches sein, den geliebten Mann an sich zu binden, um eine ständige Beziehung zu ihm zu schaffen. Minderwertigkeitsgefühle und Selbstzweifel sind die hintergründigen Ursachen einer Schwangerschaft. Scheitert sie, dann wird das Selbstbewußtsein eines solchen Mädchens noch weiter vermindert – das Versagen scheint vollständig. Eine Frau erinnert sich, was sie als Teenager empfand:

»Als das Baby tot auf die Welt kam, haßte ich mich. Ich hatte damals das Gefühl, niemals wieder irgend etwas erreichen zu können, und daß das, was passiert war, jedermann ganz klar bewies, was für ein Versager ich war.«

Heranzuwachsen heißt, sich von der Eltern zu lösen, und das verursacht oft ein Gefühl des Verlorenseins. Die Schwangerschaft mag eine Möglichkeit sein, einen Ausgleich zu finden. Stirbt nun das Kind, so kann die entstandene Leere zu schweren Depressionen führen.

Wenn es nun zwischen ihr und den Eltern bereits zu einer Entfremdung gekommen ist und der Freund sich auch nicht mehr um sie kümmert, so hat sie niemanden mehr, an den sie sich wenden kann. Auch ohne diese

Entfremdung kann das, was sie als einen großen Verlust empfindet, für die Eltern oder den Freund eine willkommene Lösung des Problems, nämlich ihrer Schwangerschaft, sein. Die Jugendliche kann der Meinung sein, die anderen Menschen seien gleichgültig und gefühllos ihrem Kummer gegenüber. So beschreibt eine Siebzehnjährige ihre Erfahrungen:

»Ich habe mir mein Baby gewünscht und hatte meinen Eltern gesagt, daß ich es bekommen und selbst versorgen würde, selbst wenn ich die Schule verlassen müßte. Meine Eltern wollten, daß ich abtrieb und weiter zur Schule ging. Ich brachte sie ehrlich in Verlegenheit. Als das Baby zwei Tage nach der Geburt starb, war ich sehr verstört und deprimiert. Meine Eltern aber schienen richtig glücklich zu sein. Sie glaubten, ihre Gebete seien erhört worden. Nicht einmal in die Klinik kamen sie, um mein Kind zu sehen. Ich werde nie imstande sein, ihnen das zu vergeben. Ich kann es kaum erwarten, endlich von zu Hause weggehen zu können.«

Bei einer unerwünschten Schwangerschaft dagegen dürfte das betroffene Mädchen Erleichterung empfinden bei dem Gedanken, daß die Verantwortung, Mutter zu sein, aufgeschoben worden ist. Diese Erleichterung kann zu Schuldgefühl und Verwirrung führen, und es dürfte für sie sehr schwierig sein, sich das Herz über ihre widersprüchlichen Empfindungen zu erleichtern. Das Schuldgefühl mag dann besonders groß sein, wenn sie eine Abtreibung in Erwägung gezogen hatte, es dazu aber aus finanziellen oder anderen Gründen nicht kam.

Der Geburtshelfer kann hier eine wichtige Rolle bei der Beratung seiner Patientin spielen. Zu oft aber hat sie keinen eigenen Arzt, der für sie verantwortlich ist, sondern wird in einer Klinikambulanz von verschiedenen Ärzten betreut. Und selbst wenn sie einen Arzt oder eine eigene Ärztin hat, wird sie dennoch ungern mit ihm oder ihr sprechen. Wie eine Sechzehnjährige berichtet:

»Ich kam gegen das Gefühl nicht an, daß er mich verachtete, weil ich schwanger war. Und weil er es so eilig hatte, konnte ich ihn nichts fragen. Ich habe niemals erfahren, was eigentlich wirklich mit dem Kind los war.«

Isoliert und verunsichert muß die Jugendliche, die ein Kind verliert, mit dieser Situation fertig werden. Manche mögen glauben, daß Gefühlsäußerungen wie Weinen kindisch seien und daß sich die Teenager wie Erwachsene benehmen müßten. Dabei lassen sie außer acht, daß Weinen und Jammern die beste Möglichkeit ist, mit dem Kummer fertig zu werden.

Nancy Horowitz, Sozialarbeiterin in Chicago, die sich besonders mit schwangeren Jugendlichen beschäftigte, fand heraus, daß viele Teenager nach dem tragischen Ende ihrer Schwangerschaft ihre Trauer und Depression dadurch zu überwinden versuchten, daß sie es darauf anlegten, sehr schnell wieder schwanger zu werden. So schreibt eine Fünfzehnjährige:

»Ich denke gar nicht erst darüber nach, wie ich mich wohl fühle, nun, nachdem das Baby weg ist, und ich will auch gar nicht darüber sprechen. Ich weiß nur, daß ich möglichst bald wieder ein Kind haben möchte!«

Horowitz fand auch heraus, daß viele Jugendliche besonders besorgt über das Versagen ihres Körpers sind und daher den Wunsch haben, schnell wieder schwanger zu sein, um damit unter Beweis zu stellen, daß sie normal sind.

Trotz aller Probleme kann der Verlust eines Kindes aber auch eine positive Entwicklung für den Reifeprozeß und das Wachstum bedeuten. Richtige Betreuung kann den jungen Menschen helfen, die eigenen Gefühle und Bedürfnisse besser zu verstehen und gleichzeitig zu erkennen, daß es irgendwann in der Zukunft eine Zeit geben wird, in der sie ein Baby bekommen und dann, weil sie älter sind, auch leichter dafür sorgen können. Vielleicht trägt die Krise auch dazu bei, einen Prolog zwischen dem Mädchen und seinen Eltern zu eröffnen, durch den neue Bande der Liebe und des Vertrauens entstehen.

Und dann gibt es noch die vielen Alleinstehenden, die zwar keine Jugendlichen mehr sind, sich dennoch außerstande fühlen, allein den Unterhalt und eine ausreichende medizinische Versorgung zu garantieren. Wenn sie zum Beispiel von der Sozialfürsorge leben, vielleicht auch schon andere Kinder zu versorgen haben, werden sie manchmal, auf Ämtern und Kliniken, nicht gerade freundlich empfangen.

Auch die Frau, die bei Beginn der Schwangerschaft verheiratet war und nun geschieden oder verwitwet ist, steht vor einer schwierigen Situation. Die Ehe mag schon vorher brüchig gewesen sein und die Schwangerschaft entweder unerwünscht oder geplant, um die Ehe wieder zu flicken. Wenn die Frau verlassen wurde, obwohl oder weil sie schwanger war, sieht sie dem Kind, das unterwegs ist, unter Umständen mit Unwillen und Beklemmung entgegen. Eine Witwe dagegen hofft vielleicht in dem Kind, das sie erwartet, eine Bestätigung der Liebe zu finden, die durch den Tod zerstört wurde. Sie mag sowohl Angst vor der zusätzlichen Belastung durch ein Kind als auch Sehnsucht nach dem lebendigen Erbe ihres Mannes haben.

Eine neue und wachsende Gruppe alleinstehender Mütter kommt aus gebildeten Kreisen. Es sind Frauen, die Karriere gemacht haben und sich Kinder wünschen. Sie glauben, nicht länger auf eine Ehe warten zu können. Sie sind in den späten Zwanzigern oder in den Dreißigern und wünschen sich nichts sehnlicher, als Mutter zu sein, auch wenn das bedeutet, das Kind allein aufzuziehen. Vielleicht sind sie durch Zufall schwanger geworden, beschlossen dann aber, es sei der richtige Zeitpunkt, ein Kind zu bekommen. Oder sie machen große Anstrengungen, den Mann zu finden, den sie sich als Vater ihres Kindes vorstellen können. Womöglich erzählen sie dem Mann nicht einmal davon, wenn es tatsächlich zu einer Schwangerschaft kommt. Manche Frauen lassen sich künstlich befruchten.

Obwohl diese alleinstehenden Frauen sicher zu sein meinen, sie hätten die richtige Entscheidung getroffen, reagieren sie trotzdem empfindlich auf die verletzenden und gedankenlosen Bemerkungen, die sie manchmal von Freunden, Verwandten, aber auch von Fremden zu hören bekommen:

»Warum läßt du nicht eine Abtreibung vornehmen?« oder »Du quälst das Kind nur, wenn es keinen Vater hat!« oder »Wie stellst du dir vor, wie das weiter gehen soll?« oder »Wie selbstsüchtig du sein kannst!«

Nachdem sie die unerfreuliche Aufgabe hinter sich gebracht haben, ihre Eltern aufzuklären und deren Einsprüche zu entkräften, sind die Frauen oft allein, wenn sie die ersten Kindsbewegungen spüren und die Vorfreude genießen könnten, für die Ankunft des Babys Pläne zu machen. Die Versorgung des Babys vorzubereiten, am Arbeitsplatz Ordnung zu schaffen, die Finanzlage abzuklären, einen Platz im Appartement für das Baby vorzubereiten oder sogar nach Hause zu den Eltern zurückzukehren, diese Freuden und Leiden können mit niemandem geteilt werden. Wenn alles umsonst ist, weil das Baby stirbt, kann die natürliche Trauer durch die große Verzweiflung nur noch verstärkt werden. So erinnert sich eine neunundzwanzigjährige Frau:

»Die Nächte waren besonders hart, dazuliegen ohne jemanden, der mit mir spüren konnte, wie sich das Baby bewegt, sich darüber zu unterhalten, wie das Babyzimmer einzurichten sei oder welchen Namen das Kind bekommen sollte. Als der vorausgesagte Geburtstermin näher rückte, fiel mir vieles schwer, zum Beispiel den Müll herunterzutragen, was andere schwangere Frauen selbstverständlich nicht hätten machen müssen. Ich glaube, ich habe die verheirateten Frauen, die schwanger waren, richtig beneidet. Als dann das Baby kurz vor der Geburt starb, war ich vollkommen außer mir. Was ich zu ertragen gehabt hatte vorher, und nun ging ich noch leer aus! Ich hatte mir das Kind so sehr gewünscht!«

Zu dem Gefühl der Trauer kommt ein Schuldgefühl, weil man etwas versucht hat, was so viele Leute ablehnten. Die leidgeprüfte, verhinderte Mutter könnte auf den Gedanken kommen, eigens dafür bestraft worden zu sein. Jedoch viele dieser alleinstehenden Frauen haben das Glück, Verwandte und Freunde zu haben, mit denen sie die Vorbereitungen und die Freude auf die Niederkunft teilen können. Ihre Anwesenheit wird unerläßlich, wenn die Schwangerschaft glücklos endet:

»Ich war froh, eine Gymnastin zu haben, die vorher viel mit mir geübt hatte und während der Geburt dabei war. Als das Kind schwer mißgebildet zur Welt kam, war es gut, sie in der Nähe zu wissen. Sie half mir sehr viel während jener schrecklichen drei Tage und auch später, als die Entscheidungen über Autopsie und Beerdigung getroffen werden mußten. Ich wüßte nicht, was ich ohne sie gemacht hätte.«

Bei vielen alleinstehenden wie auch verheirateten Frauen löst die glücklose Schwangerschaft wieder einen verstärkten Wunsch nach Kindern aus. In Kenntnis ihrer Fähigkeit, ein Kind empfangen zu können und auch als Alleinstehende Probleme und Schwierigkeiten gemeistert zu haben, sind sie danach überzeugter denn je, ein Kind zu wollen. Mit besserer ärztlicher und psychologischer Unterstützung sollten die Aussichten gut sein, noch einmal schwanger zu werden und ein gesundes Kind auf die Welt zu bringen.

8.
Kinder zu Haus: Verständnis für ihre Bedürfnisse

»Er stand vor dem Fenster meines Krankenzimmers und streckte sich hoch, um mich besser sehen zu können. Ich sah ihm an, daß er enttäuscht war, aber er sagte: ›Ist schon in Ordnung, Mami, komm bald nach Hause, dann spielen wir miteinander.‹ Als ich heimkam, schenkte er mir sein Lieblingsspielzeug, umarmte mich ganz fest und half mir im Haushalt. Da liebte ich ihn noch mehr als je zuvor.«

Es ist äußerst schwierig, Kindern den Tod eines anderen Kindes zu erklären, besonders wenn sie noch sehr klein sind. Aber mit ihnen zu reden, deren Liebe und Zuneigung zu den Eltern unermeßlich ist, der Versuch, ihnen das Geschehene verständlich zu machen, kann auch den Eltern helfen. Wenn ein Kind gestorben ist, scheinen alle anderen noch unersetzlicher, und deren Bemühungen, das Leid der Eltern zu lindern, sind oft sehr rührend und bewegend.

Jedes Mitglied der Familie, auch die Kinder, ist von einer gescheiterten Schwangerschaft betroffen. Ein siebenjähriger Bub veranschaulichte dies. Als seine Lehrerin zu ihm sagte, sie sei traurig über die Nachricht, daß das Baby seiner Mutter gestorben sei, war seine Antwort: »Es war *unser* Baby, das da gestorben ist.«

Geburt und Tod fallen zusammen. Das ist verwirrend und beängstigend genug für Erwachsene, wie sollen dann Kinder damit zurechtkommen? Für sie hat das Baby niemals wirklich existiert oder nur ganz kurz gelebt. Was bedeutet das für sie? Warum sind die Eltern so durcheinander? Viel zu oft werden die kindlichen Gefühle bei solchen Vorkommnissen ignoriert oder mißverstanden. Für Eltern, die selbst erst versuchen müssen, mit ihren Gefühlen ins Reine zu kommen, wird es besonders schwierig, auch noch auf die Probleme ihrer Kinder einzugehen. Dabei vernachlässigen sie die Kinder manchmal oder schicken sie zu anderen Leuten, bis sie selbst sich einigermaßen gefangen haben. Oder sie widmen sich ihren Kindern derartig intensiv, daß sie selbst nicht zur Besinnung kommen. In beiden Fällen kommen Eltern und Kinder zu kurz, wenn es darum geht, die Tatsachen zu begreifen und auf sie zu reagieren. Es ist entscheidend, daß beide Teile, Eltern wie Kinder, immer wieder versuchen, aufeinander einzugehen.

Auch unter den günstigsten Umständen, wenn die Schwangerschaft und bei der Geburt alles einwandfrei abläuft, leiden die im Haus verbliebenen Kinder unter der Trennung von der Mutter. Das Durcheinander wegen Geburt und Krankenhaus nimmt sie mit, auch die Veränderung, die dem Umstand zuzuschreiben ist, daß das neue Kind die Aufmerksamkeit aller beansprucht.

Das sind »normale« Probleme. Wenn aber das Neugeborene ernsthaft krank wird oder stirbt, kommen andere Belastungen hinzu, unter denen die größeren Kinder zu leiden haben. Sie sind, ebenso wie die Eltern, Betroffene. Auch sie können traurig, mißgestimmt oder böse darüber sein, daß sie das Baby nicht bekommen konnten, auf das sie gewartet haben.

Während der Schwangerschaft haben die Eltern den Kindern über Geburt und Leben berichtet, um sie auf das neue Geschwisterchen vorzubereiten. Es ist ziemlich unwahrscheinlich, daß vorher über eine gescheiterte Schwangerschaft gesprochen wurde. So ist es kein Wunder, daß die Kinder schockiert und verwirrt sind, wenn die Eltern ihnen erzählen, daß kein neues Kind ins Haus kommt, sondern daß es gestorben ist. Manchmal werden die Empfindungen der Kinder durch die Art der Erklärungen deutlich, die sie über den Tod des Babys abgeben. Als jemand ein Geschwisterpaar fragte, warum ihr kleines Geschwisterchen gestorben sei, antworteten sie: »Gott wollte es wiederhaben.« Es gab bei anderen Kindern Antworten wie: »Ich habe es nicht gewollt«, oder: »Es war böse und hat nicht aufgehört, zu schreien«, oder: »Mami hat es auf den Kopf fallen lassen.« Genau wie die Eltern, so versuchen auch die Kinder einen Sinn in dem, was passiert ist, zu finden.

Möglich ist auch, daß sie, wie ihre Eltern, ihre eigenen Gedanken und ihr Verhalten dahingehend überprüfen, ob es nicht einen Grund gibt, Schuldgefühle zu entwickeln. Die meisten Kinder haben ein sehr auf sich bezogenes Weltbild und verbinden daher alles, was passiert, mit sich selbst. Sie fühlen sich abwechselnd stark und dann wieder völlig hilflos. Das Gefühl der Stärke vor allem ist es, aufgrund dessen ein Kind auf die Idee kommen kann, es sei für das Unglück persönlich verantwortlich.

Kleine Kinder glauben, daß ein Wunsch in Erfüllung gehen kann. Trifft nun ein Todesfall ein, so erinnern sie sich, bewußt oder unbewußt, an den Wunsch, daß das Baby nicht kommen möge. Jedes Kind beobachtet das Wachsen des mütterlichen Bauches mit gemischten Gefühlen. Ein neues Kind kann zum Spielkameraden werden, zum Verbündeten bei Auseinandersetzungen mit den Eltern oder anderen Geschwistern, es kann ein Freund sein. Andererseits wird das neue Baby im Mittelpunkt der Aufmerksamkeit stehen, ein Konkurrent, der Liebe und Zeit der Eltern für sich beansprucht. So ist es nicht verwunderlich, daß während der Schwangerschaft der Mutter negative Gefühle entstehen können, die dann bei dem Tod des Babys in Schuldgefühle einmünden.

Ein Kind wird sich nicht nur an seine Wünsche erinnern, sondern auch an die kleinen Knuffe gegen den Bauch der Mutter, um der Bitte Nachdruck zu verleihen, auf den Arm genommen zu werden, oder daran, daß es zu laut gewesen ist und die Mutter sich darüber aufgeregt hat. Obwohl auch Eltern wegen ihrer eigenen Gedanken und Handlungen Schuldgefühle entwickeln, sagt ihnen ihr Verstand, daß es unsinnig ist, sich schuldig zu fühlen. Kinder können solche Unterschiede nicht machen.

In manchen Fällen schieben Kinder ihren Eltern die Schuld für das zu, was dem Baby passiert ist, und reagieren enttäuscht und böse. Mama und Papa hatten einen lieben kleinen Bruder oder eine liebe kleine Schwester versprochen, und jetzt haben sie ihr Wort nicht gehalten. Eine Mutter erinnert sich lebhaft an den Wutausbruch ihrer fünfjährigen Tochter nach einer zweiten Fehlgeburt: »Du versprichst mir dauernd ein Baby, und nie kommt eins! Andere Leute haben doch auch Babys. Warum haben wir keines?«

Der Tod eines Neugeborenen ist erschreckend für ein kleines Kind. Schließlich wurden sie auf die gleiche Weise und von derselben Mutter auf die Welt gebracht, und jetzt ging die Schwangerschaft schief. Was ist zu tun, um sich vor einem ähnlichen Schicksal zu schützen?

Manchmal sprechen sich Kinder nicht darüber aus, wenn sie Schuld, Angst und Unsicherheit empfinden, sondern behalten alles für sich. Fachleute empfehlen den Eltern, diese Fragen auch dann anzuschneiden, wenn sich Kinder bis dahin dazu nicht geäußert haben. Die Eltern müssen ihnen versichern, daß sie sie weiterhin sehr lieb haben und der Tod des Babys nicht auch den Tod der Eltern nach sich zieht.

Gerade in einer Zeit, während die Kinder besonders viel Zuwendung brauchen, sind sie oft von ihren Eltern getrennt. Die Mutter ist in der Klinik oder muß im Bett bleiben. Der Vater ist leicht erregbar und überfordert dadurch, der Mutter zu helfen, sich um Haushalt und Kinder zu kümmern, die Beerdigung in die Wege zu leiten und auch noch seiner Arbeit nachzugehen.

Die Notwendigkeit, sich den Kindern zu widmen, mit ihnen zu sprechen und sie zu beruhigen, ist oft für ein Elternteil allein zuviel.

Die Kinder zu Hause können sich besonders dann ausgeschlossen fühlen, wenn das Baby noch in der Klinik um sein Leben kämpft. Die Eltern verbringen einen großen Teil ihrer Zeit damit, dort nach dem Rechten zu sehen. Die Klinik ist womöglich weit weg und erlaubt Kindern den Zutritt nicht. Die ganze Energie und Sorge der Eltern sind logischerweise auf das kranke Baby konzentriert. Nun ist es besonders wichtig, daß Nachbarn und Verwandte sich um die anderen Kinder kümmern.

Bei den meisten Fehlgeburten bekommen die anderen Kinder das Geschwisterchen, das sie erwarteten, nicht lebend und nicht tot zu sehen. Das macht es für die Eltern noch schwieriger, zu erklären, was eigentlich passiert ist. Diese Aufgabe ist besonders kompliziert, wenn sich die Eltern entschließen, die Schwangerschaft wegen schwerer Mißbildungen des Babys zu unterbrechen. Wie ein Vater sagte: »Ich kann es ja nicht einmal selbst verstehen, wie soll ich es dann den Kindern beibringen können?«

Weil es schwierig ist, das Richtige zu sagen, ist man versucht, Fehlgeburten ganz zu verschweigen. So berichtet eine Mutter, die zum Zeitpunkt der Mißgeburt einen zweieinhalb Jahre alten Sohn hatte: »Ich habe Tommy überhaupt nichts erzählt, weil ich dachte, ihm sei gar nicht ganz klar, daß ich schwanger war. Ich hatte ihm allerdings gesagt, daß wir ein Baby bekommen würden.« Auch Kinder unter fünf Jahren reagieren sensibel auf das Benehmen und die Gefühlslage ihrer Eltern. Auch wenn ein Kind vielleicht nicht ganz sicher gewußt hat, daß seine Mutter ein Baby erwartete, so merkt es wohl, wenn sich die Eltern darüber aufregen. Und das wiederum macht auch ihm Kummer.

Manchmal sagen Eltern in ihrer ersten Aufregung irgend etwas, was nicht stimmt, und müssen die Geschichte dann später berichtigen. Dies war der Fall bei einer Frau, die ein schwer mißgebildetes Kind bekam, mit dessen Ableben man sofort rechnete.

»Wenn man zwei andere Kinder daheim hat, weiß man nicht, was man ihnen sagen soll. Die beiden waren noch sehr klein und warteten zu Hause auf das neue Baby. Zuerst habe ich ihnen gesagt, das Baby sei gestorben. Ich wußte einfach nicht, was ich ihnen hätte erzählen sollen. Ich konnte einfach selbst nicht glauben, was mir passiert war. Mein jüngstes Kind war vier Jahre alt – wie soll man einem Kind in dem Alter so etwas erklären? Und nun starb das Baby nicht sofort. Die Kinder merkten, wie aufgeregt ich war. Dauernd kamen irgendwelche Leute, um etwas mit mir zu besprechen. Das Telefon läutete ständig. Die Klinik rief immer wieder an. Ein Fürsorger kam, um mit mir zu beraten, ob wir das Kind in eine Anstalt geben sollten. Schließlich faßte ich mir ein Herz, setzte mich mit meinen Kindern zusammen und erzählte ihnen, daß das Baby noch lebte, aber todkrank sei und niemals nach Hause kommen würde.«

Genau wie bei Tommys Fall war auch diesen beiden Kindern klar, daß sich die Stimmungslage im Haus geändert hatte. Kinder sind nur sehr schwer zu täuschen und von Unglücksfällen abzuschirmen. Ein Kind, dem etwas Falsches oder gar nichts gesagt wird, mag sich später fragen, ob man womöglich auch andere wichtige Dinge nicht ehrlich mit ihm bespreche. Der Tod war in der amerikanischen Gesellschaft lange ein Tabu, und besonders Kinder wurden von ihm ferngehalten. Sie sehen selten jemanden sterben, weil das meist in der Klinik geschieht. Auf Beerdigungen wurde kein Wert mehr gelegt, der Kummer blieb unterdrückt. Dennoch wissen Kinder etwas vom Tod und wollen Bescheid wissen, wie es dazu kommt.

Rabbi Earl Grollmann, Herausgeber des Buches: *Wie man Kindern den Tod erklärt,* gibt zu, daß es einfacher ist, den Eltern zu raten, was sie nicht über den Tod sagen sollen. Es gibt einfach keine gültige Formel, die immer paßt. Grollmann empfiehlt, den Kindern früh eine Vorstellung vom Sterben zu vermitteln, indem man Beispiele von Tieren und Pflanzen verwendet, damit ein Todesfall in der Familie nicht die erste Begegnung mit dem Tod ist. Das Beste, das man von trauernden Eltern erwarten kann, ist, daß sie die Tatsachen, unter Berücksichtigung des Alters und der Erfahrungen der Kinder, einfach und verständlich darstellen.

Der Gedanke zu sterben, taucht früh auf. Die meisten Schulkinder haben schon viel über das Sterben nachgedacht. Auch wenn sie nichts darüber sagen, so ist der Tod doch ein Teil ihrer Gedanken und Fantasien. Kinder unter fünf Jahren sind unfähig, die Endgültigkeit des Todes zu begreifen, sie sind geneigt, ihn für eine Art Schlaf zu halten. Kinder zwischen fünf und neun Jahren begreifen es normalerweise, wenn jemand stirbt, aber sie stellen sich den Tod nicht als etwas vor, was jedermann treffen kann. Mit neun Jahren ist den meisten Kindern die Unvermeidlichkeit des Todes bewußt. Die Altersstufen, während denen sich jeweils einen neue Verständnisfähigkeit entwickelt, sind keineswegs festgelegt und hängen bis zu einem gewissen Grad von den speziellen Erfahrungen des Kindes ab.

Auch die Reaktionen der Kinder auf den Tod verändern sich je nach Alter. Ganz kleine Kinder leiden zum Beispiel am meisten unter dem Durcheinander in ihrem Tageslauf und haben Angst, es kümmere sich niemand um sie. Bei etwas älteren Kindern macht sich oft eine Verhaltensänderung bemerkbar. Sie werden aggressiver, zerstören Spielzeug, sie beziehen den Tod in ihr Spiel mit ein. Für ein älteres Kind ist es noch schwerer, Kummer zu zeigen, vor allen Dingen, wenn man ihm beigebracht hat, daß Weinen kindisch sei.

In allen Altersstufen gibt es Mißverständnisse über den Tod. Eine Dreijährige zum Beispiel, die einige Monate zuvor miterlebt hatte, wie ihre Mutter eine Fehlgeburt erlitt, reagierte auf die Aufforderung, das neugeborene Baby ihrer Tante zu besuchen, mit der Bemerkung: »Mami, wir wollen uns beeilen, damit wir hinkommen, bevor es stirbt.« Sie dachte, alle kleinen Babys würden sterben.

Alle Versuche Erwachsener, Kinder nicht mit der Realität des Todes zu konfrontieren, verstärken deren Verwirrung meist nur noch. So kann zum Beispiel die Aussage, ein Verstorbener sei auf einer Reise oder schlafe, im Kind die Angst auslösen, selber zu sterben, während es schläft oder auf Reisen ist. Sogar die Erklärung, das Baby sei gestorben, weil es krank war, ohne über die Schwere der Krankheit zu sprechen, kann zu Ängsten führen, sobald das Kind selbst – auch nur leicht – erkrankt.

Eine verbreitete Ursache für die Verunsicherung von Kindern ist das Unvermögen, zu begreifen, was mit einem Menschen nach seinem Tod geschieht. Die Aussage, das verstorbene Baby sei jetzt im Himmel, kann das Kind verwirren, wenn es sein Grab sieht. Sogar die Erklärung, der liebe Gott habe das Kind zurückhaben wollen, mag dazu führen, daß es mit Gott hadert und ängstlich ist, ihm könne das nächstens auch passieren. Die Geschichte, Gott liebe brave Kinder, führt zwangsläufig zu der Überlegung, besser böse zu sein und zu überleben. Auch die übliche Redewendung »Wir haben unser Baby verloren«, kann ein kleines Kind verwirren, weil viele Kinder alles wörtlich auslegen. Dies steht auch in Dr. Roberta Times Buch *Leben mit einem leeren Stuhl*:

»Als ich im Alter von drei oder vier Jahren mit meiner Mutter zum Einkaufen fing, hörte ich die Unterhaltung mit einer Nachbarin mit: ›Es ist ein Jammer, daß sie ihre Mutter verloren hat – sie war noch so jung.‹ Ich stellte mir ein Mädchen in meinem Alter vor, das aus einem Geschäft kam, merkte, daß die Mutter nicht folgte und nicht imstande war, sie wiederzufinden... Jahrelang rätselte ich herum, warum das Mädchen aufgehört hatte, seine Mutter zu suchen, und warum es für die beiden nicht möglich war, sich wiederzufinden.«

Es ist sehr wichtig, daß sowohl jüngere als auch ältere Kinder ihre Gefühle und Ängste aktivieren. Dr. Cain und seine Mitarbeiter entdeckten einige Fälle von lange zurückliegenden psychischen Schäden, die nach der mütterlichen Fehlgeburt bei Kindern Angst vor der Heirat und vor dem Kinderkriegen auslösten. Dies kann verhindert werden, wenn das Kind ermutigt wird, Fragen zu stellen, und wenn es dann Zuspruch durch die Eltern bekommt. In manchen Fällen wird sogar eine psychologische Beratung für Eltern und Kind erforderlich.

Eda LeShan beschreibt in dem Buch *Lernen, auf Wiedersehen zu sagen,* die Belastung eines Kindes. Sie erzählt die Geschichte eines Siebenjährigen, dessen Mutter eine Frühgeburt hatte; das Baby war kurz nach der Geburt gestorben. Es wurde verbrannt, und es gab keine Beerdigung. Der Junge wollte gern wissen, wo das Baby abgeblieben war, fragte aber nicht danach. Statt dessen stellte er sich vor, das Baby sei noch im Haus. Das Ergebnis war, daß er Angst hatte, Schränke oder Schubladen aufzumachen, weil er befürchtete, das tote Baby da vorzufinden. Als die Eltern endlich sein Verhalten zu deuten wußten, konnten sie mit Hilfe eines Psychologen seine Ängste abbauen. Eine reguläre Beerdigung hätte das Problem gar nicht erst entstehen lassen.

Manche Eltern meinen, es ist besser, ihre Kinder von Beerdigungen und anderen traurigen Anlässen fernzuhalten. Fachleute glauben, daß Kinder etwa ab dem siebenten Lebensjahr aufgefordert aber nicht gezwungen werden sollten, mit zu einer Beerdigung zu gehen, weil ihnen das hilft, die Realität des Todes zu erkennen und sie sich bei einem so wichtigen Ereignis der Familie zugehörig fühlen zu dürfen. Gut ist, sich vorher mit dem Kind über den Ablauf zu unterhalten, um ihm Unsicherheit und Angst zu nehmen.

Ein Gespräch über das tote Kind kann oft noch nach Jahren Eltern und Kindern helfen. Eine Mutter beschrieb die Reaktion ihres Sohnes auf sechs Fehlgeburten, die sie durchmachen mußte:

»Mein Sohn beklagt sich manchmal, daß er das einzige Kind sei. Ich sage ihm dann: ›Es könnten noch sechs andere Kinder da sein, und stell dir vor, was du dann manchmal auszustehen hättest.‹ Wir sitzen dann zusammen und überlegen uns, wie sie hätten heißen können. Er sagte zuweilen: ›Na, diesen Namen hättest du ihnen aber bestimmt nicht gegeben!‹ Wir sprechen offen miteinander, und ich versuche, alle seine Fragen zu beantworten.«

Manche Eltern sind entsetzt, wenn ihre Kinder Jahre später das unglückliche Geschehen zur Sprache bringen und darin eine willkommenes Gelegenheit sehen, ihren Ärger und ihre Unsicherheit auszudrücken. Eine Frau machte diese Erfahrung, als sie ihre acht Jahre alte Tochter ausschimpfte, deren Zwillingsschwester im Kindbett gestorben war: Das Kind meinte: »Du wünschst dir bloß, meine Schwester wäre jetzt hier, und ich wäre an ihrer Stelle gestorben!« Die Mutter brachte es fertig, ihre Kritik aufrechtzuerhalten, aber gleichzeitig ihrer Tochter zu bestätigen, daß sie sie sehr lieb habe.

Wenn Eltern einmal eine unglücklich verlaufene Geburt erlebt haben, neigen sie oft dazu, ihre anderen Kinder besonders zu verwöhnen. Und sie machen sich ungewöhnliche Sorgen um ihr Wohlergehen. Das führt dann oft zu übermäßiger Bemutterung.

Carol Szybist schreibt, was kurz nach dem tragischen Tod ihres Sohnes passierte:

»Ich wurde zur perfekten, überängstlichen, alles überwachenden und verzeihenden Mutter meiner kleinen Tochter. Ich war zu ängstlich, sie aus den Augen zu lassen, und fürchtete mich gleichzeitig davor, die Verantwortung für ihr Wohlergehen zu übernehmen. Ich war ihr ständiger Begleiter und Spielkamerad. Wenn ich andere brauchte, damit sie versorgt wurde, reagierte ich mit Eifersucht.«

9. Die Großeltern: Eine besondere Art Trauer

»Es war immer mein ganz besonderer Wunsch gewesen, ein Enkelkind zu haben, ein Kind meiner Tochter aufwachsen zu sehen. Als meine Tochter schwanger wurde, war ich stolz und glücklich. Wie würde man mich nennen – Omi, Großmama? Als dann mein Schwiegersohn anrief und sagte, das Baby sei bei der Geburt gestorben, war ich vollkommen verzweifelt. Wie konnte meiner kleinen Tochter so etwas Schreckliches zustoßen? Und meinem Enkelkind, das ich doch schon so liebte? Im Krankenhaus wollte ich meiner Tochter und meinem Schwiegersohn nicht begegnen, wohl wissend, daß ich ihnen ja doch nicht helfen konnte.«

Für die Großeltern bedeutet der Tod doppelten Kummer: In die Enttäuschung, auf das Enkelkind verzichten zu müssen, mischt sich der Schmerz, die eigenen Kinder leiden zu sehen.

Sie hatten gemeinsam mit ihren Kindern das Baby erwartet, hatten miterlebt, wie es im Bauch größer wurde, hatten die Geburt mitgeplant. Sicher hatten sie allen ihren Freunden von dem zu erwartenden Enkelkind erzählt, hatten sich vorgestellt, wie es aussehen würde und hatten sich auf Besuche und Geschenke gefreut. Auch wenn sie das Baby niemals zu sehen bekamen, so trauern sie doch um ein Wesen, das ihnen so nahe war.

Großeltern fühlen sich durch den Gedanken an das Leid der eigenen Kinder belastet. Sie wünschen sich, sie könnten ihnen den Kummer abnehmen, so wie sie es versuchten, als ihre Kinder noch klein und schutzbefohlen waren. Aber die kleinen Kinder sind jetzt selbst erwachsen, und die Großeltern können ihnen den Kummer nicht mehr abnehmen, sie leiden unter ihrer eigenen Hilflosigkeit.

Wenn es keine anderen Enkelkinder in der Familie gibt, ist es für die Großeltern besonders schwer, sich mit der Situation abzufinden. Sie haben sich auf den neuen Lebensabschnitt und auf ihre neue Aufgabe als Großeltern gefreut. Jetzt müssen sie eine neue Realität akzeptieren. Eine Frau beschrieb sich selbst als eine »Großmutter-die-es-nicht-sein-durfte«, und diese Bezeichnung trifft gut die Situation.

Der Psychiater Robert Jay Lifton beschreibt das Gefühl der »Schuld des Überlebenden«, das der empfindet, der eine Katastrophe überlebt, bei welcher viele Menschen um ihn herum umkommen. Sie können nicht verstehen, warum andere getroffen wurden und sie immer noch leben. Sie empfinden tiefe Schuldgefühle, das Schicksal von Freunden und Verwandten überlebt zu haben. Eltern und Großeltern im besonderen haben oft bei einem Kindstod das gleiche Gefühl. Es erscheint so unsinnig, ein kleines Kind überleben zu müssen. Die Welt ist für sie nicht mehr in Ordnung, sie ist aus den Fugen. So berichtete ein Großvater:

»Ich werde niemals vergessen, wie ich mein Enkelkind begraben mußte. Ich hatte das Gefühl, ich hätte in dem Grab liegen sollen, nicht es. Eltern und Kinder müssen ihre Großeltern begraben, nicht aber anders herum.«

Etliche Großeltern, besonders die Großmütter, glauben, bei der Erziehung des Babys ein gewichtiges Wort mitsprechen zu müssen. Vielleicht sind ihre Töchter noch sehr jung oder unverheiratet oder leben noch zu Haus, wollen heiraten oder bald wieder ihre Arbeit aufnehmen, und die Großmutter hatte vorgehabt, sich um das Baby zu kümmern. Für manche Großmutter mag diese Aufgabe unerwünscht gewesen sein, und in ihren Kummer mischt sich nun Erleichterung. Aber diejenigen, die sich nach dem Baby in ihrem Haus gesehnt hatten, bedeutet sein Tod einen besonders großen Verlust.

Wie groß auch immer der Kummer der Großeltern sein mag, die meisten Eltern sind froh, daß sie von ihnen während der ersten schweren Tage und Wochen hilfreich unterstützt werden. Sie spenden Trost, aktive Hilfe, Ablenkung und – was besonders wichtig ist – Liebe. So erinnert sich eine Frau:

»Meine Eltern waren einfach großartig. Sie kümmerten sich um alles, um das Kochen, das Putzen, die Beantwortung der Telefonanrufe und um die Besucher. Es war genau das, was ich während der ersten Tage brauchte, total umhegt zu sein und mich um nichts kümmern zu müssen. Und da gab es noch einiges mehr. Meine Mutter badete mich, ganz so, als sei ich noch ein kleines Mädchen. Und mein Vater war bei mir, als ich wieder herumzulaufen begann. Jeden Tag machte er mit mir einen wunderschönen Spaziergang in den Park. Ich hing an seinem Arm und genoß es.«

Für Großeltern, die weit von ihren Kindern entfernt leben, ist es besonders traurig. Sie würden ihren Kindern gern helfen, haben aber eventuell nicht das Geld oder die Zeit hinzufahren. Sie werden versuchen, mit einem Telefongespräch oder Briefen Trost zu spenden. Sie würden natürlich gern mehr tun. Und diejenigen, die zu Besuch kommen können, nehmen Rücksicht auf die Privatsphäre ihrer Kinder und bleiben nicht lange, wenn sie nicht gebraucht werden.

Großeltern reagieren auf verschiedene Weise auf das traurige Ereignis. Entweder sie sind sehr wütend – auf den Arzt, auf den Schwiegersohn, auf die Schwiegertochter oder aber auch auf das Baby.

Bleibt das Baby eine Weile am Leben, so können in manchen Kliniken die Großeltern Besuche machen und sich sogar um das Baby kümmern. Auf diese Weise nehmen sie Anteil an der Liebe der Eltern zu diesem hilflosen Patienten.

Viele Großeltern entwickeln wie die Eltern Schuldgefühle. Wenn ein Erbschaden die Ursache für Fehlgeburt, Mißgeburt, Frühgeburt oder Totgeburt war, fühlen sich oft auch die Großeltern verantwortlich. »Was ist, wenn es meine Erbanlagen waren, die auf das Kind übergingen und dazu führten? Jetzt fürchte ich, die Kinder machen mir zum Vorwurf, was passiert ist!« klagte eine Großmutter. Aber genetische Vorgänge sind eine komplizierte Angelegenheit, und die meisten Mißbildungen scheinen nicht vererbbar zu sein.

Wenn Großeltern durch Tests und Kenntnis der Familiengeschichte ganz sicher sind, daß sie ein genetisches Problem weitervererbt haben, muß ihnen ganz klar gemacht werden, daß sie auch dann nicht »schuldig« sind. Sie sollten das im Gespräch mit ihren Kindern klären. Ein kenntnisreicher Fachmann für Vererbungslehre ist immer imstande, derartige Ängste zu zerstreuen.

Oft gab es bereits in der Generation der Großeltern Vorkommnisse wie Kinderlosigkeit und Fehlgeburten. Die Großmutter redet sich häufig ein, daß sie ihrer Tochter die Veranlagung dafür vererbt hat.

Der unglückliche Ausgang einer Schwangerschaft und einer Geburt sind immer noch geheimnisumwittert, und jeder Betroffene sucht nach Gründen, um einen Sinn darin zu finden. Diese Suche nach Erklärungen führt oft zu unnötigen Schuldgefühlen und Selbstvorwürfen.

Ein Großvater fand erst dann seinen Seelenfrieden, als er sich mit seiner Tochter über seine Sorgen ausgesprochen hatte. Er war der Meinung gewesen, daß sie eigentlich gar nicht hatte schwanger werden wollen und es nur auf seinen stetigen Druck hin geworden war. Als es dann zu einer Fehlgeburt kam, fühlte er sich verantwortlich:

»Ich wurde immer älter und wünschte mir vor meinem Tod unbedingt ein Enkelkind. Meine Tochter hatte das gespürt, und ich befürchtete, daß sie meinetwegen früher schwanger wurde, als sie eigentlich vorgehabt hatte. Nachdem ich ihr von meinen Ängsten berichtet hatte, gestand sie mir, auch sie und ihr Mann hätten sich verzweifelt ein Kind gewünscht. Das war eine große Erleichterung für mich.«

Manche Großeltern äußern ihren Kummer sehr offen. So beschreibt Smialek in ihrer Arbeit über die Reaktionen auf ein totes Kind, daß »in vielen Fällen die Großmütter mehr Kummer und Schmerz zeigen können als die Mütter. Manchmal wird offenbar, daß dabei die Großmutter um jemanden aus ihrer Vergangenheit trauert.« Sie beschreibt eine Großmutter, die selbst einmal ein Kind verloren hatte und sich nun angesichts des Todes ihres Enkelkindes schmerzhaft an ihr eigenes Erlebnis erinnert. Ein ähnliches Beispiel zeigt der Bericht einer anderen Großmutter:

»Ich glaube, ich habe mehr gelitten, als das Baby meiner Tochter starb, als damals beim Tod meines eigenen Kindes. Ich wußte, wie schmerzhaft eine solche Erfahrung sein kann und war entsetzlich betroffen, daß meine eigene Tochter das auch durchmachen mußte.«

Großeltern sollten ihre Empfindungen gemeinsam mit ihren Kindern durchsprechen. Das ist eine Voraussetzung für den Erholungsprozeß der ganzen Familie. In vielen Fällen mißverstehen die Eltern diese Reaktionen der Großeltern. So empfand eine Mutter, nachdem ihr Baby gestorben war:

»Meine Schwiegereltern kamen für zwei Tage. Sie waren sehr hilfreich beim Kochen und anderen notwendigen Arbeiten, aber ich kann mich nicht erinnern, sie weinen oder über das Baby sprechen gesehen zu haben. Hinterher habe ich mich gefragt, ob sie überhaupt irgendwelchen Kummer gespürt haben.«

Großeltern mögen ihren Kummer verbergen, weil sie ihren Kindern den Eindruck geben wollen, jemand wäre da, der imstande ist, sich zu beherrschen und sich um den Haushalt kümmere, ohne selbst Ansprüche zu haben. Aber wenn sie ihren Kummer offen zeigen, so gibt das den betroffenen Eltern das Gefühl für Verständnis und Teilnahme.

So schreibt ein Großvater eines totgeborenen Kindes in einem Brief an das »British Medical Journal«:

»Es ist erwähnenswert, daß auch Großeltern große Trauer empfinden können. Meine Frau und ich spürten einen schmerzhaften Verlust. Es kann zu Vorurteilen in der Familie führen, wenn Leid und Trauer unterdrückt werden. Aber wenn alle daran Anteil haben, und darüber sprechen, so kann beiden Teilen, Eltern wie auch Großeltern, neue Kraft erwachsen . . ., und es können sich die Beziehungen in der Familie nur noch vertiefen.«

10.
Freunde und Verwandte: Hilfe für die Betroffenen

In einem Baoulé-Dorf in Westafrika stirbt ein Mensch. Freunde und Verwandte kommen aus den umliegenden Dörfern zusammen und begrüßen die trauernde Familie mit dem Wort »Nyako«. Das Wort wird viele Male wiederholt, und die Betroffenen antworten »Nyako«. Die Männer bilden einen Kreis. Einer nach dem anderen steht auf, um tröstende Worte zu sprechen. Sie beginnen und sie enden mit dem Wort »Nyako«. Die Trauernden antworten wieder mit »Nyako«.

Im Gegensatz zu den Baoulé und vielen anderen Kulturen haben Amerikaner und auch Europäer kein spezielles Wort, um ihr Mitgefühl nach einem Todesfall auszudrücken. Es gibt zwar ganz bestimmte Rituale – eine Beerdigungszeremonie, eine Totenwache – aber Zeremonien sind kein Ersatz für ein gutes Wort. Wir haben keinen bestimmten Ausdruck, um unsere Gefühle der Zusammengehörigkeit und des Mitleidens angesichts des Todes auszudrücken. Und dabei sind es doch die Freunde und Bekannten, die die Einsamkeit und die Trauer der Hinterbliebenen erleichtern könnten.

Dr. Glenn Vernon, Autor des Buches *Soziologie des Todes,* fragte 1500 Studenten, was sie einem Menschen sagen würden, der einen lieben Angehörigen verlor. Nur 25 Prozent sagten, sie würden den Tod erwähnen. 40 Prozent meinten, sie zögen es vor, wenn die Betroffenen zuerst auf den Tod zu sprechen kämen. Und weitere 25 Prozent wünschten, daß keiner von Tod spräche.

Diese Studie zeigt ganz eindeutig die Gefühle, die in einer solchen Situation entstehen. Aber wenn eine Schwangerschaft scheitert und in einer Tragödie endet, wissen Freunde und Verwandte noch weniger, wie sie reagieren sollen. Daher sagen sie oft das Falsche oder schweigen. Die Situation verwirrt sie. Handelt es sich um einen Trauerfall oder nicht? Soll man die Eltern so behandeln, als hätten sie einen geliebten Menschen verloren? Kaum einer denkt daran, daß diese jungen Eltern in den meisten Fällen die schlimmste Tragödie in ihrem bisherigen Leben erfahren mußten.

Bei anderen Trauerfällen helfen die Betroffenen oft ihren Freunden, die nicht wissen, worüber sie reden sollen. Aber oft wissen nicht einmal die jungen Eltern in einem solchen Fall, wie sie reagieren sollen. Kann man wirklich um jemanden trauern, der nur in der Vorstellung gelebt hat, dessen einzige Lebensäußerungen aber nur Bewegungen im Mutterleib waren? So sind sie voller Widersprüche und Zweifel. Und wenn es die erste Schwangerschaft war, fällt die Frage: Sind wir nun Eltern oder nicht?

Eltern, die um ihr ungeborenes Kind trauern, hören immer wieder von ihren Bekannten, daß der Verlust nicht so schwerwiegend sei. Traurig ja – aber keine richtige Tragödie. »Ihr habt ja noch andere Kinder«, sagen die Leute. Oder: »Ihr könnt ja immer noch ein weiteres Kind haben.« Solche Antworten können gefährlich sein. Eltern könnten ihre eigene Gefühle in Frage stellen. So sagte eine Mutter, als ihr Kind tot geboren war:

»Manchmal war ich richtig stolz, daß ich so stark wirkte und darüber sprechen konnte, ohne zusammenzubrechen. Ich wollte nicht, daß die Leute mich bedauerten. Dann aber fürchtete ich mich, daß mich die Leute für hartherzig halten könnten. Und wenn ich weinte, hatte ich Angst, für übersensibel gehalten zu werden.«

Es ist nicht leicht für die Betroffenen herauszufinden, welche Gefühle sie selber haben, geschweige denn, welche Gefühle von ihnen erwartet werden. Sie wissen nur, daß ihre Tragödie Wirklichkeit ist, sie spüren nur ihren Schmerz.

Manchmal ist es schwer, über diese Schmerzen zu sprechen, die geeigneten Worte zu finden, um die Tragödie zu beschreiben. Für die Eltern eines totgeborenen Kindes ist es zum Beispiel sehr schwierig, über den »Tag, an dem unser Baby starb«, zu sprechen, wenn es gleichzeitig der Tag ist, an dem das Baby geboren wurde. So wird die Ursache für soviel Groll in den Satz gelegt: »Der Tag, an dem es passierte.«

Das Baby bekommt sehr oft den Artikel »es«. Sogar wenn Eltern ihrem toten Kind einen Namen gegeben haben, benutzen sie diesen Namen nur selten im Gespräch. War das Kind tatsächlich eine Persönlichkeit oder nur ein »Es«? Wenn es gar keinen Namen gibt, wenn das Geschlecht des Kindes sogar unbekannt war, sehr wahrscheinlich bei frühen Abgängen und manchmal auch bei Unterbrechnung der Schwangerschaft wegen Mißbildung, dann ist es noch schwieriger für die Eltern, den Verlust ihres Babys in Worten auszudrücken.

Im Rückblick das Kind mit einem Namen zu versehen und diesen Namen im Gespräch zu erwähnen, hilft den betroffenen Eltern, sich mit der Realität abzufinden. Manche Eltern sind überrascht, wie sehr das hilft:

»Ein Freund fragte uns, ob wir dem totgeborenen Baby einen Namen gegeben hätten. Nachdem wir einen Namen genannt hatten, fingen wir beide an, das Baby auch bei uns beim Namen zu nennen. Es war ein gutes Gefühl, das zu tun.

Als wir vor der Geburt den Namen Jonathan für unseren Sohn aussuchten, nahm ich mir vor, niemals eine Kurzform dieses Namens zu benutzen. Im Krankenhaus gaben ihm die Leute jedoch sofort einen Spitznamen. Sie sprachen immer nur über Jonny oder fragten mich, wie es Jon ginge. Es tat richtig gut, diesen Namen zu hören. Es klang nach einer richtigen, lebendigen Person, obwohl er so viele Probleme hatte und im Sterben lag.«

Schwierigkeiten, mit anderen über das Unglück zu reden, entstehen meist unmittelbar nach der Tragödie. Wie soll man es den anderen überhaupt sagen? Jeder wartet auf eine erfreuliche Nachricht. Die sorgfältig vorbereiteten Geburtsanzeigen werden nutzlos. An ihrer Stelle gibt es nur Peinlichkeiten, Beschämungen, Trauer und Wut:

»Ich wußte, daß meine Eltern sehnsüchtig auf die Nachricht von der Geburt ihres ersten Enkelkindes warteten. Ich brauchte den ganzen Tag, um den Mut zu finden, sie anzurufen und ihnen zu sagen, daß ein Enkelkind geboren war, aber keine Überlebenschancen hatte.

Es riefen Leute an und fragten: ›Habt ihr euer Baby jetzt bekommen?‹ Ich zögerte, wußte nicht, was ich antworten sollte. Gewöhnlich sagte ich: ›Ja und nein.‹ ›Ja‹, weil wir ein Baby bekommen hatten, ›nein‹, weil wir kein Baby hatten. Eine Freundin, die in einer anderen Stadt lebte, rief einen Monat später an. Ihre ersten Worte waren: ›Was für ein Baby habt ihr denn bekommen?‹ Die Frage machte mich wahnsinnig, obwohl sie gar nicht wissen konnte, was passiert war. Alles, was ich herausbrachte, war: ›Ein totes Baby!‹«

Besonders schwierig kann die Situation werden, wenn gute Freunde der betroffenen Eltern selbst ein Baby erwarten oder schon kleine Kinder haben. Eltern reagieren dann sehr unterschiedlich. Manche isolieren sich völlig. Andere finden es sehr schwer, die Freundschaft aufrecht zu erhalten:

»Meine beste Freundin zögerte, mich zu besuchen, weil sie ihr Baby mitbringen würde. Ich wünschte aber ihren Besuch und wollte, daß sie sich wohlfühlte. Ich benahm mich dann, als sei überhaupt nichts geschehen. Ich machte Fotos von ihrem Kind. Nach einiger Zeit fing sie an, sich zu entspannen und begann über ihr Kind zu sprechen. Es war natürlich sehr schmerzhaft für mich. Ich hatte das Gefühl, sie habe vergessen, was mir passiert sei, aber ich wußte nicht, wie ich es ihr sagen sollte. Erst als ich mein nächstes Kind auf die Welt gebracht hatte, konnte ich mit ihr darüber reden. Es wäre besser gewesen, wenn wir eher ein Gespräch gehabt hätten.«

Die trauernden Eltern sehnen sich nach nichts mehr als nach Zuwendung und Unterstützung durch andere. Leider haben sie viel zu oft das Gefühl, sie müßten sich absondern und ihre Gefühle verstecken.

Besonders die Gefühle des Vaters werden sehr oft mißverstanden. Manche Leute denken, die Tragödie beträfe ausschließlich die Mutter. Freunde und Familien vergessen oft, daß der Mann nicht nur der Partner einer trauernden Mutter, sondern selbst ein trauernder Elternteil ist. Ein Vater gibt seiner Enttäuschung Ausdruck, daß er ausgeschlossen wurde:

»Während der ganzen Zeit der Schwangerschaft, der Wehen und der Entbindung spielt der Ehemann eine Nebenrolle. So war es nicht überraschend für mich, daß ich kaum beachtet wurde, als es schiefging. Die Leute fragten mich: ›Wie geht es deiner Frau?‹ Sie fragten niemals, wie es mir ging.«

Der Vater kann das Gefühl haben, er muß Haltung bewahren und sich darauf konzentrieren, seine Frau aufzumuntern. Er kann es schwierig finden, seine Gefühle anderen gegenüber zu äußern, auch andere mögen es schwierig finden, ihn zu fragen, wie er sich fühlt.

Beide, Mutter und Vater, müssen spüren, daß die anderen Verständnis für ihre Not haben und Mitgefühl mit ihrem Verlust empfinden. Sie müssen in der Lage sein, über ihre Empfindungen zu sprechen, ihrem Schmerz Ausdruck zu geben, auch ihren Schuldgefühlen und dem Gedanken, versagt zu haben. Sie brauchen die Zusicherung, daß ihre Empfindungen gerechtfertigt sind, daß die Trauer, die sie befallen hat, ganz normal ist. Sie brauchen auch das wiederholte Gespräch, um immer wieder zu spüren, daß sie jemanden haben, der sich jedes einzelne Detail immer und immer wieder anhört.

Es gibt auch Zeiten, in denen sie über andere Dinge sprechen müssen, um das Gefühl zu haben – wenn auch nur für kurze Zeit –, daß das Leben normal weitergeht. Und es gibt Momente, in denen sie auf die kleinste Geste warten, einen Anruf, einen Brief, eine Einladung zum Abendessen, ein Spiel, um sie abzulenken, das Angebot, beim Putzen oder der Versorgung der anderen Kinder zu helfen.

Manche Eltern erinnern sich an einen besonderen Vorfall, der sie sehr berührt hat.:

»Als Joan kam, um mich zu besuchen, erwähnte ich, daß der Doktor sich Sorgen machte, weil ich keinen Stuhlgang hatte. Kurz nachdem sie gegangen war, klingelte es an der Tür und sie kam mit einem großen Glas getrockneter Pflaumen. Damals habe ich zum erstenmal gelacht. Es war so eine durchdachte Idee.«

Besonders schwierig wird es, wenn Entscheidungen getroffen werden müssen, die die Eltern für den Rest ihres Lebens belasten könnten, und die dazu noch sehr schnell getroffen werden müssen. Ein Mann erinnert sich an den Zwiespalt, den er fühlte, als seine Schwester ihn um Rat fragte, ob sie eine Abtreibung machen lassen sollte, nachdem sie erfahren hatte, daß ihr Baby niemals normal sein würde:

»Das war eine zu schwierige Entscheidung für mich. Ich hatte in der Situation nichts zu verlieren, da ich Außenstehender war. Es war ganz eindeutig, daß sie mir das niemals verziehen hätte, wenn sie aufgrund meines Rates auf eine Schwangerschaftsunterbrechung verzichtet hätte, und es hätte sich hinterher herausgestellt, daß das Baby eine unerträgliche Last für ihr ganzes Leben geworden wäre. Ich habe nichts gesagt, weil ich sie nicht verletzen wollte.«

Während einer solchen kritischen, entscheidungsträchtigen Zeit wissen die Eltern oft nicht, wo sie sich Rat holen können. Dann sind sie natürlich für jeden Hinweis dankbar, der ihnen hilft, die richtige Entscheidung zu treffen.

Die Bemühungen anderer, sie zu trösten, können gelegentlich auch eine negative Auswirkung haben. Völlig falsch wäre der Versuch, den Schmerz als nicht so schlimm zu bezeichnen:

»Eine Freundin besuchte mich in der Klinik. Sie sagte: ›Ja, ich fühle mit dir, aber schließlich scheint es das Beste zu sein, daß dein Baby nicht erst krank aufwächst und dann stirbt. Es ist besser, daß es hier und jetzt passiert und nicht später.‹ Das war sehr herzlos von ihr gesagt, und es ärgerte mich mehr als alles, was die anderen geäußert hatten.«

Der Versuch, bei einem solchen Geschehen etwas Positives zu finden, wird selten akzeptiert. Die Frau, der erzählt wird, sie würde eine bessere Mutter werden, weil sie eine solche Erfahrung gemacht hätte, kann sich nur fragen, wie so etwas möglich sein soll. Viel wahrscheinlicher ist es doch, daß sie eine ängstlichere Mutter wird.

Die Kommentare der Leute, die alles vergessen zu haben scheinen, verletzen oft am meisten. Wenn die Zeit vergeht, mögen andere Menschen sich nicht mehr daran erinnern, was passiert ist, und gedankenlose Bemerkungen nehmen zu:

»Ungefähr sechs Monate, nachdem unser Baby gestorben war, sprach ich mit meiner Kusine über die Gefühle einer Freundin gegenüber ihrem neuen Baby. Sie sagte: ›Wenn du dein erstes Kind bekommst, wirst du es verstehen.‹ Ich dachte bei mir: ›Was denkst du eigentlich, was ich gehabt habe?‹ Sie fing sich und versuchte, ihren Irrtum zu verbessern, aber es war ganz klar, daß sie vergessen hatte, was passiert war.«

Sogar unmittelbar nach der Tragödie gibt es Leute, die so reagieren, als sei nichts passiert. Sie sprechen überhaupt nicht darüber. Studien über Eltern, die ein Neugeborenes verloren haben, bestätigen, daß diese »Verschwörung zu schweigen« typisch ist, und daß sie die meisten Eltern verärgert. So wird der Kummer der Eltern ständig verstärkt durch die

Gefühle des Verletztseins und den Groll über Menschen, die ihnen nahestehen:

»Manche Freunde riefen niemals an oder verschwiegen das Unglück, das uns getroffen hatte. Andere besuchten uns zwar, aber verhielten sich so, als sei nichts geschehen. Als ich an meinen Arbeitsplatz zurückkehrte, sprachen viele überhaupt nicht über mein Baby und taten, als sei nichts passiert, obwohl ich doch fast mit allen über meine Schwangerschaft gesprochen hatte. Ich merkte, daß sich die Leute unwohl fühlten, wenn ich darüber sprach. Meine Enttäuschung und meine Verärgerung anderen gegenüber waren zu dieser Zeit manchmal größer als mein Kummer. Ich merkte, daß ich meine Freundschaften neu danach bewertete, wie sie sich damals verhielten.«

Solche schlechten Erfahrungen zerstören oft die Beziehung zu Freunden und anderen Familien. So wird der Kummer über den Verlust noch verschlimmert durch die Vereinsamung. Der Schmerz der Betroffenen ist schwer genug, auch ohne den Ärger und die so belasteten Beziehungen. Manchmal sind Familienmitglieder oder Freunde, die überhaupt nicht reagieren, der Überzeugung, sie würden durch dieses Nichtstun helfen. Vielleicht hat es ihnen jemand eingeredet oder sie haben es jemandem eingeredet, daß der Kontakt mit den betroffenen Eltern diese nur noch mehr belasten würde. Und dann wundern sich die Eltern, warum sich niemand um sie zu kümmern scheint. Andere Familienmitglieder oder Freunde haben Angst, daß jede Erwähnung der Tragödie den Schmerz neu belebt und meinen, daß das Gespräch über andere Dinge eine hilfreiche Ablenkung sei. Eine Frau erinnert sich:

»Als ich eine Fehlgeburt hatte, erzählte ich einer guten Freundin davon, aber sie wechselte sofort das Gesprächsthema. Ich war verletzt und enttäuscht, bis mir ihr Mann erzählte, daß sie sich zwar sehr über die Geschichte aufgeregt habe, aber dachte, daß ich nicht darüber sprechen wollte.«

Tatsächlich können auch die Eltern ihre Zweifel haben, ob man über eine solche traurige Sache überhaupt reden soll. So erwecken sie oft unausgesprochen den Eindruck, daß sie das Thema gar nicht aufkommen lassen wollen. Sie rechnen mit Abwehr und lenken freiwillig das Gespräch in andere Richtungen; dann, hinterher, wundern sie sich, warum die Freunde nicht über ihren Kummer gesprochen haben. Die eigenen Wünsche und Bedürfnisse zu verstehen und dann den anderen mitzuteilen, kann dazu beitragen, den Erholungsprozeß der Betroffenen abzukürzen. Die hinterbliebenen Eltern sind erleichtert, wenn sie merken, was ihre Freunde eigentlich wollten, nachdem sie enttäuscht worden waren. Sie fangen an zu erkennen, wie schwierig es für andere Menschen ist, den Kummer zu sehen und darüber zu reden und daß Schweigen nicht notwendigerweise auf einen Mangel an Mitgefühl und Betroffenheit hinweist. So kann es im Gespräch auch hilfreich sein, die Eltern zu erinnern, daß sie sich vielleicht selbst unsicher fühlten, als sie einen Trauerfall bei anderen Menschen erlebten.

Freunde und Verwandte, die zuhören und mit Verständnis reagieren, die mittrauern und ablenken, können auf die Dankbarkeit der Eltern rechnen. Bestehende Beziehungen können vertieft werden, wenn die Hilfsbereitschaft und die Zuneigung anderer spürbar wird. Es können sich neue Freundschaften mit Menschen entwickeln, denen man vorher nicht nahestand, die aber im richtigen Moment ein gutes Wort oder eine tröstliche Geste fanden. Besonders jene Menschen, denen klar ist, daß der Bedarf an Hilfe und Unterstützung lange Zeit bestehen bleibt, tragen ganz besonders dazu bei, am Leben nicht zu verzweifeln.

IV.
Gesellschaftliche Aspekte

11. Die medizinische Betreuung. Die Bedürfnisse und Erfahrungen der Familie

Tod und Säuglingsheilkunde scheinen nicht zusammenzupassen. Aufgabe der Ärzte ist es, neues Leben zu schaffen. Schwestern möchten in Mütterkliniken arbeiten, damit sie sich mit den Eltern über neugeborene Babys und über den Kontakt mit jungem Leben freuen können. Niemand ist darauf gefaßt, in dieser Umgebung dem Tod zu begegnen.

Es ist leichter, den Tod zu ignorieren, als sich mit ihm auseinanderzusetzen. Es ist einfacher, so zu tun, als sei nichts passiert, und die Eltern möglichst schnell nach Hause zu schicken mit wenigen oder gar keinen Erklärungen, ohne Unterstützung oder Ermutigung. Doktor S. Bourne aus London bestätigt das. Nachdem er mit Ärzten gesprochen hatte, die bei 100 Totgeburten und bei 100 Normalgeburten dabeigewesen waren, stellte er fest:

»Der Arzt, dessen Patientin ein totgeborenes Kind hatte, möchte sich auch nicht daran erinnern. Das bedeutet, Ärzte stehen unter psychischer Belastung, und Patienten sind in Gefahr, vernachlässigt zu werden.«

Dieses Verhalten findet sich nicht nur bei Ärzten, sondern auch beim Krankenhauspersonal.

Das Personal der Klinik ist als erstes betroffen, wenn ein Todesfall eintritt. Von seinen Reaktionen und Fähigkeiten hängt es daher ab, ob eine erträgliche Situation entsteht oder eine, die durch mangelndes Einfühlungsvermögen verschlimmert wird.

In viel zu vielen Krankenhäusern ist das Personal zu wenig geschult, den Eltern zu helfen. Es schränkt den Kontakt zwischen Familie und Baby ein, verfügt sofort über das Baby, das gestorben ist, bringt eine Mutter, die gerade ihr Baby verloren hat, gedankenlos in einem Raum unter, in dem eine andere Mutter mit einem gesunden Baby liegt, und hat im allgemeinen wenig Verständnis für die Gefühle des Elternpaares. In diesen Krankenhäusern hat man offenbar noch nicht darüber nachgedacht, wie auf ein solches Unglück bei der Geburt zu reagieren ist.

Die Mitverantwortung des medizinischen Personals beginnt jedoch schon früh in der Schwangerschaft und endet mit den abschließenden

Untersuchungen. Eltern, die ein Kind erwarten, wollen oft nichts davon wissen, daß etwas schiefgehen könnte. »Mir passiert doch nichts«, sagen sie sich selber und unterdrücken dabei jeden Gedanken daran, daß nicht alle Schwangerschaften erfolgreich verlaufen. Viele glauben, der Arzt wisse es am besten, und Eltern ziehen es vor, keine Fragen zu stellen; wenn sie sich nur gänzlich dem Arzt anvertrauen, kann nichts passieren. Manche Ärzte unterstützen diese Haltung und lächeln über Patienten, die Fragen stellen, auch wenn sie ihren eigenen Sorgen entsprechen. Aber sogar wenn der Arzt auf alle ängstlichen Fragen reagiert und die Möglichkeit von Problemen darstellt, hören manche Eltern nicht zu oder lehnen es ab, beunruhigt zu werden.

Wenn diese Eltern dann mit einer Komplikation konfrontiert werden, sind sie total geschockt und vollkommen unvorbereitet. Obwohl keine noch so intensive Aufklärung ein Elternpaar voll auf eine kommende Tragödie vorbereiten kann, und obwohl zu viele Warnungen eine unnötige Ängstlichkeit nach sich ziehen können, wünschen sich doch viele Eltern hinterher, daß sie wenigstens einige Vorstellungen davon gehabt hätten, was zu erwarten war und welche Fragen sie hätten stellen sollen. Hausarzt und Geburtshelfer sollten den Eltern eines bieten – die Versicherung, daß aller Wahrscheinlichkeit nach ihr Baby gesund sein wird, und sollten sie gleichzeitig wissen lassen, daß sie sich Ratschläge einholen können, wenn das Baby stirbt oder schwer krank auf die Welt kommt.

Manche Ärzte halten es für wichtig, Erstgebärende zumindest über die Möglichkeit einer Fehlgeburt aufzuklären, nachdem es so oft dazu kommt, und ihnen Ratschläge zu geben, was sie tun müssen, wenn sie Probleme haben. Auf diese Weise werden Frauen, die zu bluten anfangen, nicht völlig überrascht.

Während der Schwangerschaftsvorsorgeuntersuchungen diskutieren die Ärzte mit den Frauen, bei denen es angezeigt erscheint, auch die Möglichkeit einer Fruchtwasserpunktion. Wenn dabei eine schwere Mißbildung festgestellt wird, kann der Arzt entscheidende Hilfe bei der Frage geben, ob die Schwangerschaft unterbrochen werden sollte und den Eltern erklären, wie eine solche Unterbrechung vor sich geht.
Wenn sich Ärzte und Schwestern scheuen, mit einer aufgewühlten Mutter zu sprechen, so kann sie sich ausgestoßen und verlassen fühlen. So erzählt eine Mutter, die einen totgeborenen Jungen zur Welt brachte, voller Verbitterung:

»Ich hatte das Gefühl, mein Arzt hätte mich verlassen. Er rief niemals an und sah auch nie nach mir, wie es mir ging. Ich rief in seinem Sekretariat an, und es dauerte Tage, bevor er auch nur meinen Anruf erwiderte. War ich ihm total gleichgültig?«

In einer Untersuchung über Eltern, deren Kinder tot auf die Welt kamen, äußerten 60% Unzufriedenheit mit ihren Ärzten, warfen ihnen mangelndes Interesse und fehlendes Mitgefühl vor. Das muß nicht unbedingt bedeuten, daß Ärzte nicht mitfühlen, aber viele zeigen diese Gefühle nicht. Manche Ärzte quälen sich mit Überlegungen herum, wie das Unglück möglicherweise hätte verhindert werden können. Der Tod bereitet ihnen Unbehagen. Die Notwendigkeit, der Familie gegenüberzutreten, gibt ihnen das Gefühl, versagt zu haben. So kann das Gefühl der Unzulänglichkeit einerseits und gleichzeitig das Unbehagen vor den Empfindungen der Eltern andererseits einen Arzt in die Versuchung bringen, einer solchen Begegnung ganz aus dem Weg zu gehen. So schreibt Dr. Abraham Bergmann: »Unsere Aufgabe ist es zu heilen, nicht Mitleid zu haben, schließlich ist der Tod ein Zeichen des Versagens. Wir wenden uns schnell den Aufgaben zu, bei denen unsere Arbeit Erfolg zeigt.«

In vielen Fällen kennen die Eltern keinen der behandelnden Ärzte und wissen deshalb auch nicht, wen sie um Hilfe bitten können. So sehen viele Kassenpatientinnen, die auf städtische Krankenhäuser und öffentliche Kliniken angewiesen sind, bei jeder Visite einen anderen Arzt oder einen Assistenten oder einen Medizinstudenten. Viele Frauen vertrauen auf einen Arzt, der gerade nicht im Dienst ist, wenn sie ihr Kind bekommen. Das kann manchmal sehr hart sein, wie eine Frau es empfand, als ihr Baby einige Stunden nach der Geburt starb:

»Meine Wehen fingen an einem Wochenende an und mein Doktor war verreist. Ein Kollege von ihm wurde herbeigerufen und war während der kritischen Situation dabei. Aber ich hatte ihn nur einmal gesehen und hatte keinerlei Vertrauen zu ihm. Das machte alles noch schwerer. Wir hätten jemanden gebraucht, der uns kannte und mit dem wir hätten reden können.«

In manchen Kliniken spielt die Hebamme eine immer wichtigere Rolle bei der Betreuung der Schwangeren. Vor allem in größeren Kliniken fühlt sich eine Mutter meist viel sicherer, wenn sie weiß, daß während der ganzen Zeit der Entbindung jemand da ist, dem sie vertrauen kann und den sie kennt. Manche Eltern ziehen die Hebamme dem Arzt vor. Sie haben das Gefühl, diese Frau sei nicht so in Eile, sei sympathischer und gehe mehr auf ihre Fragen ein.

Am dringendsten wünschen Eltern vom medizinischen Personal Aufklärung. Ein Vater, dessen Sohn kurz nach der Geburt starb, klagt darüber, wie schwierig es war, Erklärungen zu erhalten:

»Ich wollte unbedingt mit einem Arzt sprechen, wollte herausfinden, was passiert war. Aber ich bekam niemals eine richtige Antwort. Ich erwartete gar keine medizinischen Details, aber zumindest einige Erklä-

rungen, damit wir einen Sinn darin finden konnten und wußten, wie es weiterging. Hatten wir irgend etwas getan, das diese Folgen auslöste? Würden wir noch einmal ein Kind bekommen können? Aber je mehr wir fragten, desto verschlossener erschien der Arzt, als wenn wir ihn selbst beschuldigten, etwas falsch gemacht zu haben. Alles, was wir wollten, war Aufklärung, nicht Anschuldigung.«

Da nach einem Todesfall immer häufiger Ärzte wegen Behandlungsfehlern beschuldigt werden, kann ein Arzt ständige Fragen als einen Angriff auslegen. Manchmal trifft dies auch zu. Aber der Arzt, der allen Fragen aus dem Weg geht, verstärkt nur noch das Mißtrauen und den Verdacht. Der Arzt, der die Verärgerung als normale Reaktion anerkennt, der direkte, ehrliche und unmittelbare Stellungnahmen darüber abgibt, was passierte, »ohne Wortspiele«, wie ein Vater bemerkte, ohne zu versuchen, die Eltern vor der harten Realität zu verschonen, wird am meisten geschätzt.

Erklärungen zu geben, ist keine einfache Aufgabe. Manchmal verstehen viele Menschen, die unter einem Schock stehen, technische Auskünfte nicht. Sie nehmen vielleicht nur einen Teil der Erklärungen auf oder mißverstehen sie. So können bestimmte Aussagen auch durchaus verschieden ausgelegt werden. Eine Mutter, die ein Kind mit schwersten Mißbildungen bekam, die medizinische Maßnahmen erforderten, erwähnt dieses Problem:

»Es ist interessant, daß mein Mann und ich während des ganzen Vorganges alles, was der Arzt sagte, verschieden auslegten. Mein Mann hielt sich nur an alle negativen Tatsachen und traf seine Entscheidung, das Baby nicht weiter zu behandeln, sehr schnell, während ich mich fast nur an die positiven Tatsachen hielt und nicht so schnell aufgeben wollte.«

Um diesen Schwierigkeiten zu begegnen, muß der Arzt normalerweise mehrmals erklären, was passierte, und auch später für alle auftretenden Probleme erreichbar sein. Er kann nicht oft genug nachfragen, ob sie alles verstanden hätten. Eltern können das ganze Problem zunächst nur von einer Seite sehen; später ziehen sie auch andere Aspekte in Betracht. Der Arzt kann alle ihre Fragen nicht in einer einzigen Besprechung kurz nach dem Ereignis beantworten. Deswegen treffen sich manche Ärzte mit den Eltern mehrere Male während der Wochen, die dem Verlust folgen. Manche schreiben auch wichtige Tatsachen und Anweisungen auf, so daß Eltern alles in Ruhe nachlesen können.

Bevor Eltern das Krankenhaus verlassen, gibt es schon für ein aufmerksames medizinisches Personal viele Möglichkeiten, Hilfestellung zu leisten. Am wichtigsten vielleicht ist die Aufforderung, daß Eltern ihr Baby sehen und in den Arm nehmen. Sogar nach einer schweren Mißgeburt wird das von Hebammen und Ärzten nicht ausgeschlossen.

Nancy O'Donohue gehört zu der wachsenden Zahl von Menschen, die diese Meinung vertreten. Sie ist Oberhebamme im Kings County Hospital in Brooklyn. Aus ihrer Erfahrung mit über 400 Familien weiß sie, daß es für die Eltern das Beste ist, das Baby zu sehen.

»Ich habe nicht eine einzige Mutter erlebt, die ihr mißgebildetes Kind gesehen hat und es bereute. Ich erinnere mich an eine Mutter, die ein totes Kind zur Welt brachte, das vollkommen normal gebildet war, und es vorzog, es nicht zu sehen, dann aber später zurückkam und wissen wollte, ob es normal sei.

Wir beschreiben immer, wie ein Baby aussieht. Manchmal ist ein Baby so stark mißgebildet, daß es sogar den Schwestern schwerfällt, es anzusehen, und trotzdem bieten wir der Mutter an, es zu sehen, auch wenn wir heimlich hoffen, daß sie nein sagt. Viele nehmen das Angebot an, und das Ergebnis ist immer positiv. In einem Fall sagte die Mutter: ›Ich will es auf jeden Fall sehen.‹ Als sie einen Monat später gefragt wurde, wie ihr Baby ausgesehen habe, sprach sie über seine hübschen Ohren – Eltern finden immer irgend etwas Positives, auf das sie sich konzentrieren können.«

Auch wenn die Eltern anfangs ihr Kind nicht sehen wollen, bereuen sie diese Entscheidung oft am nächsten Tag. Dann können sie denken, es sei zu spät, ihre Meinung zu ändern, oder können Angst haben zu fragen. Aus diesen Gründen gibt Schwester O'Donohue den Eltern eine zweite Möglichkeit, nachdem sie Zeit hatten, über ihre Entscheidung nachzudenken. So hat sie schon Kinder aus der Leichenhalle geholt, in warme Tücher eingewickelt, nur um sie den Eltern zeigen zu können.

In manchen Kliniken macht das Personal Fotos, die den Eltern zur Verfügung stehen. Manche Eltern lehnen sie anfangs ab, aber Wochen später kommen sie wieder, um nach den Bildern zu fragen. Fotos sind besonders dann nützlich, wenn Eltern ihr Baby nie gesehen haben, aber Wochen später wissen wollen, ob sie wirklich ein Baby hatten oder ob alles nur ein Alptraum war.

Wenn ein Baby bei der Geburt noch lebt und sofort in eine Intensivstation gebracht werden muß, kann das Personal andere Hilfen anbieten. Es kann den Eltern nicht nur erlauben, ihr Baby zu sehen, sondern ihnen sogar anbieten, aktiv an der Versorgung des Kindes teilzunehmen. Ein Weg z. B. ist es, der Mutter die Möglichkeit zu geben, das Kind zu stillen, auch wenn die Milch abgepumpt werden muß. Die Möglichkeit, jederzeit anzurufen, jederzeit vorbeizukommen und vor allem, leicht Zugang zu allen Informationen über das Baby zu haben, trägt dazu bei, daß sich die Eltern mit der Situation in der Station vertraut fühlen. Manche Eltern möchten gern ganz nahe bei ihrem Baby bleiben, und sie können es in Krankenhäusern, die spezielle Übernachtungsräume im Bereich der Säuglingsstation anbieten. Auch ein Rundgang durch die

Säuglingsstation und die Erklärung aller zur Verfügung stehenden Geräte wird helfen, Mißverständnisse zu verhindern. Eine Mutter bedauert, daß ihr niemand das gezeigt hat:

»Da passieren Sachen, die, wenn sie vorher erklärt worden wären, den Schmerz erheblich erleichtert hätten. Ich dachte immer, es würde dem Baby sehr schwer fallen zu atmen, während es am Beatmungsgerät hing. Ich fürchtete, daß jeder Atemzug eine große Anstrengung für das Baby wäre. Als ich das später erwähnte, sagte man mir, daß sich das Baby überhaupt nicht bemühen müßte, sondern daß das Beatmungsgerät die Luft einblase.«

Wenn ein Kind in ein anderes Krankenhaus verlegt werden muß, ist es besonders wichtig, die Eltern aufzuklären. Dr. Gary Benfield und seine Mitarbeiter im Kinderkrankenhaus von Akron, Ohio, wohin viele Kinder aus anderen Krankenhäusern gebracht werden, beschreibt, wie die Eltern von der ersten Minute an an dem Transport beteiligt werden. Sie sehen ihr Baby vor dem Transport noch einmal und können mit dem Arzt sprechen. Sie erhalten die notwendigen Telefonnummern, um mit der Klinik Kontakt aufzunehmen, und einen Stadtplan, um zu wissen, wie man hinkommt. Das wichtigste ist jedoch, daß man sie ermutigt, jederzeit die Klinik zu besuchen. Bei der Ankunft des Babys auf der Intensivstation wird ein Foto gemacht und der Mutter gezeigt, die in der anderen Klinik zurückgeblieben ist.

Für jede Mutter, deren Kind gestorben oder schwer krank ist, spielt eine entscheidende Rolle, wo sie im Krankenhaus untergebracht wird. Die meisten Mütter wollen so weit wie möglich von gesunden Babys und ihren glücklichen Eltern entfernt untergebracht werden. Die Erfahrung, Babys im Säuglingsraum schreien zu hören oder zu beobachten, wie sie von ihren Müttern genährt werden, kann zur Qual werden. Die Mutter fühlt sich nicht nur deswegen besonders unglücklich, weil ihre Umgebung sie ununterbrochen an ihre Leere und ihr Versagen erinnert, sondern sie ist auch unsicher und macht sich Sorgen darüber, daß sie bei den anderen Müttern Unbehagen auslösen könnte. Sie muß die Tatsache akzeptieren, daß ihr eigenes Kind krank oder tot ist, aber es wäre grausam, sie zu zwingen, Zeuge der Freude anderer Leute zu werden.

Manche Frauen ziehen es vor, auf der Entbindungsstation zu bleiben, gewöhnlich in einem Einzelzimmer, entweder, weil sie dann mehr Freiheit haben, Besuch zu bekommen oder weil sie sich nicht isoliert fühlen wollen, wenn sie schon kein gesundes Kind zur Welt bringen konnten. Die schreckliche Einsamkeit einer enttäuschten Mutter wird noch verstärkt durch Krankenhausvorschriften, die Besuche seitens ihrer Familie einschränken. Natürlich haben die Krankenhäuser Gründe für diese Einschränkungen, aber das strikte Einhalten solcher Vorschriften ist nicht immer angebracht. Ein Großvater erwähnt seine Enttäuschung, als ihm nicht erlaubt wurde, seine Tochter oder seinen Enkel sofort zu sehen:

»Als wir von den Neuigkeiten hörten, raste ich sofort zum Krankenhaus. Ich wollte meine Tochter und meinen ersten Enkelsohn sehen, bevor er starb. Am Eingang aber wurde ich zurückgehalten mit der Begründung, daß ich zwei Stunden auf den Beginn der offiziellen Besuchszeit zu warten hätte. Ich bettelte, aber man antwortete mir, es würden keine Ausnahmen gemacht. Ich war so verzweifelt, daß ich zu weinen begann. Schließlich ließ man mich herein.«

Die meisten Krankenhäuser erlauben nicht, daß der Ehemann während der Nacht im Zimmer seiner Frau bleibt, auch wenn das dazu beitrüge, das Gefühl der Leere zu verringern. Der Besuch der anderen Kinder kann der Mutter ebenso helfen, wie diesen Kindern selbst. Eine frühe Entlassung ist allerdings die beste Lösung, und wenn keine sehr schweren Komplikationen vorliegen, können die meisten Frauen das Krankenhaus auch kurz nach der Entbindung verlassen.

Viele Eltern, die ihr Kind verloren haben, fühlen sich auf der Mutterschaftsstation fehl am Platz. Weil ihre Situation eine ungewöhnliche ist, unterlaufen dem Personal oft schwere Fehler. Eine Mutter, die eine Totgeburt gehabt hatte, beschwerte sich über den Irrtum einer Schwester, die in ihr Zimmer kam und freundlich fragte: »Wie geht es dem kleinen Baby heute?« Die Mutter antwortete: »Das Baby ist tot!«

Der verbreitete Eindruck der Gefühllosigkeit entsteht aus Bemerkungen, die manche Mitarbeiter des Krankenhauses machen bei dem Versuch zu trösten. So erzählt eine Frau:

»Ich erkannte an der Art, wie alle im Kreißsaal herumliefen, daß etwas nicht in Ordnung war – und vor allem an der schrecklichen Stille. Dann erfuhren wir, daß das Baby tot war. Der einzige Kommentar des Arztes war: ›Das muß angeboren sein.‹ Als wollte er betonen, daß es mein Fehler sei, ganz gewiß nicht seiner. Dann sagte eine Schwester: ›Es wäre noch viel schlimmer für Sie, wenn ein fünf Jahre altes Kind sterben würde.‹ Vermutlich hatte sie recht, aber deswegen fühlte ich mich ganz gewiß nicht besser. Später sagte der Arzt: ›Sie sind jung, sie können noch viele Kinder bekommen.‹ Ich war entsetzt – ich war schon 33 Jahre alt. Wo lernen sie nur diese dummen Bemerkungen?«

Eine weitere Quelle der Verstimmung ist die Art und Weise, wie Eltern um die Erlaubnis zu einer Autopsie gebeten werden. Diese Frage wird kurz nach dem Tod gestellt und trifft die Eltern wie ein Schlag, weil sie jetzt für eine derartige Entscheidung noch nicht bereit sind.

Eltern haben oft starke Bedenken oder Ängste wegen einer Autopsie. Eigentlich müßten sie aber an einer solchen Untersuchung sehr interessiert sein, um die Gründe zu erfahren, die zum Tod des Babys geführt haben. Aus dem Ergebnis lassen sich Hinweise auf zukünftige Schwangerschaften ziehen. Andere Eltern widersprechen einer Autopsie, weil sie in ihr eine Verletzung des armen kleinen Körpers ihres Babys sehen. So sagte ein Vater: »Er hat schon genug durchgemacht. Ich möchte nicht, daß er noch mehr unter den Untersuchungen der Ärzte leidet.« Andere sind aus religiösen Gründen dagegen oder machen sich unnötige Sorgen darüber, der Körper des Kindes könnte bei dem Begräbnis entstellt aussehen.

Wenn die Ärzte mit Vorsicht und Verständnis für das Gefühl der Eltern die Bitte um Genehmigung einer Autopsie vorbringen, kann dies meist auch der Anfang eines Gespräches darüber sein, was dem Baby passierte. Die Ergebnisse der Autopsie bilden eine Grundlage für weitere Gespräche in der folgenden Zeit. In vielen Fällen werden die Ereignisse nicht automatisch mitgeteilt, die Eltern müssen also von sich aus nachfragen. Auch wenn eine Autopsie nur selten wichtige neue Erkenntnisse vermittelt, können Eltern die Gewißheit erhalten, daß keine unbekannten Ursachen vorliegen. Wenn keine Autopsie stattfindet, bedauern die Eltern später einmal, die Informationen nicht zu haben, die aus ihr hätten gewonnen werden können. Die Ärzte sollten ihnen daher die Möglichkeit geben, ihre Entscheidung zu überdenken – ohne Druck und Zeitzwang.

Es ist wichtig, daß das medizinische Personal mit den Eltern darüber spricht, welche Leichenfeier und Beerdigungsvorbereitungen sie wünschen. Auch ein Geistlicher sollte bei diesem Gespräch dabei sein. Besonders nach einem Abgang oder einer Totgeburt wünschen viele Eltern, daß sich die Klinik um die Leiche kümmert. Manche glauben, dies sei ihre einzige Möglichkeit. Später machen sich diese Eltern oft Gedanken, was mit der Leiche passierte und haben oft Angst, daß das Kind irgendwo präpariert oder in Spiritus aufbewahrt ist. Ein Mitarbeiter der Klinik könnte z.B. erwähnen, daß viele Eltern sich darüber Sorgen machen und genauestens erklären, wie man in solchen Fällen in der Klinik verfährt.

Viel zu oft werden die Eltern gezwungen, eine schnelle Entscheidung darüber zu treffen, was mit der Leiche geschehen soll, und sind aufgebracht über die gefühllose Art und Weise, wie dies gehandhabt wird. Auch hier brauchen sie wieder Zeit zum Nachdenken und die Möglichkeit, sich mit anderen zu besprechen, damit sie keine Entscheidung in Hast und aus dem Schock heraus treffen, die sie später bereuen.

Alle Mitarbeiter des Krankenhauspersonals, Ärzte, Schwestern, Pfleger und Pfarrer, können den Eltern helfen, sich auf die Zeit der Trauer, die nun für sie beginnt, und die Wochen, ja Monate dauern kann, vorzubereiten und einzustellen. Der Brauch, der trauernden Mutter starke Beruhigungsmittel zu geben, während sie noch in der Klinik liegt, widerspricht ihren eigenen Bemühungen, sich zu erholen.

Einige Psychologen versuchen, die Eltern auf die gedankenlosen Kommentare mancher Leute, die helfen wollen, vorzubereiten und ihnen die passenden Antworten zu geben. Eine Beraterin, die Eltern sterbender Kinder betreut, erklärt, wie sie vorgeht:

»Ich versuche, sie darauf vorzubereiten, wie man mit gefühllosen Leuten umgeht. Sie hören Kommentare, über die sie sich ärgern. Manchmal hilft es ihnen, wenn sie im voraus wissen, was auf sie zukommt. Ich erkläre ihnen, daß die Leute die Absicht haben zu helfen, wenn sie sagen: ›Du hast das Baby doch gar nicht richtig gekannt!‹ Sie können dann antworten, daß ihre Beziehung zu dem Baby bereits begann, als sie zum erstenmal von der Schwangerschaft erfuhren, daß es sogar dann ein Teil ihres Lebens war, wenn es nur einen Tag gelebt hätte. Oder es gibt Leute, die sagen: ›Es ist das Beste!‹ Nein, es ist niemals ›das Beste‹, es ist immer eine schreckliche Erfahrung.«

Oft haben die Schwestern, die Fürsorgerinnen und die Geistlichen am häufigsten Kontakt mit den Eltern. Da diese Fachleute meistens nicht so distanziert und gehetzt sind wie die Ärzte, können sie beraten und zwischen Eltern und Ärzten als Dolmetscher fungieren. Eltern haben meist weniger Hemmungen, diesen Menschen ihre Ängste und Fragen anzuvertrauen.

Unglücklicherweise sind viele betroffenen Eltern nicht sicher, wie sie überhaupt Fragen stellen sollen. Sie sind verwirrt, wissen nicht, wie sie sich benehmen sollen, und denken darüber nach, was andere wohl von ihnen erwarten. Die Krankenschwester und die Fürsorgerin, die sich auf ihre Situation einstellen, können ihnen viel von ihrer Angst nehmen, indem sie ihnen sagen, daß ihre Gefühle ganz normal sind und indem sie ihnen helfen, Fragen zu formulieren. Sie können auch gefühlvoll auf die Eltern eingehen, die Angst haben, den Arzt überhaupt etwas zu fragen, entweder weil sie sich vor unangenehmen Antworten fürchten oder weil sie den Arzt nicht verärgern oder befremden wollen.

Eltern, deren Baby noch am Leben ist, vermitteln sie die Überzeugung, daß Fragen an den Arzt zu stellen, nicht zur Folge hat, daß er ihr Baby vernachlässigt. Es kann sogar notwendig werden, den Eltern die Stimmungslage eines Arztes zu erklären, nachdem Eltern dazu neigen, jedes Wort und jeden Gesichtsausdruck auf ihre spezielle Situation zu übertragen.

In einigen wenigen sehr fortschrittlichen Kliniken der USA versuchen Fachleute, den Eltern die bestmögliche psychologische Unterstützung zu geben. Speziell ausgebildetes Personal hilft den Eltern, jede besondere Situation zu verstehen und sich auf die kommenden Probleme vorzubereiten. Wiederholte gemeinsame Gespräche und auch Gruppentherapie geben den Eltern das Gefühl, daß ihr Kontakt zum Klinikpersonal nicht mit dem Tod des Kindes beendet ist.

Die Nachbetreuung ist sehr zeitaufwendig für den Arzt. Oft wollen die Eltern sie überhaupt nicht oder sie haben Angst vor ihr. Sie fürchten geradezu die Rückkehr in die Klinik oder in ein Büro, das so schmerzvolle Erinnerungen hervorruft. Gelegentlich meint ein Elternteil dann, es sei nicht notwendig zu reden, es sei besser zu vergessen. Aber diejenigen, die an dieser Nachbetreuung teilnehmen, sind dankbar und finden zusätzliche Sicherheit in den Auskünften und Ratschlägen, die sie erhalten. Viele Eltern bedauern später, sich nicht für diese Nachsorgeprogramme entschieden zu haben.

Obgleich viele Gynäkologen die Mütter auffordern, nach sechs Wochen zu der üblichen Nachuntersuchung zu erscheinen, versuchen sie dabei zu selten, diese Nachuntersuchung als Gelegenheit zu nutzen, noch einmal mit den Eltern über ihre Ängste und Sorgen zu sprechen. Einige Kinderärzte versuchen, mit den Eltern zu reden, deren Kinder in ihrer Betreuung sind. Einer beschrieb seine Art, an diese Gespräche heranzugehen:

»Am Anfang ist es das Wichtigste zuzuhören, zu fragen, was sie bedrückt. Wenn man als erster anfängt, den ganzen Fall zu wiederholen, kann es passieren, daß sie ihre Fragen niemals stellen. Sie könnten denken, daß ihr spezielles Problem, nachdem es vom Arzt gar nicht erwähnt wird, unbedeutend ist, und daher bringen sie es erst gar nicht aufs Tapet.«

Dann fragt dieser Arzt die Eltern, wie es ihnen gefühlsmäßig geht, wie ihre Familie mit dem Unglücksfall fertig wird, wie andere in ihrer Umgebung auf sie eingehen.

Auch ein Psychologe kann an derartigen nachfolgenden Gesprächen beteiligt sein. Einer erwähnte, daß er den Anfang macht, indem er den einen Partner bittet, zu beschreiben, wie er sich vorstelle, daß es dem anderen gehe. Das führt gewöhnlich dazu, daß mit einemmal Probleme aufgedeckt werden, bei welchen beide Seiten bisher zögerten, sie auszusprechen.

Wenn eine Frau erneut schwanger wird, sucht sie sich oft einen anderen Arzt, entweder weil sie mit dem ersten unzufrieden war oder um bei der nächsten Schwangerschaft alles möglichst anders zu machen. Beim nächstenmal haben die Eltern meist sehr viel klarere Vorstellungen darüber, was sie von einem Arzt und einer Klinik erwarten – mehr Verständnis, mehr Erfahrung, fortschrittlichere Zustände – und sie suchen sorgfältiger aus. Manchmal jedoch sind sie von der Hilfsbereitschaft des ursprünglichen Arztes sehr beeindruckt und können sich nicht vorstellen, zu einem anderen zu gehen.

Während der neuen Schwangerschaft erwarten die Eltern Ermutigung von den Ärzten und den Krankenschwestern und Verständnis für ihre Ängste. Eine Frau, die dieses Verständnis nicht fand, erinnert sich:

»Mein Arzt sagte mir, ich sei dumm, mir solche Gedanken zu machen, und ich würde dem Baby schaden, wenn ich zu ängstlich wäre. Damit erreichte er, daß ich mich nur noch schlimmer fühlte. Konnte er nicht begreifen, was ich durchgemacht hatte? Wenn das ihm passiert wäre, ich bin sicher, er hätte sich genauso Sorgen gemacht wie ich.«

Wenn der Arzt den Sorgen der Patienten mit Feingefühl zuhört, kann er ihnen viel Ängste nehmen – indem er die Eltern zum Beispiel viel öfter als gewöhnlich die Herztöne des Kindes hören läßt, und ganz allgemein, indem er Verständnis zeigt für ihre Befürchtungen.

Bei der Ausbildung der Schwangerschaftsberater und Hebammen wird immer öfter auch darüber gesprochen, wie die psychologische Situation und Betreuung trauernder Eltern aussehen sollte. Untersuchungen über die Reaktionen der Betroffenen haben dazu geführt, daß das Krankenhauspersonal diesen Problemen gegenüber aufgeschlossener wurde.

Allgemeine Aussprachen unter dem Klinikpersonal haben den Vorteil, daß die verschiedenen Mitarbeiter Gelegenheit bekommen, über ihre eigenen Gefühle und die Trauer beim Tod eines Babys zu sprechen. Ein Arzt bemerkte, daß der Tod jedes einzelnen Kindes schmerzhaft für ihn sei. »Es regt mich jedesmal auf«, sagte er. »Ich werde mich niemals daran gewöhnen.« Von diesen Empfindungen wissen die Eltern normalerweise nichts. Eine Hebamme beobachtet:

»Die Leute denken, die Ärzte hätten überhaupt kein Gefühl. Aber ich habe beobachtet, wie sie den Eltern scheinbar gefaßt vom Tod ihres Kindes erzählten. Und einige Minuten später treffe ich sie draußen oder im Personalraum wieder – und sie sind in Tränen aufgelöst. Solche Dinge belasten uns mehr, als die Patienten glauben.«

Früher wurde den Ärzten und Schwestern beigebracht, es sei falsch, sich gefühlsmäßig zu stark für die Patienten zu engagieren, aber die hilfreichsten Fachleute sind oft die, die den Kummer der Eltern offen teilen können. Ein Arzt schreibt über diese Offenheit:

»Eine jener Möglichkeiten, die sich als wichtig erwiesen haben, besteht darin, sich für einige Minuten zurückzuziehen, um ganz sachlich darüber nachzudenken, welche Schritte notwendig sind. Diese Schritte sollte man im Gedächtnis behalten und dann darf man sich gehenlassen. Die Eltern brauchen Leute um sich herum, die wie richtige Menschen reagieren, nicht aber kalt und professionell. Weinen ist nicht verboten.«

Die Trauer der Mitarbeiter wird vor allem dann akut, wenn sie ein Baby auf der Säuglingsstation betreut haben. Manchmal lebt solch ein

Kind monatelang in der Klinik, die Schwestern beginnen, Spielzeug mitzubringen und betrachten das Baby sogar irgendwie als ihr eigenes. Das ganze Personal leidet sehr stark mit, wenn es schließlich stirbt. Für manche Schwester ist es besonders schwierig, ein Kind weiter zu versorgen, nachdem beschlossen wurde, die Therapie abzubrechen. Ein gutes Verhältnis unter den Mitarbeitern erleichtert die Arbeit in solchen überaus belastenden Situationen.

Eltern merken von dieser Seite des Berufes recht wenig. Für Menschen, die eben eine sehr tragische Situation erlebt haben, können die Ärzte übermächtig, arrogant und sorglos erscheinen, und das Krankenhaus wie ein Gefängnis. Die Fachleute müssen, wie der Psychiater Lifton sagte, den Patienten in seiner Ganzheit sehen und betreuen. Wenn Menschen in ihrer medizinischen Funktion die Nöte der Eltern verstehen und auf sie eingehen, werden auch sie leichter mit so schwierigen Erfahrungen fertig.

So beschreibt eine Krankenschwester die Aufgabe des medizinischen Personals: »Wenn wir einen echten Kontakt mit den Eltern bekommen, solange sie noch hier sind, und wenn alle Entscheidungen und Probleme vom ersten Moment an richtig angegangen werden, können wir den Eltern helfen, auch auf Dauer mit den Problemen fertig zu werden. Damit praktizieren wir tatsächlich vorbeugende Medizin.«

12. Religionen: Taufe, Beerdigung und die Rolle des Geistlichen

»Es war kaum eine Stunde vergangen, seit wir aus dem Kreißsaal gekommen waren und unser totes Baby dort zurückgelassen hatten. Eine Schwester näherte sich uns mit Formularen, die unterschrieben werden mußten, und der beunruhigenden Frage: ›Wie heißt Ihr Beerdigungsinstitut?‹ Wir waren wie vor den Kopf gestoßen. Wir waren jung und gerade in diese Gegend gezogen, und so waren wir verblüfft bei dem Gedanken, daß wir ein Beerdigungsinstitut haben sollten wie andere Leute einen Hausarzt. Wir waren empört, daß das Krankenhauspersonal so schnell wissen wollte, was mit unserem Baby passieren sollte. Aber das zwang uns, zu realisieren, daß unser Baby wirklich tot war, und daß etwas unternommen werden mußte, um es zu beerdigen.

Wir hatten keine Sekunde daran gedacht, daß wir statt der Wiege einen Sarg brauchen würden. Anstatt Bücher darüber zu lesen, wie man ein Kind aufzieht, lasen wir jetzt Gebete und Beileidskarten. Wir waren jung, unsere Kinder waren jung – wer denkt da an Gräber und Beerdigungsinstitute?«

Fast unmittelbar nach dem Tod ihres Babys werden Eltern mit der unerfreulichen Aufgabe konfrontiert, etwas zu entscheiden, wovon sie keine Ahnung haben. Bei einem jungen Ehepaar ist es ungewöhnlich, daß es schon mit einem Beerdigungsinstitut zu tun hatte oder an vielen Beerdigungen teilnehmen mußte. Sie sind verunsichert – wen sollen sie um Rat fragen?

Das Krankenhauspersonal kann versuchen, es für die Familie leichter zu machen, sich anstelle der Eltern um alles zu kümmern – speziell nach einer Fehlgeburt oder einer Totgeburt. Am Anfang mag dies als eine Erleichterung für die Eltern erscheinen, aber später werden sie sich vielleicht Gedanken darüber machen, ob sie für das Baby eine Trauerfeier hätten abhalten sollen, und es bedauern, daß sie es nicht taten.

Geburt und Tod sind die elementarsten Ereignisse des Menschen. Geburt und Tod werden von allen Religionen der Welt mit ihren Zeremonien begleitet, Zeremonien der Freude oder der Trauer, Geburt und Tod werden durch Anzeigen und Karten publik gemacht.

Wenn aber diese beiden Ereignisse zusammenfallen, gibt es kaum ein bestimmtes Ritual. Selbst wenn ein Kind mehrere Tage oder Wochen gelebt hat, bleibt eine solche Zeremonie kurz, oder sie findet überhaupt nicht statt.

Eltern, denen dieses Schicksal widerfuhr, müssen auf bittere Weise erfahren, wie unbedeutend ihr Verlust von der Gesellschaft eingeschätzt wird. Ein totes Baby? Nun – es war ja noch kein richtiger Mensch.

Eine der ersten Fragen, die sich Eltern stellen, lautet: Soll das totgeborene Baby noch einen Namen erhalten und getauft werden?

Wenn ein Kind vor der Geburt stirbt, gibt es normalerweise keine Taufe. Eine Ausnahme macht die katholische Kirche, die ein totgeborenes Kind fast immer tauft. Im traditionellen katholischen Glauben kann ein ungetauftes Kind nicht in den Himmel kommen. Ärzte und Schwestern in katholischen Krankenhäusern sind daher darauf vorbereitet, ein totes Kind sofort zu taufen.

Neuerdings diskutieren einige katholische Theologen darüber. Sie meinen, die Taufe bedeute nur die Aufnahme in die religiöse Gemeinschaft und sei daher nicht absolut notwendig für ein Totgeborenes. So glaubt ein katholischer Lehrer, jüngere Priester würden die Idee der Hölle eher ablehnen und meinen: »Wir wissen tatsächlich nicht, was das Schicksal des Menschen ist. Wir sollten aufhören, so zu reden, als wenn wir einen heißen Draht zum Himmel hätten. Wenn Gott voll Gnade ist, wird er sich darum kümmern.«

Aber »nur um sicher zu sein«, und weil jeder – auch der Laie – in einem solchen Notfall den Akt der Taufe nach katholischem Ritus vollziehen kann, wird er oft automatisch durch die Eltern oder durch das Klinikpersonal vollzogen. So ist es z. B. möglich, daß eine Mutter, die zu Hause eine Totgeburt hat, die Taufe des Embryos vollzieht. Wenn sie evangelisch ist, ist das jedoch nicht notwendig, da die Protestanten die Taufe als einen Ritus für die Lebenden betrachten, der für das Schicksal der Seele des Kindes keine Bedeutung hat. Einige protestantische Eltern entscheiden sich trotzdem, ein totgeborenes Kind zu taufen.

Ein Geistlicher beschreibt seine Einstellung zur Taufe von sterbenden Kindern:

»Ich versuche die Taufe möglichst so wie in der Kirche zu gestalten, selbst wenn sie auf einer Intensivstation stattfindet. Dabei versuche ich, sofort herauszufinden, welche Bedeutung die Zeremonie für die Eltern hat und was ihre Sorgen sind. Wenn z. B. Eltern Schuldgefühle wegen des Zustandes ihrer Kinder haben, werde ich während der Feier sagen, daß wir darüber nachdenken, was wir falsch gemacht haben könnten und wie es anders hätte sein können, und bitte Gott, uns diese Gefühle zu nehmen. Der Geistliche sollte ein Fürsprecher der Familie bei Gott sein. Nur allzu

oft versäumen wir die Gelegenheit, die Feier so zu gestalten, daß sie den speziellen Bedürfnissen angepaßt ist.«

Die Ansicht dieses Geistlichen zeigt einen Weg, wie die Taufe den Eltern helfen kann.

Eine andere Zermonie, die manche Geistlichen anbieten, ist eine Art Abschiedsgottesdienst nach dem Tod eines Kindes. So hält ein Rabbi einen Gottesdienst in Gegenwart der Eltern und des Kindes im Krankenhaus ab. Dabei spricht er von ihren Hoffnungen und Träumen über das Baby. Ein Geistlicher beschreibt eine andere Art von Abschiedszeremonie, bei der er seine Hand auf die Stirn des toten Kindes legt und die Eltern auffordert, das gleiche zu tun. Dann segnet er das Kind. In der katholischen Praxis gibt es ein Sakrament, bei welchem die Kranken gesalbt werden. Das sterbende oder tote Kind erhält die heilige Ölung mit einem Öl, das durch den Bischof gesegnet wurde, und es werden spezielle Gebete gesprochen. Solche Zeremonien bieten der Familie die Möglichkeit, mit Hilfe und Unterstützung eines Pfarrers ihrem geliebten Baby auf Wiedersehen zu sagen.

Viel zu schnell nach dem Tod müssen sich die Eltern über die Art der Beerdigung entscheiden. Aber Eltern, die unter dem Schock stehen, unerwartet ihr Kind verloren zu haben, können normalerweise nicht wissen, was sie wollen, oder können unfähig sein, es auszudrücken. Ein Vater beschreibt seinen Geisteszustand nach der Fehlgeburt seiner Frau:

»Zu diesem Zeitpunkt fühlt man sich herumgeführt wie ein Schaf. Ich hatte so viele Probleme, über die ich nachdenken mußte, daß es mir einfach egal war, was bei der Beerdigung passierte.«

Wegen der Verwirrung der Eltern und dem Mangel an klaren Anweisungen seitens der meisten Religionsgemeinschaften wird die Mehrzahl der totgeborenen oder vorzeitig tot auf die Welt gebrachten Kinder durch die Klinik eingeäschert oder beerdigt. Wenn sich die Betroffenen später fragen, was mit ihrem Baby geschah und sie sich im Krankenhaus erkundigen, erfahren sie, daß auch ihr Kind wie die meisten Totgeborenen ein eigenes Grab bekommen hat. Häufig bedauern sie es, daß sie keine Möglichkeiten hatten, beim Begräbnis dabei zu sein. Eine Mutter, deren Kind tot auf die Welt kam, berichtet:

»Wir nahmen Kontakt mit dem Rabbi auf, der uns sagte, er würde sich um alles kümmern. Er teilte uns mit, daß in Übereinstimmung mit der jüdischen Tradition für Totgeborene kein besonderes Ritual vorgesehen sei. So hatten wir keine Beerdigung, keine Trauerfeier, keine Möglichkeit, in Gegenwart des toten Kindes zu beten. Das Kind wurde vom Rabbi begraben, und ich weiß nicht einmal genau, wo es liegt. Ich kann den Gedanken nicht ertragen, daß es in irgendeiner Ecke des Friedhofs beerdigt wurde, als wenn es etwas falsch gemacht hätte und von der Gemeinschaft

ausgeschlossen sei. Zuerst war ich zwar erleichtert, daß ich an keiner öffentlichen Feier teilnehmen mußte, die sicher für mich eine Belastung gewesen wäre. Jetzt aber denke ich, daß es mir geholfen hätte, die üblichen Zeremonien abzuhalten. Mir war, als sei uns das Trauern verboten worden.«

Diese Familie folgte den religiösen Bräuchen ihres Glaubens, aber sie litt unter dem Fehlen jeder Zeremonie. Das Judentum ist nur eine der vielen religiösen Gemeinschaften auf der ganzen Welt, die für ein totgeborenes oder ein frühgestorbenes Kind keinerlei Beerdigungsrituale kennen. Diese Tradition stammt aus der Zeit, in der der Tod eines Neugeborenen oder eines Kindes so häufig war, daß ein Kind so lange nicht als Teil der Gemeinschaft angesehen wurde, bis sicher war, daß es am Leben bleiben würde. Andere religiöse Gruppen verbieten zwar die Beerdigung für solche Kinder nicht, überlassen die Entscheidung aber allein den Eltern.

Es scheint eine Ironie zu sein, daß religiöse Gesetze keinen Beerdigungsgottesdienst für ein totgeborenes Kind vorsehen, wo sie gleichzeitig aus anderen Gründen das ungeborene Kind vom Augenblick der Empfängnis an als einen Menschen bezeichnen. So wird z. B. die strikte Ablehnung der Abtreibung seitens der katholischen Kirche auf dem Glauben begründet, daß auch der Embryo schon den Status eines Menschen hat. Und in den jüdischen Gesetzen heißt es, daß eine Frau, die bereits eine Mißgeburt hatte, bei der nächsten Geburt auf die Zeremonie verzichten kann, die bei der Geburt des ersten Kindes stattfindet.

Die normale Erklärung dafür, daß eine Beerdigungszeremonie nicht stattfindet, lautet meist, der Fötus oder das Baby habe sie nicht »nötig«. In einigen Religionen gilt die Beerdigung als Ritus der Reinigung, ohne die der Verstorbene nicht zu Gott zurückkehren kann. Das Kind, das sich noch im Status der Reinheit befinde, verlange solche Zeremonien nicht.

Es gibt aber auch andere Gründe, warum Familien für ihr totes Kind keine Beerdigungsfeier haben wollen: Da liegt zum Beispiel die Mutter noch im Krankenhaus und kann nicht dabeisein. Man könnte dieses Problem lösen, wenn der Priester von der Beerdigungszeremonie eine Tonbandaufnahme machte, die Mutter in der Klinik besuchte und ihr das Band vorspielte. In manchen Kliniken kann die Trauerfeier in der Krankenhauskapelle stattfinden.

Wenn das Elternpaar, das sein Kind verloren hat, jung ist, hat es häufig keine Beziehung zu einer Religionsgemeinschaft. Junge Eltern besitzen oft auch keine Grabstätte und wollen auch keine kaufen. Ein Mann, der sich entschloß, für seine totgeborene Tochter eine Grabstätte zu kaufen, dachte über die ungewöhnlichen Gefühle nach, die der Kauf bei ihm auslöste:

»Wir suchten uns einen Friedhof aus, der in einer sehr hübschen Gegend lag. Trotzdem war es eigenartig; wir mußten vier Grabplätze kaufen, weil es in dieser Gemeinde Vorschrift war. So kamen wir irgendwie auf den Gedanken, hier sei der Platz, an dem auch wir einmal beerdigt werden wollten.«

Viele Eltern entschließen sich auch, ihr Baby in der Kinderbegräbnisstätte öffentlicher Friedhöfe beerdigen zu lassen. Eine Mutter, deren Tochter vier Tage nach der Geburt starb, war froh, daß es keine Trauerfeier gab:

»Mein Ehemann kümmerte sich um alles. Anfangs war ich empört, weil ich wissen wollte, wo sie beerdigt war. Aber er wollte es mir nicht sagen. Es hilft, Abstand zu gewinnen. Wenn ich gewußt hätte, wo sie lag, hätte ich länger gebraucht, um über ihren Tod hinwegzukommen.«

Die meisten Eltern ziehen eine kurze Trauerzeremonie am Grabe vor, die sich auf wenige Riten beschränkt und an der nur die engste Familie teilnimmt. Diese Zeremonien sind üblich bei Kindern, die eine kurze Zeit gelebt haben, aber auch manchmal bei Totgeburten. Bei vorzeitiger Schwangerschaftsunterbrechung finden sie nie statt, obwohl es manchen Eltern bestimmt sehr helfen würde.

Nur in der katholischen Kirche gibt es eine spezielle Messe für ein Kind, das tot zur Welt kommt, eine eucharistische Feier zu Ehren der Engel. Manche Priester widersetzen sich dieser Zeremonie, weil sie darauf bestehen, daß das Kind ein menschliches Wesen, kein Engel, war, oder weil sie glauben, daß den Eltern ein solcher Gottesdienst zu nahe ginge. Wenn das Kind für eine kurze Zeit gelebt hat, wird ein Totenamt abgehalten. Im anderen Fall findet dagegen nur eine kleine, private Messe statt.

In den Vereinigten Staaten wird in zunehmendem Maße die Einäscherung bei Toten jeden Alters vorgezogen. Dies hat vielerlei Gründe. Man kann die Asche zu Hause aufbewahren oder ohne irgendwelche gesetzlichen Vorschriften in andere Staaten mitnehmen. Dies ist außerdem einfacher und billiger als eine Grabstätte zu kaufen. Einäscherungen haben in vielen Teilen der Welt eine sehr alte Tradition. Manche Kirchen in den Vereinigten Staaten verbieten sie, andere erlauben sie – auch in Verbindung mit einer normalen Beerdigungsfeier.

Eltern entscheiden sich für eine Beerdigung oft deswegen, weil sie ihnen das Gefühl gibt, noch etwas für das Baby tun zu können. Manche fürchten, daß ihnen diese Möglichkeit genommen werden könnte. Eine Mutter, die nach ihrer Fehlgeburt eine Beerdigung plante, wußte nur darüber Bescheid, weil sie schon einmal eine Fehlgeburt gehabt hatte. Beide traten im 5. Monat auf. Beide Male hatte sie zu Haus ein sehr schwächliches Kind geboren und war dann in die Klinik gegangen:

»Beim erstenmal gab es überhaupt keine Trauerfeier. Beim zweitenmal hatte ich Gelegenheit, darüber nachzudenken, was ich wollte – eine Beerdigung und eine Grabstätte, die wir besuchen konnten. Die Leute wollten es mir ausreden, aber ich bestand darauf: ›Nein, das ist nur für mich, ich weiß zwar nicht warum, aber ich weiß, daß ich das brauche.‹ Wir luden Menschen ein, die wir sehr gern hatten. Mein Ehemann redete sich seinen ganzen Kummer vom Herzen. Wir sprachen darüber, wie sehr wir uns das Kind gewünscht hatten, daß wir nicht verstanden, warum es uns genommen worden war, aber daß es sicher eine Antwort gäbe, die wir im Moment nur nicht wüßten. Später stellten wir einen Grabstein mit Namen auf das Grab.«

Eltern, die eine Fehlgeburt haben, müssen sehr beharrlich sein – so wie diese Mutter es war –, wenn sie eine Beerdigungszeremonie durchsetzen sollen, wie sie sie wünschen. Diese Beharrlichkeit ist vor allem für jene Eltern wichtig, die sich dazu entschlossen haben, eine Schwangerschaft wegen schwerer Mißbildungen zu unterbrechen, aber trotzdem eine kirchliche Beerdigung wünschen. Wenn in ihrer Religion die Abtreibung verboten ist, kann es sehr schwierig sein, einen Geistlichen zu finden, der die Zeremonie abhält. Eine Mutter, die einen solchen Geistlichen fand, sprach über ihre Erleichterung nach der Schwangerschaftsunterbrechung: »Der Geistliche war einfach großartig. Er half uns, eine private Messe und die Beerdigung zu arrangieren. Ich hatte die Empfindung, daß dies das mindeste war, was wir für unser armes kleines Baby tun konnten.«

Allzuoft bleibt die Mutter bei der Planung der Beerdigung oder der Trauerfeier ausgeschlossen. Sie muß unter Umständen darauf dringen, daran teilzunehmen. So erinnert sich eine Mutter an die Schwierigkeit, die sie hatte, als ihr Kind tot zur Welt kam:

»Ich hatte Angst, mein Mann würde zusammen mit dem Beerdigungsinstitut alles allein entscheiden. Dies war schließlich mein Baby, und ich wollte an allem beteiligt sein, an den Blumen, an der Grabstätte und an den Kosten. Ich wollte nicht, daß sie mir die Beerdigung meines Kindes wegnehmen. Ich war froh, daß der Beerdigungsunternehmer auf mich hörte und mich tun ließ, was ich wollte.«

Nach der Beerdigung gibt es keine weiteren Zeremonien, auch wenn der Kummer und die Niedergeschlagenheit der Eltern noch lange nachwirken. Manche Kirchen feiern eine Messe am Jahrestag des Todes, sie gedenken der toten Babys an Allerheiligen, aber nur dann, wenn die Kinder lebend auf die Welt gekommen sind. Im jüdischen Glauben gibt es sieben Trauertage (Shiva). An ihnen bleibt die Familie zu Haus und wird regelmäßig von den Mitgliedern der Religionsgemeinschaft besucht. Auch in der jüdischen Tradition gibts es all diese Zeremonien nicht, wenn das Kind nicht mindestens 30 Tage gelebt hat. Eine Mutter, deren Baby starb, beschreibt ihre eigenen Erfahrungen:

»Jedes Jahr am 3. Dezember erinnere ich mich, was an diesem Tag vor neun Jahren passierte, ganz egal, wo ich bin. Es ist mein Trauertag und ich spreche das Totengedicht für das Baby.«

Den Menschen, die keiner religiösen Gemeinschaft angehören, kann man jedoch keinen Trost geben, wenn man ihnen sagt, es sei Gottes Wille gewesen. Phrasen, wie »Gott wünschte sich eine kleine Blume für seinen Garten«, werden oft gedankenlos ausgesprochen, führen aber nur dazu, daß die Eltern denken: Warum mußte es gerade unsere kleine Blume sein, die genommen wurde?

Manchmal haben auch Geistliche keine Ahnung, wie man Hinterbliebene tröstet, speziell im Fall eines toten Kindes. Dann verhalten sie sich wie die meisten anderen Menschen und halten sich an die üblichen Sprüche. Sogar wer Einfühlungsvermögen besitzt, kann manchmal nicht begreifen, was der Verlust eines Kindes bedeutet.

In den letzten Jahren haben die theologischen Fakultäten und geistliche Vereinigungen begonnen, Fortbildungskurse und Gesprächsrunden für Geistliche abzuhalten, um ihnen Kenntnisse über den Ablauf des Trauerprozesses zu vermitteln, damit sie den hinterbliebenen Familien besser helfen können. Fehlgeburt, Mißgeburt, Totgeburt und Schwangerschaftsunterbrechung werden in den meisten dieser Veranstaltungen jedoch nicht berücksichtigt.

Dieser Mangel an Verständnis kann zur Ablehnung der Vertreter der Religionsgemeinschaft führen. Viele Menschen stellen bei Verlust eines Kindes auch ihre eigene Religion in Frage, wie der folgende Kommentar zeigt:

»Glauben Sie mir, wenn es einen Himmel gibt und ich dahin komme, dann werde ich als erstes Gott fragen, warum mein Baby auf diese Art sterben mußte und was der Sinn war. Ich werde ihn fragen: Was hilft Dir das? Wenn Du mich bestrafen wolltest, warum mußtest Du meine ganze Familie bestrafen? Mein Baby hat nichts Falsches getan, es hatte nicht darum gebeten, auf die Welt zu kommen. Wie kann es einen Gott geben, der so etwas zuläßt?«

Sogar Nichtgläubige werden sich die Frage stellen: Sind wir bestraft worden? Welche Bedeutung hat dieser sinnlose Tod? Es braucht eine lange Zeit, bis Eltern ihren Seelenfrieden wiederfinden.

In manchen Fällen braucht es lange Zeit, bevor die Eltern die richtige Art Erinnerung an ihr Baby finden. Eine Mutter, die noch in der Klinik lag, als ihr Mann den zwei Tage alten Sohn begrub, erinnert sich:

»Ich brauchte zwei ganze Jahre, bevor ich in der Lage war, das Grab auf dem Friedhof zu besuchen. Ich glaube, ich hatte Angst, dort zusam-

menzubrechen. Aber ich hatte mir immer gewünscht, einen Beerdigungsgottesdienst für ihn zu halten. Eines Tages entschloß ich mich schließlich hinzugehen. Es war schrecklich das erstemal. Aber ich war überrascht davon, den wunderschönen Platz zu sehen, an dem er beerdigt lag. Es ist so friedlich da, und ich war froh, daß mein Kind an einem so schönen Platz lag. Jetzt gehe ich jedes Jahr einmal hin und bringe ihm Blumen.«

13.
Mögliche Ursache: Tötet der Fortschritt unsere Kinder?

DENVER (AP) – Das staatliche Gesundheitsministerium sieht sich außerstande, eine Erklärung für eine unvorhergesehene Zunahme von Geburtsfehlern bei Babys, die im letzten Jahr in Steamboat Springs, Colorado, geboren wurden, zu geben.

Fünf Neugeborene, alle im letzten Frühjahr geboren, hatten Schädelmißbildungen – in der medizinischen Fachsprache Craniosynostosis – die zu Gehirnschäden führen können. Drei andere Kinder, die in der gleichen dreimonatigen Periode geboren wurden, hatten Lippen- oder Gaumenspalten, bei fünf anderen zeigte sich eine leichtere Form von Schädelmißbildung.

New York Times, 27. Mai 1980.

Solche Berichte, auf den letzten Seiten der Zeitung abgedruckt, weisen möglicherweise auf ein beginnendes Drama hin. Gelegentlich treten völlig überraschend unerwartet hohe Zahlen von Fehlgeburten auf. In den meisten Fällen sind die Ursachen unbekannt.

In zunehmendem Maße wird klar, daß viele solcher Tragödien Gemeinsamkeiten haben, daß es sich um mehr handelt als um ein zufälliges Zusammentreffen. Die Auswirkungen von Medikamenten, falsche Ernährung, Alkohol- und Tabakmißbrauch, die Berührung mit schädigenden Faktoren in der Umwelt und am Arbeitsplatz werden immer klarer erkannt. Das Problem der gescheiterten Schwangerschaft wurde in zunehmendem Maße zum Thema politischer, wirtschaftlicher und rechtlicher Diskussionen.

Wir sind stolz auf enorme Fortschritte in der medizinischen Versorgung, die in diesem Jahrhundert zu einer enormen Senkung der Zahl der Totgeburten und toten Kinder geführt haben. Die Statistiken beziehen sich aber fast ausschließlich auf die Kindersterblichkeit, auf die Zahl der Kinder, die lebend zur Welt kommen und im ersten Lebensjahr sterben. Die Zahl derer, die tot geboren werden oder schon während der Schwangerschaft sterben, ist nicht so genau festgehalten. Die Statistiken zeigen aber, daß die Möglichkeit eines vorzeitigen Abgangs oder einer

Totgeburt durch Umweltbedingungen, Umweltverschmutzung, radioaktive Strahlen und chemische Stoffe zunimmt.

Weil die Gründe für diese Tatsache bisher so wenig bekannt sind, gelten Fehlgeburt, Totgeburt und Mißbildungen oft als nicht erklärbar oder als Versagen der Natur.

Die Forschung konzentriert sich oft in erster Linie auf die psychologische oder physiologische Situation der Mutter. Diese Art Forschung ist einfacher. Ebenso ist es unkomplizierter, die Schuld bei der Mutter zu suchen, als äußere Ursachen für ihr Leiden zu entdecken. So klagte eine Mutter:

»Immer wieder dachte ich darüber nach, was zu den Mißbildungen unseres Kindes geführt haben könnte. Der Arzt sagte, die Mißbildungen seien nicht durch Erbanlagen bedingt, sondern seien ein Zufall der Natur, irgend etwas während der ersten Monate meiner Schwangerschaft müsse schiefgelaufen sein. Ich suchte weiter nach Gründen. Hatte ich etwas Falsches getrunken? Hatte ich eine Erkältung gehabt und dabei Tabletten genommen? Hatte ich irgendwelche besonderen Probleme mit der neuen Arbeit, die ich damals aufgenommen hatte? Was hatte ich gemacht? Da mußte doch etwas sein!«

Die meisten von uns sind nicht mehr bereit, die »Natur« oder »Gott« als Ursache für Dinge hinzunehmen, wenn sie wissen, daß es auch noch andere auslösende Momente geben kann, die entdeckt werden können. Es ist einfach wichtig, die wahren Ursachen einer gescheiterten Schwangerschaft festzustellen, um den betroffenen Eltern zu helfen und ähnliche Tragödien in Zukunft zu verhindern.

Wenn die Ursachen einem bestimmten Verhalten zugeschrieben werden können, müssen vorbeugende Maßnahmen getroffen werden. In den letzten Jahren sind die schädlichen Auswirkungen von Alkohol, Zigaretten und schlechter Ernährung auf den Embryo erkannt worden. Vor allem auch junge Menschen werden mit Werbung für schädliche Produkte bombardiert. Die Tabakindustrie assoziiert Rauchen mit Fortschritt und Freiheit. Die Regierungen nehmen sehr große Summen aus der Tabaksteuer ein. Und viele Ärzte denken nicht daran, ihre schwangeren Frauen auf die Bedeutung einer normalen Ernährung für ihr Baby hinzuweisen.

Vereinzelt konzentrieren sich Studien über wiederholt auftretende Fehlgeburten auf psychologische Probleme der Mutter. Frauen, die diese schreckliche Situation erleben, wird vorgeworfen, sie lehnten ihre Weiblichkeit ab, hätten Haßgefühle gegenüber ihrer Mutter oder wünschten sich im Unterbewußtsein, keine Kinder zu bekommen. Diese Vorwürfe sind deshalb besonders grausam, weil in zunehmendem Maße Umweltfaktoren und medizinische Probleme als Ursachen für Fehlgeburten entdeckt werden. Es ist durchaus möglich, daß dabei die Tatsache übersehen wird, daß die Fehlgeburt selber psychische Auswirkungen auf die Frau haben kann und daß diese Auswirkungen falsch interpretiert werden, wenn sie als Ursache gesehen werden.

Eines der ersten Beispiele, das allgemein bekannt wurde, war die Geschichte des Ortes Love Canal in Niagara Falls im Staate New York. Die Bewohner des Gebietes Love Canal stellten nämlich fest, daß ihre Kinder in verstärktem Maße erkrankten und gleichzeitig die Zahl der Fehlgeburten, Totgeburten und Mißbildungen anstieg. Sie fanden heraus, daß die öffentliche Volksschule auf einem unterirdischen Chemikalien-Lager errichtet worden war. Diese Chemikalien waren jahrelang durch die Erde in das Trinkwasser gesickert. Die Familien, die in unmittelbarer Nähe wohnten, wurden schließlich evakuiert und die Schule geschlossen. Die Frauen von Love Canal hatten also nicht nur selbst eine Erklärung für ihre eigenen Tragödien gefunden; es gelang ihnen dadurch auch, die Öffentlichkeit auf die Tatsache aufmerksam zu machen, daß giftige Abfälle in der Vergangenheit und auch jetzt noch überall in den Vereinigten Staaten in einer Weise deponiert werden, die die Gesundheit und das Glück zahlloser Familien bedroht.

Ein weiteres Beispiel dafür, wie Familien einen ganz gewöhnlichen Grund für ihre Trauer fanden, wurde Ende der siebziger Jahre bekannt. Mehrere Frauen stellten fest, daß sie und ihre Nachbarn eine besonders hohe Zahl von Fehlgeburten zu verzeichnen hatten, vor allem im Frühjahr. Sie entdeckten, daß es kein Zufall war. Die hohe Zahl von Fehlgeburten trat in den Gebieten auf, in denen jedes Frühjahr ein Pflanzenschutzmittel gesprüht wurde, das die chemische Substanz Dioxin enthielt. Die Giftwirkung dieses Stoffes war schon seit vielen Jahren vermutet worden. Es ist auch in der Substanz Orange enthalten. Orange wurde weltbekannt, weil dieser chemische Stoff während des Vietnamkrieges als Entlaubungsmittel zum Einsatz gebracht wurde. Man konnte nachweisen, daß er eine sehr hohe Rate von Mißbildungen, Totgeburten und Fehlgeburten, sowie auch Krebs unter den Vietnamesen und in den Familien amerikanischer Soldaten ausgelöst hat. In den siebziger Jahren hörten die Vereinigten Staaten auf, in Vietnam Orange zu versprühen, als die unerwarteten Nebeneffekte bekannt wurden. Und trotzdem werden immer noch einige Stoffe, die in dem Mittel enthalten waren, auf der Welt zur Landrodung benutzt, auch im Staate Oregon. Einige Familien waren auf ihrer Suche nach einer sauberen und heilen Umwelt hierher gezogen; statt dessen fanden sie Krankheit und Tod. Die Frauen von Oregon organisierten sich; sie mußten sich gegen einen großen chemischen Konzern und gegen die Regierung durchsetzen. Eine schwierige Aufgabe war es, die Wissenschaftler der Regierung davon zu überzeugen, daß die

Beobachtungen von Nichtfachleuten, die von dem Unglück betroffen waren, wissenschaftlichen Wert hatten.

Wie viele andere Fehlgeburten, Totgeburten und Fälle von Kindestod nach der Geburt werden wohl durch unbekannte Zusammenhänge mit Chemikalien verursacht, deren Nebenwirkungen noch nicht so offensichtlich sind, daß sie Nachforschungen, Protest und Verbot erfahren haben? Umweltforscher finden ununterbrochen neue Quellen chemischer Verunreinigung in der Luft, in unserem Trinkwasser und im Erdboden.

Im Frühjahr 1979 wurde die Aufmerksamkeit der Welt durch den Unfall im Atomkraftwerk »Three Mile Island« in Pennsylvania auf einen weiteren Ausgangspunkt für Embryoschäden gelenkt: die radioaktive Strahlung. Die heißen Debatten über die gesundheitlichen Auswirkungen des Unfalls gehen immer noch fort, und eine große Zahl von Wissenschaftlern weist auf die ansteigenden Kindersterblichkeitsraten im Gebiet um das Atomkraftwerk und im ganzen Staat Pensylvania hin.

Die immer größer werdende Zahl von Atomkraftwerken erhöht die Wahrscheinlichkeit weiterer solcher Unfälle. Dazu kommt das immer schwieriger werdende Problem radioaktiver Abfälle, auch aus Strahlenabteilungen von Krankenhäusern und aus Forschungsinstituten. Die radioaktiven Abfälle können bisher nicht sicher beseitigt werden, und sie erhöhen das Risiko für schwangere Frauen und ihre wachsenden Kinder erheblich.

Die Angst vor einer Schädigung der Leibesfrucht ist eine zusätzliche Belastung für Eltern, die in Gebieten leben, die für gefährlich gehalten werden. Schwangere Frauen, die in der Nähe des Atomkraftwerks »Three Mile Island« wohnten, wurden nach dem Unfall evakuiert und viele andere verließen die Gegend ein Jahr später, als radioaktives Gas in die Atmosphäre drang. Eine Reporterin, die über den Unfall berichtet hatte, entschied sich hinterher für eine Abtreibung, weil sie das Risiko, ein krankes Kind zu bekommen, nicht eingehen wollte. Auch einige Frauen aus Seveso in Italien, einer Stadt, in der durch einen Unfall Dioxingas in die Atmosphäre gedrungen war, ließen eine Abtreibung durchführen; die Angst war zu groß bei der Vorstellung, was der Kontakt mit Dioxin alles hätte verursachen können.

Große Kontroversen werden auch überall dort geführt, wo schwangere Frauen an ihrem Arbeitsplatz mit gefährlichen Stoffen in Berührung kommen. Mit der zunehmenden Beschäftigung weiblicher Arbeitskräfte und der wachsenden Aufklärung über mögliche Risiken am Arbeitsplatz, suchten die Unternehmer der betroffenen Firmen, ihre Verantwortung für tote oder mißgebildete Kinder dadurch herabzusetzen, daß sie Frauen im gebärfähigen Alter von bestimmten Arbeitsplätzen fernhielten. Manche Frauen ließen sich daraufhin sterilisieren, um ihren Arbeitsplatz zu behalten.

Dagegen sind die Unternehmer Antwort auf die zunehmenden Beweise schuldig geblieben, daß Fehlgeburt und Mißbildung auch verursacht werden können, weil die Väter gefährlichen Arbeitsbedingungen ausgesetzt sind. Diese Gefahr besteht tatsächlich. Man weiß, daß einige Substanzen (man nennt sie Mutagene) nicht nur die weibliche Eizelle, sondern auch das männliche Spermium noch vor der Empfängnis zu schädigen vermögen. Männer sind also sehr anfällig für Umstände, die ihren zukünftigen Kindern Schaden zufügen können.

Eine Studie demonstriert auf besonders eklatante Weise diese Tatsache: von 32 Schwangerschaften bei Ehefrauen, die mit Bleiarbeitern verheiratet waren, endeten elf mit einer Fehlgeburt, eine mit einer Totgeburt und dreizehn mit dem Tod des Kindes nach der Geburt. Nur zwei Kinder überlebten bis zum Erwachsenenalter. Der Arbeitsplatz muß für jeden sicher gemacht werden, nicht nur für Frauen im gebärfähigen Alter!

Oft ist ein Embryo kurz nach der Empfängnis normal ausgebildet und wird dann durch den Kontakt der Mutter mit schädigenden, Mißbildung auslösenden Stoffen verändert. Ein Arbeitsplatz, von dem man weiß, daß er einem Embryo gefährlich werden kann, von dem aber – keineswegs überraschend – Frauen nicht ausgeschlossen worden sind, ist das Krankenhaus. Es liegt Ironie und Tragik zugleich darin, daß ausgerechnet die medizinische Versorgung und die Medikamente als Hauptursachen von Geburtstragödien ausgemacht worden sind. Für Frauen, die in Krankenhäusern arbeiten, ist es gefährlich, Röntgenstrahlen und Narkotika ausgesetzt zu sein, wie sich das auch unerwartet als schädlich für Patienten erwiesen hat, denen sie eigentlich helfen sollten.

Ärzte haben sich bereits dafür eingesetzt, daß sich alle Frauen im gebärfähigen Alter, die in einem Krankenhaus angestellt werden wollen, vorher einem Schwangerschaftstest unterziehen sollten. Sie haben festgestellt, daß viele Frauen zunächst am Anfang gar nicht wissen, daß sie schwanger sind und daher von den Risiken gar nichts ahnen, denen sie sich aussetzen.

Die Nebenwirkungen aller Arten von Medikamenten werden immer deutlicher. Alles, was eine Mutter an Medikamenten einnimmt, hat in irgendeiner Weise eine Auswirkung auf den Embryo, und manche Medikamente können eine dauernde Schädigung des Embryos oder sogar dessen Tod zur Folge haben.

Ein schreckliches Beispiel für die Auswirkung von den Medikamenten zeigte sich, als die Verwendung des Hormones Diethystilbestrol (DES) noch üblich war. In den Jahren 1940 bis 1960 wurde es vielen Schwangeren gegeben, wenn der Arzt meinte, eine Fehlgeburt drohe.

Das Medikament hatte nicht nur keinen Einfluß auf die Zahl der Fehlgeburten, es führte sogar dazu, daß die Kinder, die aus solchen Schwangerschaften stammten, sogar als Erwachsene unter Nebenwirkungen zu leiden haben. Nicht genug: Töchter von Frauen, die während der Schwangerschaft Diethystilbestrol einnahmen, sind sehr viel stärker als normal von Fehlbildungen der Gebärmutter betroffen. Und man befürchtet, daß sie einem erhöhten Risiko ausgesetzt sind, an Krebs des Muttermundes zu erkranken. Forschungen haben darüber hinaus ergeben, daß diese Töchter eine sehr viel größere Anfälligkeit für Fehlgeburt, Totgeburt und – aus dem Grund risikoreichere – Frühgeburt haben als andere Frauen.

Die überraschendste Ursache für unglücklich verlaufende Geburten aber ist die unsachgemäße Anwendung neuer Techniken der Geburtshilfe, die paradoxerweise mit dem Ziel entwickelt wurden, die Sicherheit bei der Geburt zu erhöhen. Einige Techniken, die für die Anwendung bei besonders risikoreichen Geburten entwickelt wurden, werden zu oft geradezu automatisch auch bei normalen Geburtsvorgängen angewendet und sind deshalb dem Vorwurf ausgesetzt, sie würden unnötige Schäden bei Kindern verursachen. Routinemäßige Einleitung der Wehen, überflüssige Anwendung des Kaiserschnitts, unnötiger Einsatz von Medikamenten oder Narkosemitteln und die Praxis, die Gebärende in eine Stellung zu bringen, bei der die Sauerstoffversorgung des Kindes reduziert wird – dies sind die wichtigsten Beispiele für Praktiken, die manchmal fehlschlagen und dem Kind schaden, dem sie helfen sollten. Amerikanische Gesundheitsorganisationen, denen Geburtshelfer, Fürsorger, Hebammen und besorgte Eltern angehören, versuchen, Mütter, bei denen Schwangerschaft und Geburt normal verlaufen, vor den Gefahren unnötig angewandter Technologien zu bewahren. Sie weisen auf die eindrucksvolle Erkenntnis hin, daß die Kindersterblichkeit in den Ländern, in denen die Hausgeburt oder das Hinzuziehen einer Hebamme noch gepflegt wird, niedriger als in den USA ist.

Um die höhere Kindersterblichkeit in den Vereinigten Staaten zu erklären, behaupten Amerikaner manchmal, der Unterschied läge in der »homogeneren« Zusammensetzung der europäischen Bevölkerung. In Wahrheit meinen sie, es gäbe in den Vereinigten Staaten mehr Arme und unterprivilegierte Minderheiten und diese Volksgruppen seien für die höhere Kindersterblichkeitsrate verantwortlich. Einkommen, Bildungsstand, Beschäftigung und Rasse stehen in engem Zusammenhang mit den Schwangerschaftsrisiken; aber das ist keine annehmbare Entschuldigung.

Arme Leute in den USA sind sehr viel anfälliger für eine Vielzahl von Krankheiten als die Angehörigen der Mittelklasse und Leute mit höherem Einkommen, und Krankheiten während der Schwangerschaft erhöhen nun einmal das Risiko des Babys. Bluthochdruck und schlechte Ernährung – ernste Probleme für eine schwangere Frau und ihr Baby – sind unter den Armen weit mehr verbreitet. Arme Frauen haben viel geringere Chancen auf gute medizinische Versorgung während der Schwangerschaft und auf sachgerechte Versorgung während der Geburt. Und sie haben sogar geringeren Einfluß als andere Frauen auf die Art ihrer medizinischen Betreuung. Außerdem sind die Ärmeren auch am Arbeitsplatz erhöhten Risiken ausgesetzt.

Die hohe Zahl der Fehlgeburten und Mißgeburten in Amerika auf die hohe Zahl von Armen zurückzuführen, heißt die Wahrheit zu verkennen und so zu tun, als wenn dagegen nichts getan werden könnte.

Nikotin, Umweltverschmutzung, Chemikalien, Radioaktivität, Medikamente, Armut – diese Faktoren verdeutlichen, daß die wachsende Zahl der gescheiterten Schwangerschaften und toten Kinder nicht nur auf medizinische Probleme zurückzuführen ist. Die Gründe dafür müssen auch in unserem Gesellschaftssystem gesucht werden, am Arbeitsplatz, im Krankenhaus und in der Luft, die wir atmen.

Bisher beschränkt sich der Einsatz der Forschung, der Technik und der Mittel darauf, ein Baby zu retten, das bereits bei der Geburt geschädigt ist. Die Jahre, bevor dieses Baby empfangen wurde, und speziell die ersten entscheidenden Monate nach der Empfängnis werden völlig übersehen. Viele Ärzte erzählen schwangeren Frauen, daß sie keine ärztliche Betreuung vor dem dritten Monat brauchen. Und selbst dann geben sie selten Ratschläge für richtige Diät und machen nicht auf mögliche Gefahren für das Baby aufmerksam. Und die Behörden vermeiden es leider viel zu oft, sich mit der wirtschaftlichen Macht großer Unternehmen anzulegen und Gesetze gegen Umweltverschmutzung oder andere Gefahren durchzusetzen. Kein Wunder, daß viele Eltern immer in Angst bleiben um das Baby, das sie erwarten; wie diese Frau:

»Ich weiß, daß ich beim nächstenmal besonders vorsichtig sein werde mit allem, was ich tue und was ich esse, noch vorsichtiger als beim letztenmal. Aber wie kann ich mein Baby wirklich schützen? Ich weiß ja nicht, was im Trinkwasser oder in der Luft, die wir atmen, enthalten ist. Wie kann ich sicher sein, daß nicht ein ähnlicher Fall wie der von ›Love Canal‹ unmittelbar in meiner Nachbarschaft droht?«

Der gemeinsame Kampf gegen unnötige Tragödien führt Ärzte, Wissenschaftler und Frauen zusammen, unabhängig vom gesellschaftlichen Stand oder von politischen Meinungen. Sie üben zunehmenden Druck auf Politiker, Wirtschaftler und Konzerne aus, Konsequenzen zu ziehen. Bis es soweit ist, werden leider noch zahlreiche Familien das Los einer gescheiterten Schwangerschaft erdulden müssen und sich fragen, wer dafür zur Verantwortung zu ziehen ist.

V.
Was muß getan werden?

14.
Die Genesung: Veränderungen, Aktivitäten, Unterstützung durch Gruppen

»Ich bin jetzt nicht mehr die junge Frau, die ich war, bevor mein Kind starb. Ich fühle mich nicht vollständig verändert, aber ich bin jetzt eine andere. Es ist manchmal schwierig, sich in die frühere Person zurückzuversetzen, in die Jugend, die Unbesiegbarkeit, die Naivität. Manchmal tue ich mich schwer, mich an diese junge Frau zu erinnern, die Mutter von zwei Kindern war... Es ist eine gute Zeit gewesen, durchzogen von all dem Glück und den unwichtigen Problemen des täglichen Lebens.

Und in einem einzigen teuflischen Moment hat sich das alles geändert. Es hat sich so blitzartig verändert, als sei eine Bombe im Herzen unseres Lebens explodiert. Es geschah an einem strahlend schönen Sommermorgen, als ich den steifen, leblosen, gequälten Leib unseres kleinen Sohnes in Händen hielt.«

Carolin Szybist schrieb diese Zeilen, nachdem ihr drei Monate alter Sohn eines Morgens am »Plötzlichen Kindstod-Syndrom« gestorben war. Das Leben ändert sich für die meisten Paare, die sich ein Baby gewünscht haben, egal ob es vor oder nach der Geburt stirbt. Solche Unglücksfälle führen dazu, ihr Leben, ihren Glauben und ihre Gefühle in Frage zu stellen. Sie sagen:

»Meine Wertvorstellungen haben sich geändert. Ich halte jetzt ganz andere Dinge für wichtig. Ich hänge auch nicht mehr so sehr an materiellem Gut. Ich bin nicht mehr so selbstsüchtig, ich bin mir der Sorgen und Leiden anderer Leute stärker bewußt. Zum erstenmal in meinem Leben verstehe ich die Gefühle der Menschen, die keine Kinder haben können.«

Auch wenn sie diese neuen Einsichten begrüßen, denken sie doch darüber nach, ob es wohl notwendig war, daß sie erst ein Unglück durchmachen mußten, um derartige neue Perspektiven gewinnen zu können.

Manche Leute werden verbittert oder verhärtet durch ihre Erfahrung. Sie glauben nicht mehr so einfach an die Gerechtigkeit Gottes, oder sie hadern mit der ganzen Welt. Sie fühlen sich wegen ihrer Leiden benachteiligt.

Beinahe alle Eltern haben Angst, daß ihnen etwas ähnliches noch einmal passiert, daß sie vom Pech verfolgt werden. Ein Beispiel ist der Gedanke, den eine Mutter einer totgeborenen Tochter formulierte:

»Ich hatte immer wieder die Vorahnung, mein Mann würde genauso plötzlich sterben wie das Baby. Jedesmal, wenn er eine Minute zu spät von der Arbeit nach Haus kam, wurde ich halb verrückt. Ich war sicher, er habe einen Autounfall oder einen Herzinfarkt gehabt.«

Gewöhnlich verschwinden diese Ängste nach einiger Zeit. Aber das blinde Gottvertrauen, die Unschuld früherer Tage kehren nie wieder ganz zurück.

Gefühlsmäßige Veränderungen sind nur ein Teil dessen, was Familien nach dem Verlust ihres Kindes erfahren. In vielen Fällen ändert sich auch ihr Lebensstil. Besonders für die Mutter kann der Gedanke, bei der Schwangerschaft versagt zu haben, das Leben dramatisch verändern. Besonders schwer wird es für jene Frauen, die ihren Beruf oder andere Verpflichtungen in der Vorbereitung auf ihre erste Mutterschaft aufgegeben haben. Ohne ihre Karriere auf der einen Seite und ohne das Baby auf der anderen Seite muß sie nun in einer Zeit größter seelischer Belastung schwierige Entscheidungen treffen. Sie ist selbstverständlich völlig verunsichert, was zu tun ist. Soll sie ihre frühere Tätigkeit wieder aufnehmen oder etwas ganz anderes tun? Soll sie wieder schwanger werden? Ihre Vorstellungen können sich von einem auf den anderen Tag ändern. So beschreibt eine Frau ihre Verwirrung, nachdem sie eine Totgeburt erlebt hatte:

»Ich konnte den Gedanken nicht ertragen, neue Gesichter zu sehen, nach Arbeit zu suchen, mich irgendwo vorzustellen und dann abgelehnt zu werden. Ich hatte weder die Kraft, noch das Selbstvertrauen. Außerdem war mir die Arbeit plötzlich so gleichgültig. Ich wollte gern bald wieder schwanger werden, daher wollte ich nicht etwas Neues anfangen, nur um dann kurz darauf wieder aufzuhören. Da ich mich nicht entscheiden konnte, tat ich einfach gar nichts. Ich kann mich nur daran erinnern, fast ununterbrochen vor dem Fernseher gesessen zu haben. Es war sehr deprimierend.«

Manche Frauen versuchen, mit dieser Leere fertigzuwerden, indem sie sich selbst verwöhnen. Sie kaufen sich neue Kleider, renovieren das Haus, treten einem Klub oder Verein bei, kaufen sich das Heimtier, das sie sich schon lange gewünscht haben, gehen auf eine Ferienreise. So hoffen sie, ein gewisses inneres Wohlbefinden wiederzuerlangen und den Alptraum des Versagens zu überwinden.

Fast jede Aktivität, die dazu beiträgt, größeres Selbstvertrauen aufzubauen, ganz egal, wie primitiv sie scheinen mag, kann den Eltern helfen, sich von dem schweren Schock zu erholen, den sie erlitten haben.

Manche überdenken vieles neu, korrigieren ihre Wunschvorstellungen. Es braucht Zeit und Geduld; der Heilungsprozeß geht langsam voran.

Nicht selten wird das tragische Erlebnis selbst zum Ausgangspunkt und Ursprung der verschiedensten kreativen Aktivitäten. Einzelne gründen Selbsthilfegruppen, oder sie besuchen Kurse mit dem Ziel, beratend tätig zu werden. Nicht wenige engagieren sich politisch, um mitzuhelfen, die Ursachen ihrer Tragödie bekanntzumachen. Wieder andere schreiben Geschichten oder Gedichte. Viele berühmte Autoren sind Frauen, die große Literatur aus ihrer Erfahrung heraus, ein Kind verloren zu haben, geschaffen haben: Mary Shelley, Anaïs Nin und Harriet Beecher Stowe.

Eine Frau, die Mutterschaftsurlaub genommen hatte, die noch arbeitet, oder die andere Kinder hat, um die sie sich kümmern muß, hat es leichter als andere, dort wieder anzufangen, wo sie vor ihrer Schwangerschaft aufhörte. Frauen in solchen Situationen sind glücklicher dran, weil sie etwas haben, was sie in Trab hält – so wie auch die meisten Väter, die wieder ihre Arbeit tun.

Trotzdem können sich beide, Männer und Frauen, schwer auf ihre anderen Kinder oder ihre Arbeit konzentrieren, solange sie ihre Trauer um das Baby noch nicht überwunden haben. Freunde und Verwandte werden versuchen, sie abzulenken, aber manchmal haben sie nur den Wunsch, sich zurückzuziehen und allein zu weinen oder nachzudenken.

Ein Mann, dessen Sohn zwei Tage nach der Geburt starb, berichtet:

»Ich arbeite in einem Großraumbüro. Jeder wußte, daß mein Baby gestorben war. Ich fühlte mich unwohl, weil ich wußte, daß jeder mich beobachtete, ob es mir wohl gut ging. Ich wünschte mir nichts so sehr, als allein gelassen zu werden, um mit meinen Gefühlen fertigzuwerden.«

Wie aber kommt man nun weiter? Wie kommt man über die quälenden Erinnerungen hinweg, um sich auf andere Dinge zu konzentrieren? Oft reichen weder fürsorgliche Freunde noch die Familie, noch die eigene Kraft aus. Manche brauchen die Hilfe eines psychologischen Beraters, um den Weg in ein normales Leben zurückzufinden. Aber auch das Gespräch mit anderen, die ähnliche Erfahrungen mit dem Verlust eines Kindes gemacht haben, kann entscheidend helfen.

In den Vereinigten Staaten haben sich in den letzten Jahren Gruppen gebildet, die Eltern in Verbindung bringen, die derartige Erlebnisse gehabt haben. Dieses gemeinsame Gespräch betroffener Eltern, das gemeinsame Verarbeiten der Probleme, hat vielen geholfen, mit ihren schmerzlichen Erfahrungen fertigzuwerden. In Deutschland empfiehlt es sich, entweder über die Beratungsstellen der kirchlichen und weltlichen Organisationen oder über den Sozialdienst des Entbindungskrankenhauses Kontakt mit den Eltern zu suchen, die unter einem ähnlichen Erlebnis gelitten haben. Natürlich wird die erste Kontaktaufnahme nicht einfach sein. Die meisten Menschen, die einen schweren Trauerfall erlitten haben, neigen dazu, sich von der Umwelt abzukapseln und lehnen jede Art von Kontaktaufnahme zunächst ab. Hier kommt es darauf an, daß die kontaktsuchende Mutter die ersten Schritte für eine solche Begegnung sorgfältig plant. Man könnte an die andere Mutter, mit der man Kontakt aufnehmen will, einen Brief schreiben, in dem man darstellt, welches Schicksal man selber hatte und in dem man darauf hinweist, daß ein Gespräch das Verarbeiten des Erlebten einfacher macht. Vielleicht bittet man um einen telefonischen Rückruf.

Für Frauen, die seit längerer Zeit immer zum gleichen Gynäkologen gehen, bietet sich auch die Möglichkeit, mit dem Gynäkologen selber oder mit dessen Sprechstundenhilfe über den Wunsch zu reden, mit Frauen gleichen Schicksals Kontakt aufzunehmen. Leider ist es in unserem Land nur sehr schwer möglich, eine psychologische Betreuung durch einen von der Krankenkasse zugelassenen Psychologen zu erhalten – man braucht Gutachten, und es dauert oft mehrere Monate, bis die Behandlung durch die Krankenkasse genehmigt wird.

15.
Noch einmal ein Baby? Gefühle und Möglichkeiten

Sollten wir es noch einmal versuchen? Wie lange sollten wir bis dahin warten? Was passiert, wenn es wieder schiefgeht? Diese Fragen sind die Quelle großer Ängste für fast alle Familien, die eine gescheiterte Schwangerschaft erlebten.

Oft besteht der dringende Wunsch, möglichst bald ein weiteres Kind zu bekommen. Viele Eltern können die leere Wiege zu Haus nicht mitansehen. Sie haben sich auf ein Kind vorbereitet, sie haben in ihrem eigenen Leben Platz dafür geschaffen. Nur ein anderes Kind könnte diese Leere ausfüllen.

Im Laufe der Zeit läßt dieser Wunsch nach, das drängende Gefühl verschwindet. Die Partner arrangieren ihr Leben, ohne das erwartete Kind. Besonders die Mutter wird vorsichtig sein, schnell ein Kind zu empfangen, sogar wenn sie sich ganz verzweifelt eines wünscht. Ihr Körper erholt sich noch immer von der Schwangerschaft. Sie weiß, daß allein sie es ist, die erneut die ganzen Umstände einer Schwangerschaft ertragen muß.

Eine Frau über 30 Jahre fühlt sich unter Umständen unter Zeitdruck und macht sich Sorgen, ob sie nicht bald zu alt ist, noch ein Kind zu bekommen. Manchmal kommt auch der Druck des Mannes dazu. Er drängt sie, möglichst bald wieder schwanger zu werden. Freunde und Familien könne sich diesem Druck anschließen und die Mutter ermutigen, weil sie denken, daß nur ein lebendiges Baby des Schmerz der durchgemachten Erfahrungen vergessen läßt.

Dann ist es besonders wichtig, möglichst viel über die Ursachen für die gescheiterte Schwangerschaft in Erfahrung zu bringen und ob womöglich die Gefahr besteht, daß sich ein ähnliches Unglück erneut ereignet. Wenn ein Paar danach fragt, wie lange es bis zur nächsten Schwangerschaft warten sollte, hört es wahrscheinlich die unterschiedlichsten Antworten von Freunden, Verwandten und Ärzten. Das führt zur Verwirrung, wie ein Kommentar einer Mutter zeigt, die im fünften Monat einen Abgang hatte:

»Ich wollte schwanger werden, sobald ich meine erste Periode hatte, aber dann erzählte mir eine Freundin von einer Frau, die so verfuhr und dann wieder eine Fehlgeburt durchstehen mußte. Ich dachte: Ob das nicht so oder so passiert wäre? Aber wie sollte ich sicher sein? Eine andere Freundin, die bald nach ihrer Fehlgeburt schwanger wurde, hatte ein gesundes Baby bekommen. Jeder Arzt sagte mir etwas anderes darüber, ich wußte einfach nicht, was ich tun sollte.«

Die Dauer der ersten Schwangerschaft, der Verlauf der Geburt und das Alter und die Gesundheit der Mutter sind die wichtigsten Faktoren, die berücksichtigt werden müssen, wenn die Frage auftaucht, wie lange gewartet werden sollte. Einige Frauenärzte sind der festen Überzeugung – sie gründet sich auf mehrere Studien – daß zwei Schwangerschaften kurz hintereinander schädlich für das zweite Kind sein können. Sie raten zu einer Wartezeit von drei bis sechs Monaten nach einem vorzeitigen Abgang oder einer Schwangerschaftsunterbrechung und einem Zeitraum von sechs bis zwölf Monaten nach einer Totgeburt oder nach einer normalen Geburt mit anschließendem Kindstod. Ihre Empfehlungen basieren vor allem auf der Meinung, daß der Körper der Mutter physisch noch nicht bereit ist, wieder eine Schwangerschaft durchzumachen und daß beide, Mutter und Vater, Zeit brauchen, um über den Tod der ersten Babys hinwegzukommen, bevor sie sich auf ein neues vorbereiten.

Wenn zwei Partner sich von ihrem Kummer noch nicht vollständig erholt haben, kann das nächste Baby nicht um seiner selbst geliebt werden, sondern wird womöglich – wenn auch unbewußt – mit dem Baby verglichen, das gestorben ist. Manche Ärzte sprechen hier von einem »Ersatzkind-Syndrom«. Ein Arzt berichtet:

»Ich weise die Eltern darauf hin, wie wichtig es ist, daß jedes Kind seine eigene separate Persönlichkeit hat. Wenn das Kind, das starb, ihr zweites Kind war, dann sollte das nächste als drittes Kind angesehen werden, nicht wieder als zweites Kind. Und sie sollen dem nächsten Baby auch einen neuen Namen geben und es in ihrer Vorstellung völlig anders sehen.«

Wenn Eltern sich dieses Problems bewußt sind und sich körperlich und geistig für eine weitere Schwangerschaft bereit fühlen, empfehlen viele Ärzte, nicht lange mit einer neuen Empfängnis zu zögern.

Aber es ist das Schicksal der Eltern, sich Sorgen zu machen, ganz egal wie sie sich entscheiden. Ob es in wenigen Monaten oder nach Jahren dazu kommt, die nächste Schwangerschaft ist in jedem Fall eine Zeit großer Angst und Furcht. Wird es wieder negativ auslaufen? So sagte eine Mutter nach ihrer Fehlgeburt: »Ich war während meiner ganzen nächsten Schwangerschaft ständig in höchster Furcht. Jedesmal, wenn ich auf die Toilette ging, war ich sicher, wieder Blut zu entdecken.«

Viele Paare versuchen, die nächste Schwangerschaft so unterschiedlich wie möglich von der gescheiterten zu gestalten. So werden sie Aktivitäten unterlassen, die ihnen während der ersten Schwangerschaft Spaß gemacht haben. Manche kaufen die gesamte Babyausstattung neu. Viele hören überhaupt zu planen auf, sprechen gar nicht über ihr Baby, bereiten auch keine Wiege oder kein Kinderzimmer vor. Sie suchen ununterbrochen nach Sicherheit – bei ihrem Partner und vor allem bei ihrem Arzt, von dem sie immer wieder hören wollen, daß diesmal alles gut gehen wird.

Oft werden sie von Freunden zu hören bekommen, sie seien unvernünftig, es noch einmal versucht zu haben. Einen typischen Fall zeigt der Kommentar einer Mutter, deren erste Schwangerschaft mit einer Fehlgeburt endete:

»Als ich wieder schwanger wurde, freuten sich alle sehr und ermutigten mich. Dann aber wurde eine Gebärmutterspiegelung durchgeführt, und ich erfuhr, daß mein Baby schwer mißgebildet sein würde, so daß wir uns für eine Schwangerschaftsunterbrechung entschieden. Es war grauenhaft, aber trotzdem waren wir entschlossen, es noch einmal zu versuchen. Ich war überrascht, daß niemand ein Wort der Gratulation fand, als ich wieder schwanger wurde. Freunde sagten mir sogar, ich sei verrückt, es noch einmal zu versuchen.«

In einem solchen Fall brauchen Eltern Verständnis und Anerkennung für den Mut, das Risiko noch einmal auf sich zu nehmen.

Für viele Eltern gibt es kein zweites Mal mehr. Manche können nicht mehr schwanger werden. Andere haben zu viel Angst vor einer weiteren Schwangerschaft. Die Mutter mag denken, sie sei zu alt oder ist überzeugt, daß alles wieder unglücklich enden könnte, so daß sie kurz nach der Entbindung eine Tubenunterbindung durchführen läßt.

Diese Familien durchlaufen einen schmerzhaften Prozeß, weil sie sich entscheiden, ihre Lebensziele zu ändern: Ein Leben ohne Kinder oder mit weniger Kindern, als sie gehofft hatten. Sie werden mehr als andere Familien immer wieder darüber nachdenken, wie ganz anders ihr Leben hätte werden können. Ein Vater erinnert sich:

»Wir hatten schon zwei Kinder, und kurz nachdem das dritte starb, entschied sich meine Frau für eine Tubenligatur. Sie sagte, sie wollte niemals wieder schwanger sein und niemals wieder eine so grauenhafte Erfahrung durchmachen. Wir sind glücklich mit unseren beiden Kindern, aber wir sprechen auch oft darüber, wie es wäre, wenn wir ein weiteres Kind hätten. Manchmal denke ich, es wäre richtig gewesen, ein Kind zu adoptieren.«

Für die Eltern, die keine Schwangerschaft mehr wollen, gibt es die Möglichkeit der Adoption. Aber ein Baby zu adoptieren, ist sehr schwierig geworden. Es werden heute sehr viel weniger Kinder zur Adoption freigegeben als früher. So gibt es bei den Behörden lange Wartelisten, in die adoptionswillige Eltern manchmal gar nicht mehr aufgenommen werden können.

Natürlich besteht die Möglichkeit, Kinder aus anderen Ländern, speziell aus Asien und Südamerika, zu adoptieren. Aber auch hier sind unzählige bürokratische Hürden zu nehmen. Welcher Weg zur Adoption auch immer gewählt wird, er bedeutet Papierkrieg, zahlreiche Befragungen und behördliche Untersuchungen und manchmal, falls die Adoption in einem fremden Land stattfinden soll, einen längeren Aufenthalt dort. Wenn dann endlich ein bestimmtes Kind ausgewählt wurde, können die Sorgen über dessen Wohlergehen denen gleichen, die Eltern bei eigenen Kindern durchmachen. So erklärte eine Mutter:

»Wir hatten uns entschlossen, ein Baby zu adoptieren, nachdem unsere Tochter an einer schrecklichen Krankheit gestorben war. Aber wir waren sehr eingeschüchtert. Wir hatten von unserem ersten Baby gelernt, daß es keine Lebensgarantien gibt. Ich war während des ganzen Adoptionsvorganges in Sorge. Den einen Tag machte ich mir Gedanken darüber, ob es überhaupt gelingen werde, am anderen Tag dachte ich über die vielen Geschichten nach, die ich über mißglückte Adoptionen gehört hatte. Manchmal glaubte ich schließlich, daß es vielleicht doch einfacher gewesen wäre, noch einmal schwanger zu werden – dann würde ich zumindest wissen, wie lange es dauern würde. Erst als das adoptierte Kind bei uns war, begann ich, Erleichterung zu spüren und zu merken, daß unsere Entscheidung richtig war. Ich erkannte, daß all die Aufregung nicht umsonst gewesen war – unser neuer Sohn ist einzigartig!«

Für Paare, die keine Adoption wollen, aber Schwierigkeiten mit einer erneuten Empfängnis haben, bleibt der Gang zum Fachmann: auf genetische Probleme spezialisierte Ärzte. Die Ursache der Fruchtbarkeitsstörungenen wird untersucht und festgestellt, verschiedene Behandlungsmethoden müssen ausprobiert werden. Genetische Untersuchungen können die Sorgen mancher Paare, die erneute Schwierigkeiten bei der Schwangerschaft befürchten, ausschließen (s. Kapitel 3).

Die Ankunft eines neuen gesunden Babys beendet das lange Warten und die vielen Sorgen während der Schwangerschaft oder während der Adoptionszeit. Aber bestimmte Ängste bleiben bestehen. Wenn Eltern einmal ein Unglück erlebt haben, sind sie übervorsichtig und ängstlich um ihr neues Kind besorgt, weil sie wissen, wie zerbrechlich ihr Glück sein kann. Und sie haben in der Regel auch Schwierigkeiten, nicht in die Versuchung zu kommen, das neue Kind mit dem Kind zu vergleichen, das nicht da ist. Wäre das andere Kind hübscher gewesen? Würde es weniger geschrien haben?

Besonders wenn das neue Baby kurz nach der gerade erst überstandenen Tragödie kommt, müssen die Eltern sich klarmachen, daß dieses Kind nicht ohne den vorangegangenen Tod des anderen existieren würde. »Wir waren total zerstört, als meine Frau eine Fehlgeburt hatte«, erinnert sich ein Ehemann. »Aber wir wußten, daß wir dann Amy nicht gehabt hätten; und was wäre unser Leben ohne sie?«

Ein neues Kind zu bekommen, kann niemals die Erinnerungen an den schweren Verlust überdecken. Doch es wird aufwachsen und einen ganz eigenen Charakter entwickeln. Die Eltern merken, wie wunderschön dieses Kind ist, wie sehr es gewünscht wurde, wie wundervoll das Leben sein kann, wenn es gedeiht und größer wird. Ein anderes Kind, ein gesundes Baby, bringt Freude und Glück. So beschreibt eine Frau, die eine Fehlgeburt durchstand, ihre Reaktion auf das neue Baby: »Ich hatte das Gefühl, wieder Mensch zu sein.«

VI.
Die Situation in Deutschland

16.
Berichte betroffener Eltern von Peter-Josef Boeck

Die klinische Geburtshilfe geriet in den letzten Jahren mehr und mehr in die öffentliche Kritik. Nicht nur »Feministinnen«, sondern auch andere Frauenorganisationen fordern für die Frauen Kompetenzen in einem Bereich zurück, über den in unserer Gesellschaft Männer entschieden und Gesetzesvorlagen einbrachten, obwohl er nur die Frauen betraf: Die Entscheidung, eine Schwangerschaft auszutragen und ein Kind zur Welt zu bringen – oder nicht.

Diese Kritik wird verständlicherweise besonders von Eltern geburtsgeschädigter Kinder, von Witwern und Angehörigen einer an den Folgen einer Schwangerschaft gestorbenen Frau vorgetragen. Von Betroffenen also, die schlimme Erfahrungen im Krankenhaus machten. Sie prangerten viele Mißstände öffentlich an – in der Hoffnung, daß sich im Klinikalltag vielleicht positive Veränderungen einstellen.

Noch vor wenigen Jahren wurde die Geburtsschädigung oder der Tod eines Kindes bei der Geburt als Schicksal, als gottgewollte Fügung, ja sogar als Strafe angesehen. Heute wird der Tod einer Mutter im Verlauf der Geburt häufig zu Recht auf ungenügende medizinische Versorgung in der Schwangerschaft und während der Entbindung zurückgeführt.

Die erhoffte größere Sicherheit war für viele schwangere Frauen ein ausschlaggebendes Motiv, zur Geburt des Kindes rechtzeitig in ein Krankenhaus zu gehen und dort noch einige Tage danach zu bleiben. Es finden daher nur noch sehr wenige »Hausgeburten« statt. Über 99% der Geburten werden im Krankenhausbetrieb registriert. Die schwangere Frau, die in der Regel kerngesund ins Krankenhaus kommt, wird hier nicht selten zur Patientin.

Ich weiß, wovon ich rede; denn ich bin ein Vater, der es bitter erfahren mußte. Ich habe eine fast 5jährige geburtsgeschädigte Tochter Sabine und einen dreijährigen gesunden Sohn. Meine Frau und ich haben in einer jahrelangen gerichtlichen Auseinandersetzung den Nachweis erbracht, daß unsere Sabine allein durch schwere Arztfehler und mangelhafte Organisation in der Klinik zeit ihres Lebens schwerstbehindert sein wird. Auf diesen Prozeß, bei dem es vor allem auch um die Risiken und Rechte der werdenden Eltern bei einer programmierten Geburt geht, wird später noch näher eingegangen.

Durch Öffentlichkeitsarbeit konnten inzwischen zahlreiche Kontakte zu anderen betroffenen Eltern geknüpft werden. Im November 1982 wurde der bundesweit tätige »Arbeitskreis Kunstfehler in der Geburtshilfe (AKG) e. V.« gegründet. Ärzte und Vertreter von Krankenhausverwaltungen behaupten, Geburtsschädigungen und der Tod des Kindes oder der Mutter kämen äußerst selten vor. Sie verharmlosen und vertuschen damit die Alltagswirklichkeit in der klinischen Geburtshilfe. Jährlich kommen in der Bundesrepublik Deutschland 25000 behinderte Kinder zur Welt. Dem AKG e. V. sind allein aus einem Monat im Umkreis von 50 km um Dortmund drei Geburten bekannt geworden, bei denen das Kind und/oder die Mutter zu Schaden kamen oder starben.

Als ein erschreckendes Beispiel des Klinikalltags soll hier das Schicksal einer Mutter geschildert werden. Die Eltern Birgit und Detlef L. baten Anfang März 83 in einem Brief an den AKG e. V. um Hilfe:

»Ich habe vor ein paar Tagen im ›stern‹ den Bericht ›Das programmierte Leid‹ und einen anderen Bericht in einer Frauenzeitschrift gelesen. Auf diese Weise erfuhr ich von Ihrem ›Arbeitskreis Kunstfehler in der Geburtshilfe e. V.‹. Dadurch fühle ich mich ermutigt, Ihnen zu schreiben.

Mein Mann und ich sind ziemlich verzweifelt; denn auch wir sind seit dem 17. 12. 82 Eltern eines schwerstbehinderten Kindes. Wir haben allerdings erst vor zwei Wochen die Wahrheit in vollem Umfang erfahren. Da die Geburt unseres Sohnes von Anfang bis Ende eine Tortur war – obwohl er durch Kaiserschnitt zur Welt kam –, sind wir der festen Meinung, daß unser Kind gesund hätte sein können, wenn nicht die Ärzte fehlerhaft und nachlässig gehandelt hätten.

Meine Schwangerschaft verlief nicht ganz ohne Probleme. Nach einer Fehlgeburt wurde ich im Mai 82 wieder schwanger, in der achten Woche traten Blutungen auf. Die Frauenärztin erklärte mir, meine Gebärmutter sei nach hinten statt nach vorn abgeknickt. Daher rührten die Schwierigkeiten. Nachdem ich mich einige Wochen besonders geschont hatte – d. h. hauptsächlich gelegen habe – ich arbeite sonst als Erzieherin –, konnte ich die Schwangerschaft doch halten. Im weiteren Verlauf traten keine Komplikationen mehr auf. Bei der Vorsorgeuntersuchung am 8. Dezember war noch alles in Ordnung. Am frühen Morgen des 13. Dezember 82 – ich war in der 32. Schwangerschaftswoche – bekam ich plötzlich Wehen. Die Ärztin wies mich sofort ins Klinikum ein. Die Wehen waren noch nicht sehr stark, kamen aber alle 5 Minuten. Der Gebärmuttermund hatte sich ein bis eineinhalb Zentimeter geöffnet.

Im Krankenhaus kam ich sofort an den Dauertropf, durch den ich ein Anti-Wehen-Mittel mit 30 Tropfen in der Minute erhielt. Als die Wehen nachließen, wurde das Mittel reduziert. Am nächsten Tag, einem Dienstag, wurde ich vom Tropf auf Tabletten umgestellt. Ich bekam furchtbares Herzrasen und zitterte am ganzen Körper. Auch das Kind hatte Herzrasen, wie am CTG (Kardiotokographen = Aufzeichnungsgerät für die kindlichen Herztöne und die Kontraktionen/Wehen) abzulesen war. Der diensthabende Arzt sagte mir, er wolle am nächsten Tag eine Cerclage (Schlinge um den Gebärmutterhals) legen. Dieser Eingriff sei überhaupt kein Problem. Die einzige Gefahr wäre, daß erneut Wehen auftreten könnten. Bekäme man sie aber gut in den Griff, könnte ich vier Tage später sogar wieder nach Haus entlassen werden. Unter diesen Umständen willigte ich ein, da ich auf keinen Fall mein Kind verlieren wollte.

Am nächsten Tag, einem Mittwoch, wurde die Cerclage gelegt. Als ich aus der Narkose erwachte, teilte mir derselbe Arzt mit, daß leider die Fruchtblase geplatzt sei. Er beteuerte sofort, dies sei nicht bei dem Eingriff, sondern erst danach passiert. Er werde trotzdem weiter versuchen, das Kind zu halten. Es könnten allerdings erneut Wehen oder gar eine Infektion auftreten. Dann müsse das Kind schnellstmöglich, notfalls mit Kaiserschnitt, geholt werden.

Ich hing also wieder am Tropf, diesmal mit 35 Tropfen pro Minute. Da die Wehen schnell wieder nachließen, wurde ich am darauffolgenden Tag, Donnerstag, wieder vom Tropf auf Tabletten umgestellt. Das ging allerdings nicht lange gut. Gegen 17 Uhr stellten sich erneut Wehen ein, die schnell stärker wurden. Deshalb kam ich gegen 19.30 Uhr wieder an den Tropf, jetzt mit 40 Tropfen in der Minute. Man fuhr mich in einen Zweitkreißsaal, der wohl eher als Ausweich- oder Warteraum benutzt wurde. In diesem Raum befand sich keine Klingel oder etwas anderes, um eine Schwester rufen zu können. Der Liegeraum, in dem eine solche Vorrichtung vorhanden war und in den man mich normalerweise gebracht hätte, wurde zu dieser Zeit gerade für eine Weihnachtsfeier geschmückt, die kurze Zeit später dort stattfinden sollte.

Die Wehen kamen jetzt stark und regelmäßig. Ab und zu schaute die Hebamme auf das CTG, meinte, daß die Wehen langsam nachließen, und ging wieder aus dem Zimmer. Ich selbst hatte den Eindruck, daß die Wehen immer stärker wurden. Mehrmals habe ich gefragt, ob es denn nicht für mich oder das Kind gefährlich sein könnte, wenn die Cerclage trotz starker Wehen nicht gelöst werde. Die Hebamme antwortete: »Im Moment geht es noch, aber wenn es noch länger so weiter geht, kann es schon gefährlich werden.«

Irgendwann zwischen 21 und 22 Uhr bekam ich einen starken Schüttelfrost. Ich hatte 37,8 Grad Temperatur. Die Hebamme meinte, man müsse die Temperatur weiter beobachten. Da die Weihnachtsfeier in vollem Gange war, schloß die Hebamme die Tür, damit ich mehr Ruhe habe.

Etwa eine Stunde später hatte ich das Gefühl, furchtbar zu glühen. Nachdem ich dann selbst Fieber gemessen hatte, stellte ich fest, daß das Fieber auf über 39 Grad gestiegen war. Ich geriet regelrecht in Panik, da ich mir Sorgen um die Gesundheit meines Kindes machte. Ich rief mehrmals, so laut ich konnte, nach der Hebamme, doch niemand hörte mich. Die Tür war ja geschlossen und die Musik und das Gelächter übertönten wohl mein Rufen. Da ich nun schon seit Stunden starke Schmerzen hatte und außerdem am CTG und am Dauertropf angeschlossen war, konnte ich nicht aufstehen. In meiner Verzweiflung warf ich eine Kerze, die mir die Hebamme im Laufe des Abends ans Bett gestellt hatte, gegen die Tür. Auch das hörte niemand. Dann entdeckte ich neben meinem Bett eine große Blechschüssel in einer Halterung und ein Glastellerchen. Ich schlug mit dem Tellerchen, so fest ich konnte, gegen die Blechschüssel, was natürlich einen Riesenkrach machte. Jetzt erst kam die Hebamme und ein Arzt. Er gab mir Antibiotika. Als ich ihn fragte, ob das Kind denn jetzt nicht geholt werden müsse und ob ihm meine Infektion nicht schaden würde, meinte er nur: ›Dagegen bekommen Sie ja jetzt Antibiotika.‹

Mein Mann, der sich auch die größten Sorgen machte, rief gegen 23 Uhr noch einmal auf der Entbindungsstation an. Man sagte ihm, wie er mir später erzählte, daß ich zwar etwas Temperatur hätte, aber sonst sei alles in Ordnung. Er solle sich schlafen legen, denn vor dem nächsten Tage käme das Kind bestimmt nicht mehr.

Ich wälzte mich in meinem Bett vor Schmerzen hin und her. Dadurch verrutschte ständig der Tonkopf auf meinem Bauch, so daß ich die Herztöne des Kindes meist nicht hören konnte.

Gegen 1 Uhr 30 nachts war ich dann am Ende meiner Kräfte. Die Hebamme sagte immer, ich solle gegen die Wehen atmen, was ich vorher ja auch gelernt hatte. Aber je tiefer ich in den Bauch zu atmen versuchte, um so stärker wurden die Schmerzen (ich vermute, daß dies irgendwie mit der Cerclage zusammenhing).

Den Arzt, der nun wieder geholt wurde, habe ich fast angefleht, das Kind endlich kommen zu lassen. Ich war überzeugt, daß die ständige Hinauszögerung dem Kind eher schaden als nützen würde. Außerdem konnte ich einfach nicht mehr. Jetzt endlich entschloß sich der Arzt, die Cerclage zu lösen.

Der Anti-Wehentropf wurde abgenommen, ich wurde in das eigentliche Entbindungszimmer gebracht. Dort löste der Arzt die Cerclage, wobei er offensichtlich große Schwierigkeiten hatte. Mir tat dies auch fürchterlich weh. Danach kam ich sofort wieder an den Dauertropf, diesmal mit einem wehenfördernden Mittel. Der Arzt befestigte eine Sonde oder etwas Ähnliches am Kopf des Kindes (es handelt sich um eine Kopfschwartenelektrode, P.-J. B.), um die Herztöne besser aufzuzeichnen. Es stellte sich aber heraus, daß diese jetzt mit jeder Wehe fast ganz ausblieben.

Unser Sohn wurde dann um 2 Uhr 35 per Kaiserschnitt geboren. Ich war nun in der 33. Schwangerschaftswoche und den fünften Tag in der Klinik. Er hatte einen Apgar-Wert von 1 Punkt, war also praktisch tot. Nach 5 bzw. 10 Minuten erreichte er 5 von möglichen 10 Punkten. Er mußte nach der Geburt wiederbelebt werden und wurde dann fast 2 Monate lang künstlich beatmet.

Mein Mann, der auf mein Drängen noch vor der Geburt verständigt wurde, durfte das Kind erst 6 Stunden später das erste Mal sehen. Die Körperfarbe des Kindes war rosig, jedoch sein gesamter Kopf, vom Gesicht bis zum Hinterkopf, dunkelblau. Da uns diese Tatsache sehr beunruhigte, bestürmten wir die Ärzte mit Fragen. Die Gynäkologen gaben uns nur ausweichende Antworten. Die Kinderärzte meinten, der Bluterguß sei nicht schlimm, er werde mit der Zeit verschwinden. Die Blaufärbung verschwand dann auch nach 2 bis 3 Wochen. Der Zustand unseres Kindes war mal besser, mal schlechter. Es war ein ständiges Auf und Ab.

Einige Wochen nach der Geburt teilten uns die Ärzte mit, unser Sohn zeige in den letzten Tagen ein starkes Schädelwachstum. Er müsse am Hydrocephalus (Wasserkopf) operiert werden. Die Ursache dafür blieb ungeklärt. Für diesen Eingriff wurde das Kind in ein Kinderkrankenhaus nach K. verlegt, wo es bis heute liegt. Die Kinderneurologen teilten uns dann mit, das Gehirn unseres Jungen sei zum größten Teil zerstört, er werde auf jeden Fall schwerste Behinderungen davontragen. Auf unsere Frage nach den Ursachen meinten die Ärzte, es liege nicht am Hydrocephalus, sondern an Sauerstoffmangel während der Geburt.

Obwohl aus den Unterlagen hervorgeht, daß man bereits im Klinikum in V. schwerste Hirnschädigungen unseres Kindes erkannt hatte, sagte man uns dort nicht die Wahrheit. Wir hatten nur ausweichende oder vertröstende Antworten erhalten. Die dortigen Ärzte hatten versucht, uns falsche Hoffnungen zu machen, und uns teilweise sogar belogen. Über die Erweiterung der Hirnkammer, also den entstehenden Hydrocephalus, hatten sie uns zwar informiert, Stillschweigen hatten sie dagegen darüber bewahrt, daß der größte Teil der Hirnzellen schon abgestorben war.

Mein Mann und ich sind der Meinung, daß unser Sohn hätte gesund zur Welt kommen können, obwohl er ein ›Frühchen‹ ist. Er wurde 8½

Wochen zu früh geboren mit einem Gewicht von 1850 Gramm und einer Größe von 42 cm.«

Diese Geburtsschilderung war auch für mich sehr bedrückend, obwohl ich mittlerweile über 100 ausführliche Berichte gehört und gelesen habe. 5 Tage lang wurde vergeblich versucht, die Kontraktionen zu stoppen, es wurde noch ein operativer Eingriff unternommen, der im Ergebnis nur schadete, und danach wurden die Gefahren trotz der ständigen Fragen der Gebärenden nicht ernst genommen. Jeder Laie erkennt, daß hier das Klinikpersonal empörende Nachlässigkeit gezeigt hat. Aber dies ist es nicht allein.

Die Wehenhemmung (Tokolyse) hat in der Mitte der 70er Jahre ihren Einzug in die klinische Geburtshilfe genommen. Wehenhemmende Mittel werden eingesetzt, um eine drohende Frühgeburt hinauszuzögern, um ein geburtsreifes Kind zur Welt zu bringen. Nach Angaben des Medizinjournalisten Justin Westhoff wurden allein in Westberlin im Jahre 1978 Tokolytika im Wert von 2 Millionen DM verordnet. Die Zahl der Frühgeburten ging trotzdem nicht zurück. Die Kinder haben zwar ein etwas höheres Gewicht, dafür ist ihr Allgemeinzustand häufig schlechter. Die Gynäkologen geben zu, daß sie über die medizinischen Ursachen vorzeitiger Wehen bei drohender Frühgeburt bis heute nichts wissen. Die Behandlung mit wehenhemmenden Mitteln erfolgt also rein symptomatisch und zudem mit – wenn überhaupt – nur zweifelhaftem Erfolg. Der Gynäkologe Prof. Saling fordert daher, diese Mittel bei drohender Frühgeburt maximal 48 Stunden einzusetzen, ausschließlich um die Lungenreife des Kindes vor der Geburt zu entwickeln. Der Anschein eines ärztlichen Kunstfehlers und nachlässiger Klinikorganisation bei der Geburt des Kindes von Birgit und Detlef L. war offensichtlich.

Nach Studium des Geburtsberichtes rechnete ich mit dem Tod des Kindes noch in den nächsten Tagen. Ich rief die Eltern an, gab ihnen Ratschläge für das juristische Vorgehen und empfahl ihnen, schnellstmöglich Fotokopien sämtlicher Unterlagen seit Aufnahme in die Klinik zu verlangen. Wenige Tage später kam von den Eltern der folgende Brief:

»Wir möchten uns hiermit herzlich für die telefonische Beratung und die zugesandten Unterlagen bedanken. Unsere Situation hat sich erheblich geändert, da unser Sohn gestern abend im Kinderkrankenhaus K. gestorben ist. Seine Lunge, die durch die Langzeitbeatmung ziemlich geschädigt war, hatte sich in den letzten zwei Tagen wieder sehr verschlechtert. Gestern abend hat unser Sohn dann, wie man uns sagte, ›einfach aufgehört zu atmen‹. Da er sowieso schon schwere Hirnschäden hatte und in den letzten Tagen auch noch an Krämpfen litt, hat man vernünftigerweise nicht versucht, ihn wiederzubeleben.

Das Ganze geht uns natürlich, wie Ihr uns sicher gut nachempfinden könnt, sehr an die Nieren. Auf der anderen Seite sind wir allerdings auch etwas erleichtert, denn wir glauben, daß es so für das Kind und uns das Beste ist. Trotzdem haben wir vor, Euren Rat zu befolgen und Strafanzeige zu erstatten.

Auch wenn es unserem Sohn nichts mehr nutzt, so möchten wir doch der Ursache für seine Schädigung und seinen Tod auf den Grund gehen.

Wir haben uns vorgestern Fotokopien aller (?) Untersuchungsunterlagen von meinem Krankenhausaufenthalt geben lassen. Beim Durchlesen stellten wir fest, daß man uns offensichtlich einiges vorenthalten hat!

So sind auch wir zu der Meinung gekommen, daß man nicht genug tun kann, um Mißstände in Krankenhäusern, insbesondere bei der Geburtshilfe, aufzudecken und gegebenenfalls an die Öffentlichkeit zu bringen. . . .«

Diese Eltern haben ihr Kind verloren, und sie werden ihr Leben lang nicht vergessen, was ihr Kind und sie selbst in den vorangegangenen drei Monaten durchmachen mußten. Werden sie den Wunsch nach einem weiteren Kind haben? Werden sie Kraft, Zeit und Geld haben, um dem Klinikpersonal unverantwortliches Fehlverhalten nachzuweisen? Kann man dies Eltern überhaupt zumuten, jetzt, nachdem das Kind tot ist, und bei einem Prozeßerfolg oder einer außergerichtlichen Einigung kaum mehr als die Bestattungskosten ersetzt werden? Wird das diensthabende Personal, vor allem die Hebamme und die Ärzte, ihr unverantwortliches Handeln einsehen und den Eltern helfen, den Tod ihres Kindes richtig zu verarbeiten? Fragen, die sich nicht sofort und kaum allgemein beantworten lassen. Beantworten läßt sich aber die Frage, weshalb heute auf die Gefahren ärztlichen Handelns und iatrogener (durch ärztliche Maßnahmen verschuldeter) Schäden aufmerksam gemacht werden muß:

- Der Alltag in den Kreißsälen ist heute meist gekennzeichnet durch wachsenden Einsatz von Medikamenten und medizinischer Technik anstelle menschlicher Zuwendung und Betreuung.
- Junge Ärzte/Ärztinnen sind häufig noch unzureichend qualifiziert und werden außerhalb der offiziellen Dienstzeiten oft allein gelassen.
- Auf die Krankenhäuser wird im Zuge der »Kostendämpfung« ein Druck ausgeübt, der zuerst zu Personaleinsparungen führt und nicht den für die Industrie gewinnträchtigen Einsatz von Medizingeräten und Medikamenten in Frage stellt.
- Der Druck zur kostengünstigen Auslastung der Kapazitäten ist mitverantwortlich für das Gedeihen der technologischen, insbesondere der programmierten Geburtshilfe, nach der die schwangere Frau ihr Kind gebären soll, wenn es dem ärztlichen Dienstplan und der Klinikorganisation gefällt.

– Männer können keine Schwangerschaft austragen. Dennoch gibt es nur wenige Frauen, die über Jahre hinweg auf Entbindungsstationen als Ärztin arbeiten. Unter den Gynäkologieprofessoren kann man die Frauen an wenigen Fingern abzählen.

Diese zentralen Probleme sind charakteristisch für die Bedingungen der klinischen Geburtshilfe, unter denen ärztliche Kunstfehler oft geradezu programmiert werden.

Neun Monate hat sich die werdende Mutter Mühe gegeben, ein gesundes Kind zur Welt zu bringen, haben sich die meist jungen Eltern sorgfältig auf die Geburt vorbereitet, Vorbereitungskurse besucht, an den Vorsorgeuntersuchungen teilgenommen, Bücher gelesen. Und dennoch kommt das Kind vielleicht schwerstgeschädigt oder tot zur Welt. Ist das Neugeborene tot oder stirbt es nach kurzer Zeit, so werden die Eltern nur selten einen jahrelangen Prozeß wegen Kunstfehlern anstrengen. Objektiv gesehen, können sie auch den Tod nach einer Phase der Trauer eher verschmerzen als ein lebenslang schwerstbehindertes Kind. Insbesondere die Frau wird die Geburt wahrscheinlich nie vergessen. Sie fühlt sich enttäuscht und betrogen nach allen Mühen und Hoffnungen in der Schwangerschaft. Dennoch: Der Tod des Kindes reißt die Eltern meistens nicht unabänderlich aus den bisherigen Hoffnungen fürs Leben.

Anders ist es bei vielen Eltern, deren Kind fast tot oder jedenfalls erkennbar schwer- oder schwerstbehindert zur Welt kommt. Ich habe es selbst erfahren und höre es immer wieder von anderen Eltern in ähnlicher Situation. Angst, tödliche Angst zu haben vor einem Leben als Eltern eines schwerstbehinderten Kindes, ist sehr oft das alles bestimmende Gefühl. Ich hatte Angst, in wenigen Jahren zu vergrämen und mein Leben nur noch nach diesem schwerstbehinderten Kind auszurichten, 10, 20 Jahre, vielleicht bis an mein Lebensende. Viele andere Betroffene bestätigten später, ähnlich gefühlt und gedacht zu haben: Die Eltern sind hin- und hergerissen zwischen dem Gedanken, das Kind möge doch bald sterben, um sich selbst und ihnen lebenslanges Leid zu ersparen, und dem Wunsch, es könne vielleicht mit ihren Anstrengungen und großem Einsatz von Ärzten und Therapeuten gerettet werden und von schweren Folgeschäden verschont bleiben. Gleichzeitig wird zum Teil selbstquälerisch nach eigenen Fehlern und Mängeln in der Vorbereitung und während der Geburt gesucht. »Haben wir als Eltern zu wenig gelesen, uns doch noch zu wenig informiert? Hätten wir nicht die ständige Anwesenheit einer Hebamme und die regelmäßige Kontrolle durch einen qualifizierten Arzt verlangen sollen?« Das sind Fragen, die Eltern an sich selbst richten.

Bei vielen Frauen entsteht das Gefühl, versagt zu haben. Aus Schuldgefühlen dem Kind gegenüber und weil sie neun Monate schwanger waren, sind sie ohnedies bereit, ihr Leben ganz auf die Bedürfnisse des Kindes einzustellen. Die herkömmliche Arbeitsteilung zwischen Mann und Frau trägt ebenfalls häufig zu dieser Tendenz bei. Die Beziehung zwischen Mann und Frau wird in diesen ersten Tagen, Wochen und Monaten nach der Geburt auf eine Probe gestellt, wie sie härter kaum sein kann. Überlebt das Kind, so müssen sich die Eltern, meist vor allem die Frau, auf die Anforderungen täglicher Therapie und Pflege einstellen. Sie bemühen sich um mehr Aufklärung über die Schwere der Behinderung, über Entwicklungschancen des Kindes und wollen wissen, wie alt es werden kann.

Zeit- und kraftraubend vergehen die ersten Monate. Viele Eltern überlegen sich erst nach dieser Zeit, Ärzte, Pflegepersonal und das Krankenhaus auf Schadensersatz und Schmerzensgeld zu belangen, wenn die endgültigen Folgen für sie selbst und das Kind genauer absehbar sind. Nur wenige Eltern finden schon in diesen ersten Wochen Mut und Kraft, juristische Schritte einzuleiten.

Die Ärzte unternehmen nach unseren Erfahrungen alles, um den Eindruck schuldhaften Fehlverhaltens gar nicht erst aufkommen zu lassen. Dem AKG e. V. wurde bei fast 250 zugetragenen Fällen kein einziger bekannt, in dem der Arzt von sich aus den betroffenen Eltern gegenüber seine Verantwortung zugab. Obwohl jeder Arzt einen Eid leistet, in dem es u. a. heißt: »Ich werde meinen Beruf mit Gewissenhaftigkeit und Würde ausüben. Die Erhaltung und Wiederherstellung der Gesundheit meiner Patienten soll oberstes Gebot meines Handelns sein ... Ich werde ... selbst unter Bedrohung ... meine ärztliche Kunst nicht in Widerspruch zu den Geboten der Menschlichkeit anwenden ...« Verlangt dieses Gelöbnis nicht vor allem, daß der Arzt sich erst recht *nach* einem schuldhaften Behandlungsfehler als gewissenhaft und würdig erweist? Ist es nicht ein Gebot der Menschlichkeit, die Mutter des Kindes und deren Partner über die Ursachen der Schädigung zu informieren und alle Hilfe zu geben, die den Eltern die Bewältigung des Lebens mit einem schwerstbehinderten Kind erleichtern?

Wir selbst haben nach der Geburt zu hören bekommen: »Wenn man zur programmierten Geburt steht, muß man so etwas in Kauf nehmen«, und »Vielleicht liegt es doch in der Familie« und »Die Ursachen sind in der Placentainsuffizienz (mangelnde Versorgungsfähigkeit der Gebärmutter für das ungeborene Kind) zu suchen«.

Ärzte rechnen im Kunstfehlerfall offensichtlich damit, das zugefügte Leid werde die Eltern daran hindern, die Kraft für einen Prozeß aufzubringen. Sie hoffen darauf, daß den Betroffenen die fachliche Kompetenz fehlt, um den ärztlichen Kunstfehler nachzuweisen. Sie wissen um ihre gesellschaftliche und politische Macht, über die sie durch die Ärzteverbände und die halbstaatlichen Einrichtungen – die Ärztekammern – und die Versicherungen verfügen. Sie haben in der Regel die Krankenhausleitungen und die Träger der Krankenhäuser auf ihrer Seite. Dennoch behaupten Ärzte, schweigen zu müssen, um nicht vom Staatsanwalt wegen Körperverletzung angeklagt zu werden. Abgesehen davon, daß die Zahl der Strafprozesse gegen Ärzte noch weit geringer ist als die Zahl der Schadenersatzprozesse, ja nur einen Bruchteil dieser zivilrechtlichen Auseinandersetzungen ausmacht, abgesehen davon, daß das ärztliche Gelöbnis wohl höher wiegt als das ohnehin fast nicht vorhandene Risiko eines strafrechtlichen Verfahrens, sind alle mir bekannten Strafverfahren wegen Geburtsschäden erst in Gang gekommen, nachdem die Ärzte ihre Verantwortung leugneten und vertuschten. Trotz des Angebots, die Strafanzeige im Falle der außergerichtlichen Einigung zurückzuziehen, stellten Ärzte sich stur. Soweit die Ärzteschaft dennoch das Risiko strafrechtlicher Verfolgung sieht, sollte für jeden Arzt Straffreiheit zugesichert werden, der nach einem Kunstfehler den Betroffenen alle Hilfe zukommen läßt und für eine schnelle Regulierung mit der Versicherung sorgt.

Für die betroffenen Eltern ist das ärztliche Entgegenkommen – richtiger gesagt die verantwortungsbewußte Erfüllung der ärztlichen Aufgabe gegenüber dem Patienten nach einem Kunstfehler – vorerst nur eine Hoffnung, die sich nicht ohne Druck auf die Ärzteschaft durchsetzen läßt. Die Eltern suchen nach einem Weg, mit der Behinderung eines Kindes leben zu lernen und gleichzeitig die Ursachen herauszufinden. Viele Eltern, die von Anfang an den Verdacht eines Kunstfehlers hatten, schaffen es auch nach einem und zwei Jahrzehnten nicht, die Frage nach den Ursachen zu verdrängen. Die Öffentlichkeitsarbeit einzelner Eltern und des AKG e. V. hat Kontakte zu Eltern gebracht, die plötzlich nach 7, 10 und sogar nach über 20 Jahren beginnen, den medizinischen Ursachen und dem Verdacht auf schuldhaftes Fehlverhalten von Ärzten nachzugehen. Es ist erstaunlich, welche Energien und Kräfte Betroffene aktivieren. Die meisten Eltern suchen zunächst Kontakte zu örtlichen Gruppen von Eltern behinderter Kinder, zu Frühförderungseinrichtungen, die den Eltern vor allem menschliche Hilfen geben, soweit es die Pflege und Therapie des behinderten Kindes angeht. Sie haben auch häufig Kontakte zu Patientenschutzorganisationen und örtlichen Gesundheitsinitiativen. Allerdings scheint, daß die Behindertenorganisationen sich sehr um die äußerst wichtige Aufgabe bemühen, Lebenshilfe für den Alltag zu gewähren und auf gesellschaftspolitische Entscheidungen entsprechend Einfluß zu nehmen. Viel zu wenig kümmern sie sich aber darum, die Ursachen von Behinderungen, den iatrogenen (durch ärztliche Maßnahmen verschuldeten) Charakter von Geburtsschäden aufzuarbeiten. Die

Mißbildung von Kindern durch Contergan und die schädigenden Wirkungen von Duogynon/Cumorit sind in der breiten Öffentlichkeit nicht von den bekannten Behindertenorganisationen, sondern von Elternselbsthilfevereinigungen aufgedeckt worden.

Diese Erfahrung zeigt auch ein weiteres: Die Laienhaftigkeit von Eltern geburtsgeschädigter Kinder ist nicht nur ein Nachteil gegenüber den Ärzten, sondern auch eine Chance. Die Beurteilung des ärztlichen Verhaltens geschieht nicht aus einem komplexen Wissen um medizinische Zusammenhänge, sondern aus der Frage: Was hätte ich als Laie anders gemacht? Man kann mit Fug und Recht sagen, daß jeder Versuch, heute einen Kunstfehler in der Geburtshilfe nachzuweisen, auch grundsätzliche Kritik an der klinischen Geburtshilfe und an der schlechten Rechtsstellung des Patienten im Krankenhaus beinhaltet.

17.
Was ist zu tun?
von Peter-Josef Boeck

Seit Mitte der 70er Jahre gibt es in der Bundesrepublik Deutschland verschiedene Patientenschutzorganisationen. Sie vertreten und unterstützen arztfehlergeschädigte Patienten und deren Angehörige, helfen bei der Suche nach einem geeigneten Anwalt und bei der Aufklärung der medizinischen Ursachen für die Schädigung oder den Tod eines Patienten. Für meine Frau und mich als betroffene Eltern waren die Ratschläge und medizinischen Hilfen einer dieser Organisationen eine wichtige Stütze in der Kunstfehlerauseinandersetzung. Wir machten Öffentlichkeitsarbeit, indem wir mehrfach Pressemitteilungen herausgaben, Journalisten gezielt ansprachen und sie auf die Probleme unserer Auseinandersetzung und der klinischen Geburtshilfe allgemein aufmerksam machten. Durch die Berichterstattung in den Medien wandten sich immer mehr Eltern an uns, die sich ähnlich betroffen fühlten. Zusammen mit einem weiteren Elternpaar gründeten wir Anfang 1982 den »Arbeitskreis Kunstfehler in der Geburtshilfe im Allgemeinen Patientenverband (apv)« und riefen zur Mitarbeit auf. Im Mai 82 organisierte der Arbeitskreis ein bundesweites Treffen von über 20 Eltern, die die Geburtsschädigung ihres Kindes auf ärztliche Behandlungsfehler zurückführen. Hier wurden medizinische und juristische Erfahrungen ausgetauscht. Die Parallelität vieler Geburtsverläufe war geradezu erschreckend. In den Medien, vor allem in der Tagespresse, gab es eine bundesweite Resonanz auf diese Tagung. Bis zum 2. Elterntreffen, Mitte November 82, war die Zahl der Elternkontakte sprunghaft auf über 80 angewachsen, darunter Eltern, die sich nach drei, fünf und mehr Jahren entschlossen hatten, den Ursachen für die Schädigung ihres Kindes bei der Geburt zu erforschen.

Warum war es den Patientenschutzorganisationen – wie dem »Allgemeinen Patientenverband (apv) e. V.« und dem »Deutschen Patientenschutzbund (DPS) e. V.« – in den vorangegangenen Jahren nicht gelungen, zu diesen Eltern Kontakt aufzunehmen und sie zu unterstützen?

Auf diesem 2. Elterntreffen wurde der Arbeitskreis aus dem apv. gelöst und als selbständiger eingetragener Verein »Arbeitskreis KUNST-

FEHLER IN DER GEBURTSHILFE e. V.« gegründet. Der Vorstand setzt sich aus Eltern zusammen, die in verschiedenen Regionen der Bundesrepublik wohnen. Die Resonanz auf die Vereinsgründung und Veröffentlichungen in der Presse zu Prozeßerfolgen und zu den Risiken bestimmter Geburtsmethoden und Anästhesieformen in der Geburtshilfe brachten innerhalb von 4 Monaten eine nochmalige Steigerung der Elternkontakte auf über 230. Wöchentlich melden sich weitere Eltern, weil sie in Presseveröffentlichungen die Parallelen zu ihren Erfahrungen lesen oder von anderen Stellen die Kontaktanschrift erhalten. Und bei diesen Zahlen von bald 250 betroffenen Eltern handelt es sich leider erst um die Spitze eines Eisbergs, der in den nächsten Jahren sichtbar werden wird.

Warum haben diese Eltern sich nicht an die bekannten Patientenschutzorganisationen mit der Bitte um Hilfe gewandt? Warum wenden sie sich jetzt massiert an den Arbeitskreis? Die Antwort ist meines Erachtens in verschiedenen Ursachen zu suchen, die auch mit der Arbeitsweise der Patientenschutzorganisationen und der Zielsetzung des AKG e. V. zusammenhängen:

1. Die Existenz von Patientenschutzorganisationen allgemeiner Art gibt den betroffenen Eltern bisher noch zu wenig Zuversicht, daß sie eine Kunstfehlerauseinandersetzung erfolgreich durchstehen können. Sie erhalten von diesen Organisationen zwar wichtige Dienstleistungen, werden aber nicht grundsätzlich aus ihrer Isolation als einzeln irgendwo lebende Eltern gelöst.
2. Die Mitglieder von apv und DPS beschränken – soweit es sich um geschädigte Patienten handelt – ihre Mitgliedschaft zumeist auf die Möglichkeit, gewisse Hilfen zu bekommen, ohne selbst die Arbeit des Verbandes aktiv mitzugestalten. Der Kontakt zum Verband besteht nur über die zentrale Geschäftsstelle, nicht oder kaum über direkte Kontakte zu ähnlich Betroffenen. Auf Tagungen dieser Verbände konnte ich es selbst erleben, daß die Geschädigten bzw. betroffenen Angehörigen untereinander nur sehr wenig Erfahrungen austauschen. Die Probleme eines bei einem orthopädischen Eingriff geschädigten Patienten liegen völlig anders als bei Eltern eines geburtsgeschädigten Kindes.
3. Die Zuversicht, einen ärztlichen Behandlungsfehler auch nachweisen zu können, wächst bei vielen Eltern, wenn sie von den gerichtlichen und außergerichtlichen Erfolgen und der Gleichartigkeit der Probleme bei anderen Eltern erfahren. In einem Kreis gleichartig Betroffener können sie sicher sein, daß die anderen ihnen zuhören, daß sie medizinische *und* juristische Kenntnisse sowie Erfahrungen aus dem Leben mit einem behinderten Kind austauschen können. Die Gegen-

seite, sprich Ärzte und Krankenhäuser, hat erhebliche finanzielle Mittel, den Behördenapparat, Ärztekammern und Versicherungen sowie die bisher geringe statistische Erfolgsquote der von Betroffenen angestrengten Kunstfehlerauseinandersetzung auf ihrer Seite. Die betroffenen Eltern müssen den intensiven Erfahrungsaustausch über juristische Erfolge und medizinische Erkenntnisse, die gegenseitige moralische Unterstützung durch unmittelbaren Zuspruch und Anwesenheit bei Prozessen dagegensetzen. Wir werben um die Unterstützung von Hebammen und Gynäkologen, die bereit sind, bei der Aufklärung des medizinischen Sachverhaltes zu helfen, schuldhafte Arztfehler zu benennen und unmenschliche Klinikorganisation zu kritisieren.

4. Der »Arbeitskreis Kunstfehler in der Geburtshilfe« bietet den Eltern auch die Möglichkeit, neben den zentralen Tagungen ständigen Kontakt zu den anderen Eltern aus der Region zu halten. Die Vorstandsmitglieder sind zugleich Kontaktstellen für ihre Region und organisieren dort mit den Mitgliedern Beratungstreffen.

Die eine Säule der Arbeit des AKG e. V. ist also die Beratung und Information im Einzelgespräch oder in Gruppen auf Tagungen. Die andere besteht in der Öffentlichkeitsarbeit aus Anlaß von Prozessen und Tagungen, durch Stellungnahmen und Forderungen zu konkreten Problemen und Erfahrungen. Erst wenn die Öffentlichkeit sensibilisiert wird für die Aufgaben im Patientenschutz und für die Mißstände in Krankenhäusern, entsteht das Klima, in dem betroffene Eltern auch Kunstfehlerauseinandersetzungen gewinnen können und die Geburtshilfe sich ändert. Für diese Aufgaben braucht der AKG e. V. die Unterstützung anderer Organisationen. Deshalb entwickeln wir die Zusammenarbeit mit anderen Patientenschutzorganisationen, mit der Gesellschaft für Geburtsvorbereitung e. V., dem Bund deutscher Hebammen, lokalen Gesundheitsinitiativen, Behindertenorganisationen u. a.

Wichtige Erfolge konnten in den letzten Jahren in Prozessen um Arztfehler in der Geburtshilfe erzielt werden. Die größte öffentliche Resonanz hatten zwei Prozesse, bei denen es sich um Schädigungen von Kindern nach einer programmierten Geburt handelt. In der einen Auseinandersetzung ging es um unsere Tochter: Sabine kam an einem Mittwoch (dem sog. Ärztesonntag, wegen des dienstfreien Nachmittags), abends, praktisch tot (Agpar 1-2-3), zur Welt. Am Morgen dieses Tages, dem errechneten Geburtstermin, waren meine Frau und ich in die Dortmunder Frauenklinik gegangen, um in Absprache mit dem vorbehandelnden Frauenarzt die Endphase der Schwangerschaft unter die Kontrolle des Krankenhauses zu stellen. Das in die Ärzte gesetzte Vertrauen wurde schamlos mißbraucht, unser Wunsch nach einer natürlichen Geburt mißachtet. Statt einer Routineuntersuchung und eines sorgfältigen Beratungsgespräches wurde meine Frau an den Wehentropf angeschlossen. Kurze Zeit später wurde die Fruchtblase gesprengt, »um bessere Meßwerte zu erzielen«, wie der diensthabende Arzt erklärte. Arzt und Hebamme hatten den Eindruck erweckt, dies sei medizinisch geboten. Wie später auch die Zivilrichter feststellten, gab es tatsächlich nicht den geringsten Anlaß für eine Einleitung. Kurz danach traten die typischen Folgen auf, der Teufelskreis, den man bei routinemäßiger Einleitung meist beobachten kann: unnatürliche Dauerkontraktionen, starke Schmerzen und frühzeitige Ermattung meiner Frau, Verabreichen von Antischmerzmitteln, mit uns damals unbekannten hohen Risiken für Kind und Mutter, kaum Geburtsfortschritt, schwerer Sauerstoffmangel des Kindes, dramatische Beendigung der Geburt mit Saugglocke und Zange. Zu spät. Unsere Sabine könnte heute ohne Behinderung leben, hätte sie wenigstens eine sorgfältige Beobachtung und Betreuung erfahren. Tatsächlich jedoch waren der diensthabende Assistenzarzt und die Hebamme nach offiziellem Dienstschluß am frühen Nachmittag mit mehreren Geburten allein gelassen – in einer Frauenklinik, die 1978 in Nordrhein-Westfalen fast die höchste Geburtenzahl (über 2000 jährlich) aufwies.

In der 1. Instanz wurden der Arzt und die Klinik wegen mangelnder Aufklärung über die Risiken und Gefahren der programmierten Geburt verurteilt. Vor Gericht hatten sie erklärt: Die Geburt sei ein Naturereignis und daher dem Selbstbestimmungsrecht und der Entscheidungsbefugnis der Schwangeren entzogen. Eine gründliche Aufklärung über alle nur möglichen Komplikationen würde bei einer ohnehin aufgeregten Schwangeren nur mehr schaden als nützen. Diese selbstherrliche und die Rechte der schwangeren Frau verachtende Haltung wurde erstmals von Richtern deutlich zurückgewiesen. Gynäkologen protestierten gegen dieses Urteil. So schrieb der Leiter der Klinik in einer Stellungnahme: »Würde das Urteil in dieser Form bestehen bleiben, müßte es eine tiefgreifende Änderung in der deutschen Geburtshilfe bewirken. Bleibt das Urteil über die mangelnde Aufklärung in der jetzigen Form bestehen, wird in Zukunft die Durchführung der Geburtshilfe ärztlicherseits nicht mehr in sinnvoller Weise möglich sein.« Tatsächlich führte dieses Urteil, vor allem nach der Bestätigung in der Berufungsinstanz, zu einer verstärkten Diskussion in den Kreißsälen. Wir wissen aus verschiedenen Krankenhäusern, daß Hebammen und Gynäkologen die Urteilsfolgen erörterten und sorgfältigere Aufklärung und Zurückhaltung bei der Einleitung vereinbarten. Dabei hatten die Richter in der zweiten Instanz das Urteil völlig anders begründet und die Frage der mangelnden Aufklärung nicht mehr geprüft. Sie hatten dem diensthabenden Assistenzarzt schwere schuldhafte Behandlungsfehler und dem Krankenhaus mangelhafte Organisation nachgewiesen und für die Geburtsschädigung verantwortlich gemacht. Beide wurden daher zu Schmerzensgeld und Schadenersatz verurteilt. Die Gegenseite legte Revision ein. Das Urteil der Berufungsinstanz wurde vom Bundesgerichtshof nicht zur Revision angenommen und damit rechtskräftig. Jetzt beginnt die möglicherweise Jahre dauernde Auseinandersetzung um die Höhe der Zahlungen.

Im zweiten Fall, der sogar zu Reaktionen des Bundesgesundheitsamtes führte, geht es um ein inzwischen 5 Jahre altes Mädchen, das ebenfalls nach einer programmierten Geburt schwerstgeschädigt zur Welt kam. Die Eltern und der Großvater des Kindes bewiesen in jahrelanger Kleinarbeit, daß die Paracervikalblockade (PCB) – eine lokale Anästhesie, um die Empfindung von Gebärmutter und Muttermund für ca. eineinhalb Stunden zu unterbinden – den schweren Sauerstoffmangel des Kindes verursacht hat. Die Mutter fiel bei dieser lokalen Betäubung in einen Schockzustand mit drohendem Kreislaufkollaps, so daß die Geburt nach weiterer nachlässiger Betreuung mit Kaiserschnitt beendet werden mußte. Gutachten der Ärztekammer, in denen schwere Fehler der behandelnden Ärzte belegt waren, wurden nicht anerkannt, so daß die Eltern nach fast 3 Jahren doch noch die Gerichte bemühten. Ein für sie positives Urteil erging in der 1. Instanz. Allerdings sind Arzt und Krankenhaus in Berufung gegangen. Bemühungen der betroffenen Angehörigen, Eingaben des Rechtsanwaltes der Eltern und des AKG e. V. beim zuständigen Bundesministerium reichten nicht aus, um ein Verbot der PCB wegen der ihr innewohnenden Risiken zu erreichen. Erst als Anfang 1983 der *stern* unter der Überschrift »Das programmierte Leid« unter anderem auch über die Parallelerfahrungen mehrerer Eltern mit der PCB berichtete, berief das Bundesgesundheitsamt eine Gynäkologenkommission, um – wie es in einem Schreiben an den AKG e. V. heißt – »über Empfehlungen zur Indikation der Paracervikalblockade zu beraten«. Es ist wichtig und positiv, daß endlich auch höchste Gesundheitsbehörden aufmerksam werden. Es bleiben aber große Zweifel, ob das Bundesgesundheitsamt an die erste Stelle die Interessen der werdenden Eltern an einem gesunden Kind und die Sicherheit der Gebärenden oder das experimentelle Forschen der Ärzte setzt. Denn es heißt in dem erwähnten Schreiben weiter: »Mit einer solchen Empfehlung könnte man einer weitverbreiteten Unsicherheit unter den Ärzten abhelfen.«

Schon im Sommer 1982, lange vor dem Bundesgesundheitsamt, hatte der damalige Staatssekretär im Bundesministerium für Jugend, Familie und Gesundheit, Prof. Fülgraff, im Bundestag auf eine Anfrage geantwortet. Dabei ging es um die programmierte Geburt als Routinemethode und die Verwendung des wehenfördernden Mittels Oxytocin. Der

Staatssekretär schrieb: »Eine willkürliche nichtindizierte Anwendung des Arzneimittels Oxytocin, insbesondere auch eine Anwendung ohne die erforderliche Aufklärung der Schwangeren verstößt regelmäßig gegen das geltende Strafrecht. Für ein besonderes Verbot besteht keine Notwendigkeit.« Aber auch er reagierte nicht auf die Forderung nach einem Verbot der PCB, obwohl dies selbst von namhaften Gynäkologen verlangt wird. In der Verwendung der PCB sei der einzelne Arzt frei, eine Meinungsbildung hierzu müsse in der Wissenschaft selbst erfolgen. Die Bundesregierung wolle die gegebenen Möglichkeiten nutzen, um die wissenschaftliche Klärung dieser wichtigen Frage zu beschleunigen.

Auf einer Gynäkologentagung, wenige Wochen später, verlangte Prof. Fülgraff, eine programmierte Geburt dürfe es nur bei einer medizinischen Einleitung geben. Trotz dieser teilweise positiven Resonanz geschah nichts, bis es weitere bundesweite Veröffentlichungen gab.

Ärzte und Krankenhausträger schöpfen aus ihrem reichhaltigen Repertoire, um Eltern daran zu hindern, Schmerzensgeld und Schadensersatz einzuklagen. Sie beschuldigen Eltern, öffentlichkeitsgierig zu sein, wenn diese die Medien einschalten, weil sie um die Wirkung des öffentlichen Drucks über die Medien wissen. Sie zeigen sie an wegen übler Nachrede, Verleumdung und Rufmord, wenn die Mißstände angeprangert und die verantwortlichen Mediziner, Verwaltungsbeamten und Politiker beim Namen genannt werden. Sie unterstellen den Eltern, gegen Ärzte Rachegelüste zu entwickeln, die von den Schwierigkeiten in der Ehe und der eigenen Verantwortung für den schlechten Geburtsverlauf ablenken sollen, wie es in einer Strafanzeige hieß. Eben diesen Eltern wird vorgeworfen, sie neigten zur Querulanz und hätten ein »tiefgreifendes überzogenes Kausalitätsbedürfnis«. Es reicht also nicht, daß die Eltern ein schwer geburtsgeschädigtes Kind haben, der Arzt – in diesem Fall Leiter einer Privatklinik – schreckt nicht davor zurück, die Eltern psychisch zu terrorisieren. Er beantwortet deren Strafanzeige gegen den Arzt und die darauf fußende Presseveröffentlichung mit einer Strafanzeige und einem Strafantrag gegen die Eltern und den Anwalt und ließ die Familie von einem Privatdetektiv bespitzeln. Presseerklärungen, Informationen an Journalisten beim Rundfunk und Fernsehen sind in den Augen vieler Ärzte und Krankenhäuser Mittel, mit denen die Eltern »schon seit langem bestrebt sind, massiv in ein laufendes Verfahren einzugreifen«.

Das bisher erschreckendste Beispiel lieferte der Leiter eines Kreiskrankenhauses, in dem die schon beschriebene Geburt eines PCB-geschädigten Kindes stattfand.

Zwei Jahre verwehrte der Klinikleiter, Prof Sch., die Herausgabe der Unterlagen. Schließlich war er bereit, sie auszuhändigen, wenn die

Eltern sich verpflichteten, sich nicht an die Öffentlichkeit zu wenden. Als sich dennoch die Presse und ein Bundestagsabgeordneter einschalteten, bezichtigte der Chefarzt die Eltern der Nötigung und des Rufmords. Nachdem der Prozeß in 1. Instanz zugunsten der Eltern ausging, die Mutter des Kindes aber seelisch zerbrochen war und der mitkämpfende Großvater einen Herzinfarkt erlitten hatte, denunzierte der Chefarzt den Vater des Kindes, Herrn Günther H., dieser wolle Amok laufen, und erreichte eine polizeiliche Hausdurchsuchung nach Waffen.

Herr H. hatte dem beklagten Krankenhausarzt bei einem zufälligen Gespräch erklärt, er könne verstehen, wenn jemand nach solchen Erfahrungen mit Ärzten durchdrehe. Der Chefarzt, dem dies zu Ohren kam, nahm diese Äußerung fünf Monate später als willkommenen Vorwand, das Ansehen der Familie in der Öffentlichkeit herabzusetzen. Natürlich verlief die Hausdurchsuchung ergebnislos. Dem Chefarzt genügte dies nicht. Es gab weitere Presseveröffentlichungen über das »Schicksal« dieser Eltern.

Zwei Monate nach der Hausdurchsuchung, Anfang Februar 1983, schrieb der Chefarzt folgenden Brief an den Vater des Kindes:

»Sehr geehrter Herr H., leider habe ich mich gezwungen gesehen, gegen Sie bei der Staatsanwaltschaft Detmold Strafanzeige nach §§ 164 und 186 StGB zu stellen.

Da Sie meines Wissens Beamter des Landes NRW auf Lebenszeit sind, habe ich die für Disziplinarfragen zuständige Abteilung beim Regierungspräsidenten D. von der Strafanzeige in Kenntnis gesetzt. Dabei habe ich jedoch darauf hingewiesen, daß hierin noch nicht der Antrag auf eine förmliche Untersuchung gesehen werden solle.

Sie wissen, daß ich als Arzt Ihre seelische Ausnahmesituation verstehe und bisher zu vielen Ihrer Handlungen geschwiegen habe. Sie sollten sich aber im Klaren sein, daß Sie, falls Sie in Zukunft neben dem Rechtsweg, der jedem Bürger eines Rechtsstaates offen steht, weiter eine Handlungsweise zeigen, die u. U. mit der Grundeinstellung und Qualifikation eines Lebenszeitbeamten nicht in Übereinstimmung zu bringen ist, mit wesentlich weitergehenden Schritten werden rechnen müssen.

Vorsorglich muß ich Ihnen sagen, daß Sie auch für Schritte einzustehen haben, die evtl. ohne Ihre Billigung von den durch Sie mit Mandat beauftragten Anwälten unternommen werden. Wie Ihnen bekannt ist, muß sich Ihr Anwalt wohl vor der Anwaltskammer des Landes wegen ähnlichen Fehlverhaltens verantworten. Lassen Sie mich Ihnen persönlich sagen, daß ich es sehr bedaure, daß ein junger Familienvater in einer so belastenden Lage sich mehrfach zu unseriösen Praktiken hat anstiften und hinreißen lassen, so daß ihm nach reiflicher Abwägung hier zusätzliche Belastungen leider nicht erspart werden können.

Mit den besten Wünschen für Sie und Ihre Familie, gez. Unterschrift.«

Der Zynismus ist nicht zu überbieten. Der Chefarzt wünscht der Familie alles Gute und droht gleichzeitig mit der Vernichtung der beruflichen Existenz des Ehemannes und Vaters von zwei Kindern. Die »unseriösen Praktiken« des Herrn H. bestehen allein darin, trotz der familiären Belastung die juristische Auseinandersetzung begonnen und bisher erfolgreich durchgestanden zu haben. Sie bestehen darin, daß er die seriöse Presse informierte und außerdem mehrere Eltern ausfindig machte, die dieses Krankenhaus ebenfalls mit einem geburtsgeschädigten Kind verlassen mußten. »Unseriöse Praktik« ist es wohl auch gewesen, daß eines dieser Elternpaare durch die Unterstützung der Familie H. einen Schadensersatzprozeß begann und schon in der ersten Instanz ein rechtskräftiges Urteil erstritten hat.

Kein Berufsgericht hat diesen Mediziner bisher zur Rechenschaft gezogen. Der Krankenhausträger stützt ihn, da im Falle nachgewiesener Kunstfehler hohe finanzielle Entschädigung gezahlt werden muß. Dieses krasse, kaum glaubliche Vorgehen eines Professors der Gynäkologie gegen betroffene Eltern zeigt, zu welchen Mitteln einige Ärzte greifen. Es ist zu befürchten, daß zukünftig noch mehr Reaktionen und Handlungen dieser Art auf Betroffene zukommen. Die Eltern müssen daher die gegenseitige Unterstützung suchen und wichtige Schritte miteinander beraten. Sie brauchen aber auch die Hilfe und Solidarität von Ärzten, Hebammen und Pflegepersonal, die Ärztepfusch, Vertuschen der Ursachen und Diffamieren der Betroffenen mißbilligen und von den Ärzten verlangen, für schwere Fehler und deren Folgen auch Verantwortung zu tragen und die Geburtshilfe grundlegend und damit entscheidend zu verändern.

Schon auf dem 1. bundesweiten Elterntreffen im Mai 1982 haben die anwesenden Eltern, Ärzte und Hebammen Forderungen zur klinischen Geburtshilfe formuliert. Bewußt haben die Anwesenden darauf verzichtet, Hausgeburten als einzige sinnvolle Alternative zur Entbindung in der Klinik zu befürworten. Erstens kommen heute fast alle Kinder im Krankenhaus zur Welt; dies läßt sich auch nicht von heute auf morgen ändern. Es scheitert schon allein an der geringen Zahl freipraktizierender Hebammen, die für Hausgeburten zur Verfügung stehen. Zweitens: Hausgeburten nehmen in den letzten Jahren in dem Maße zu, wie Frauen sich bewußt auf die Geburt vorbereiten und zusammen mit dem Partner in einer menschlichen, d.h. auch wohnlichen Umgebung die Geburt erleben wollen. Diese Veränderung im Denken und Fühlen von Frauen wird noch längere Zeit in Anspruch nehmen und muß auch dann nicht notwendigerweise zur Hausgeburt führen. Wollen Eltern also Einfluß nehmen, müssen vor allem Forderungen zur Geburtshilfe im Klinikbetrieb formuliert werden. Die Forderungen des AKG e. V. im einzelnen sind:

- Die programmierte Geburt muß als Routinemethode der klinischen Geburtshilfe aufgegeben werden. Eine Geburt darf nur dann durch Oxytocin eingeleitet oder beschleunigt werden, wenn eine zwingende medizinische Begründung vorliegt. Diese Geburtsmethode darf auch nicht durch die Hintertür zur Routine werden bzw. die Regel bleiben, indem die Begründungen sehr weit gefaßt werden. Die Gynäkologen sind aufgefordert, die Indikation zur Einleitung eng zu fassen und sorgfältig, nachvollziehbar zu begründen. Eine bloße Übertragung über den errechneten Geburtstermin hinaus ist bei gutem Befinden von Mutter und Kind keine Indikation zur Einleitung.
- Die Stellung der Hebammen in der Geburtshilfe muß entgegen den Vorstellungen der Ärzteverbände und den gesetzgeberischen Planungen gestärkt werden. Gegen die fortschreitende Perfektionierung der Medizintechnik fordern wir, medizinische Apparate nur im Rahmen des Erforderlichen und in Übereinstimmung mit der gebärenden Frau einzusetzen. Wir unterstützen daher die Forderungen des Bundes Deutscher Hebammen nach genügend angestellten Hebammen in den Krankenhäusern, nach Anstellung von Hebammen an Sozialstationen, im öffentlichen Dienst und nach Erteilung von Niederlassungserlaubnissen.
- Die unpersönlich-funktionale Kreißsaalausstattung und die unbehagliche Atmosphäre, die heute in den meisten Krankenhäusern anzutreffen sind, müssen verändert werden zu einer dem natürlichen Vorgang der Geburt angepaßten bequemen Umgebung, die Mutter und Kind in den Mittelpunkt stellt.
- Generell muß der Medikamenteneinsatz in der klinischen Geburtshilfe wesentlich verringert werden. Unsteuerbare und für Mutter und Kind gefährliche Anästhesieverfahren wie die Paracervikalblockade müssen sofort verboten werden.
- Die sachliche Beratung zwischen der schwangeren Frau und ihrem Partner einerseits und der Hebamme und dem Gynäkologen andererseits muß zum bestimmenden Merkmal jeder Schwangerschaft und Geburt werden. Ein Vertrauensverhältnis kann nur dort begründet werden, wo die Rechte und die biologischen und psychologischen Bedürfnisse von Frau und Kind Leitlinie des Handelns sind. Jede Hebamme und jeder Arzt bzw. jede Ärztin, die dies beachtet, wird auch eine schwangere oder gebärende Frau von einem anderen als dem gewünschten Vorgehen überzeugen können, wenn dies medizinisch geboten ist.

– Schließlich fordern wir, daß qualifizierte Kinderärzte bei Risikogeburten rechtzeitig hinzugezogen werden, falls erforderlich auch schon während der Schwangerschaft.

Heute stehen dem Bedürfnis vieler Eltern nach einer natürlichen Geburt noch häufig erhebliche Widerstände entgegen. Die Krankenhäuser, in denen die Geburtshilfe nicht von Apparaten und Medikamenten beherrscht wird, sind in der Minderzahl.

Medizinapparatehersteller haben ein ökonomisches Interesse an einem großen Absatz ihrer Produkte. Es kann diesen Firmen, bei denen es sich fast ausschließlich um Großunternehmen handelt, nicht gleichgültig sein, welche Entwicklung die klinische Geburtshilfe nimmt. Dies gilt ebenso für die Medikamentenhersteller. Ihren Einfluß üben diese Unternehmen aus über redaktionelle Beiträge und Anzeigen in Fachzeitschriften, über von ihnen organisierte und von ihnen subventionierte Kongresse und nicht zuletzt durch direkte Einflußnahme auf Krankenhausverwaltungen, Politiker und Klinikchefs.

Die Hersteller von Pharmaka und Medizinapparaten haben auch solange leichtes Spiel, wie sich die Ausbildung der Medizinstudenten nicht ändert. Lernen Studenten in erster Linie, die Geburtshilfe mit hohem Apparateaufwand zu bewältigen sowie Probleme während der Schwangerschaft und der Geburt nur medikamentös zu lösen, dann werden sie später auch unfähig sein, die psychosozialen Faktoren zu berücksichtigen, die das Wohlbefinden von Frau und Kind oft entscheiden.

Die Amerikaner Banta und Thacker erstellten 1979 für den US-Kongreß einen Bericht über die Wirksamkeit, Sicherheit und Kostenverhältnismäßigkeit der elektronischen Geburtsüberwachung. Ihre Untersuchungen zeigten folgende wesentliche Ergebnisse:

1. Der technische Fortschritt und die Erfahrung, zuverlässige Herzfrequenzschreibungen erhalten zu können, hätten den Geburtshelfer für die Tatsache blind gemacht, daß diese zusätzliche Information des Kardiotokogramms nicht notwendigerweise den Zustand des Neugeborenen verbessere.
2. Da ernsthafte Komplikationen selten aufträten, sei es keine lohnenswerte Aufgabe der apparativen Überwachung, den Nachweis für das Wohlbefinden des ungeborenen Kindes zu erbringen. Es gebe hierfür weniger präzise Methoden mit den gleichen Ergebnissen.
3. Die elektronische Überwachung sei nicht nur von geringem Nutzen für das ungeborene Kind, sondern habe eine Verdoppelung der Kaiserschnittrate und eine unverhältnismäßige Verteuerung der Geburtshilfe gebracht.

Die Bundesrepublik Deutschland ist heute nach Schätzungen der Industrie das Land mit der höchsten CTG-Dichte pro Geburt. Dennoch liegt sie bezüglich der perinatalen Mortalität (totgeborene sowie bis zum 7. Tag nach der Geburt gestorbene Kinder) international relativ ungünstig nur im Mittelfeld. Ist dies nicht ein deutlicher Beleg für die Thesen von Banta und Thacker? Würde die Ausbildung der Gynäkologen mehr auf die Entwicklung psychosozialer Fähigkeiten in der Schwangerenbetreuung gerichtet sein, weniger auf den Glauben an die automatische Sicherheit der elektronischen Überwachung, dann könnten viele Kinder noch leben und noch viele mehr ohne Geburtsschaden zur Welt kommen.

Den Bedürfnissen einer natürlichen Geburtshilfe steht auch die hierarchische Struktur des Personals, insbesondere der Ärzteschaft im Krankenhaus, entgegen. In Kunstfehlerprozessen wurden Ärzte schon von jeder Verantwortung freigesprochen, weil sie nach Anweisung des Chefarztes gehandelt hatten. Dem jungen Arzt, vor allem dem Arzt in der Ausbildung, sichert diese Handlungsweise die volle Rückendeckung sämtlicher Ärzte, insbesondere des Chefs. Und mag er noch so sehr Zweifel an der Richtigkeit seines Tuns haben, der einzelne Arzt fügt sich und ist damit auch das entscheidende Stück Verantwortung los. Achtet er auf die dienstliche Anweisung, z.B. die PCB einzusetzen – dieser Fall stammt tatsächlich aus dem schon erwähnten Prozeß –, so wird der Arzt nicht zuerst auf die Wünsche und Rechte der Gebärenden Rücksicht nehmen, sondern dem angeordneten Handlungsschema folgen. Das medizinische Personal muß daher im eigenen und im Interesse werdender Eltern diese hierarchische Struktur aufbrechen. Ärzte und Hebammen müssen demokratisches Bewußtsein und Selbstverantwortung auch am Arbeitsplatz Krankenhaus entwickeln, ohne auf die Erfahrungen älterer Geburtshelfer zu verzichten.

Was können nun werdende Eltern tun, um sich vor der Gefahr ärztlicher Falschbehandlung zu schützen?

Wir werden oft von schwangeren Frauen gefragt: »In welches Krankenhaus soll ich gehen?« Die Zeitschrift *Eltern* bietet seit Jahren eine Liste von Kliniken an, die angeblich eine natürliche Geburtshilfe praktizieren. Sind das nun Kliniken, in denen die natürliche Geburt wie in einem Warenhaus neben der programmierten Geburt oder schlechthin technologischer Geburtshilfe angeboten wird? Oder handelt es sich um Ärzte, Hebammen und Pflegekräfte, die die Bedeutung der zwischenmenschlichen Beziehung und der biologischen Aspekte der Geburt erkannt haben – die die Medizintechnik in erster Linie dann einsetzen, wenn irgendwas falsch läuft, wenn Mutter oder Kind gefährdet sind? Diese Frage läßt sich nicht von außen beantworten und auch nicht einmalig, denn die personelle Besetzung ändert sich von Zeit zu Zeit.

Daher geben wir nie den Rat, zur Entbindung in diese oder jene Klinik zu gehen. Statt dessen empfehlen wir den Eltern, gemeinsam

Vorbereitungskurse zu besuchen, gute geburtsvorbereitende Bücher zu lesen, aber nicht ein Buch nach dem anderen zu konsumieren. Wir raten, auch Berichte über die Gefahren ärztlichen Handelns im Krankenhaus, über ärztliche Behandlungsfehler zu lesen. Nicht das tiefe, fast unumschränkte Vertrauen in die Richtigkeit ärztlichen Handelns, sondern das Wissen um die eigenen Rechte und um die Fähigkeiten des eigenen Körpers soll das Ziel der Geburtsvorbereitung sein. Dazu gehört auch, rechtzeitig die Geburtshilfebedingungen in den umliegenden Krankenhäusern zu prüfen, dort mit einem Geburtshelfer und einer Hebamme zu sprechen und sich dann festzulegen. Auch Frauen, die eine Hausgeburt beabsichtigen, sollten ein Krankenhaus aussuchen, um bei einem für eine Hausgeburt ungünstigen Geburtsverlauf dort zu entbinden, wofür sie sich für den Notfall entschieden hatten.

Schließlich sollte der Partner bei der Geburt anwesend sein. In erster Linie nicht als Kontrolleur, sondern als engste Vertrauensperson, die die gebärende Frau bei der Geburtsarbeit unterstützt und so zu einem gemeinsamen positiven Geburtserlebnis beiträgt.

18.
Recht und Gesetz: Liegt ein Kunstfehler vor?
von Peter Georgi

»Sie haben mein Baby getötet. Es war allein ihr Fehler. Ich werde niemals Ruhe geben, bevor ich nicht meine Rache bekommen habe.«

Der Tod eines Menschen kann für die Hinterbliebenen eine schlimme Erfahrung bedeuten. Dies gilt erst recht für den Tod eines Kindes. Die Eltern haben sich auf das Kind gefreut, ihr Leben in jeder Beziehung auf das Kind eingestellt; nun sehen sie sich einer Situation grausamer Enttäuschung ausgesetzt. Noch schlimmer kann diese Situation sein, wenn das Kind bei der Geburt dauerhaft verletzt wird oder überhaupt mißgebildet zur Welt kommt. Die Eltern sind wütend, deprimiert und völlig frustriert. Sie fühlen einen abgrundtiefen Zorn gegen den vermeintlich oder tatsächlich unfähigen Arzt und meinen, er oder irgend jemand anders müßte dafür zur Rechenschaft gezogen werden. Die folgende Reaktion ist typisch:

»Als das Baby tot war, habe ich lange Zeit geglaubt, es sei nur ein zufälliges Ereignis. Mein Mann und der Rest der Familie waren jedoch wütend auf den Arzt und schlugen vor, wir sollten klagen, damit jeder wüßte, wie unfähig der Arzt sei. Ich war nicht überzeugt, daß eine Klage sein Ansehen verringern würde. Für mich aber war das Wichtigste die Tatsache, daß ich den Gedanken nicht ertragen konnte, eine Entschädigung in Geld für den Tod unseres unersetzlichen Babys zu kassieren. Ich wußte, der Gang zu Gericht würde noch mehr Trauer bedeuten und davon hatte ich schon genug. Im Laufe der Zeit jedoch, als ich mehr und mehr darüber nachdachte, was passiert war, und nachdem ich mit anderen Ärzten gesprochen hatte, die meinten, das Baby habe die falsche Behandlung bekommen, begann auch ich, mich der Meinung meiner Familie anzuschließen. Mein Baby hätte nicht sterben müssen.

Der Gedanke an eine Klage wurde zur Besessenheit. Ganz egal, wieviel Kummer und Zeit es mich kosten sollte, ich schuldete es meinem Baby, daß so ein schrecklicher Fehler nicht wieder vorkommt; auch der Arzt schuldete uns etwas. Wir hätten das Geld für unsere anderen Kinder gut brauchen können.«

Die Trauer über den Tod oder die Mißbildung des Kindes mag noch so groß sein, irgendwann überwiegt die Empörung, die nach einem Schuldigen sucht.

Die Eltern haben das Gefühl, daß das Vertrauen, das sie während der Schwangerschaft dem Arzt und dem Klinikpersonal entgegengebracht haben, enttäuscht worden ist. Der Verdacht auf einen Kunstfehler nimmt noch zu, wenn der Arzt ausweichend oder gar nicht auf ihre Fragen antwortet. Sie fragen sich, warum ihnen Auskünfte vorenthalten werden. Enttäuscht und frustriert wird dann ein Rechtsanwalt aufgesucht. Zwar kann weder eine Klage noch ein gewonnener Prozeß den Verlust wieder gutmachen, aber wenn ein Kunstfehler vorgekommen ist, suchen die Eltern beim Gesetz Zuflucht. Im Fall der Mißbildung eines Kindes können aber auch handfeste wirtschaftliche Gründe entscheidend für den Entschluß zur Klage sein: Das mißgebildete Kind wird mit hoher Sicherheit für sein Leben in jeder Beziehung benachteiligt sein. Ein wirtschaftlicher Ausgleich durch Schadenersatz oder Schmerzensgeld scheint dann unumgänglich.

Die Familienmitglieder können sich aus ganz unterschiedlichen Gefühlen zu einer Klage entschlossen haben. Sie sind jedoch selten darauf vorbereitet, welche Belastungen auf sie im Laufe des Prozesses zukommen.

Einen Prozeß wegen ärztlicher Kunstfehler zu führen, ist sehr schwierig, auch wenn offensichtlich ein himmelschreiender Fehler gemacht worden ist.

Die erste Schwierigkeit ist die, unter Beweis stellen zu können, daß der Tod oder die Mißbildung des Babys tatsächlich die Folge eines Kunstfehlers sind. Die Eltern müssen also nicht nur den Nachweis eines Fehlers erbringen, sondern darüber hinaus nachweisen, daß dieser Fehler den Tod oder den sonstigen Schaden auch verursacht hat.

Allein der Nachweis eines Kunstfehlers bedeutet eine große Schwierigkeit. Die Tatsache, daß ein Baby mißgebildet oder gestorben ist, beweist nicht unbedingt, daß irgend jemand etwas falsch gemacht hat. Es gibt keine Garantie für die Gesundheit eines Kindes oder für das Funktionieren des menschlichen Organismus überhaupt. Um einen Kunstfehler nachzuweisen, müssen ganz klare Beweise dafür erbracht werden, daß Arzt, Schwestern oder das Krankenhaus nachlässig waren und nicht nach den anerkannten Regeln der ärztlichen Kunst vorgingen.

Die ärztliche Kunst und ihre anerkannten Regeln sind aber keine mathematische Wissenschaft, bei der von sicheren Voraussetzungen und allgemeingültigen Regeln ausgegangen wird. Zwar sind die Regeln der ärztlichen Wissenschaft auch allgemein gültig – ihre Gültigkeit ist aber eine andere als in der Mathematik. Im ärztlichen Bereich kann tatsächlich jeder Fall bei angeblich gleichen Voraussetzungen anders sein. Ein Arzt, der sich in einer bestimmten Situation irrt und eine falsche Diagnose stellt oder zu einer falschen Behandlungsmaßnahme greift, ist nur dann dafür verantwortlich, wenn kein vernünftiger Mediziner unter gleichen Umständen in gleicher Weise gehandelt hätte. Bei der Beurteilung der medizinischen Wissenschaft darf nicht vergessen werden, daß die Medizin es nicht mit Serien zu tun hat, sondern mit einzelnen Fällen.

Andererseits können gerade Behandlungsweisen, die im Einklang mit den anerkannten Regeln der Medizin stehen und von den Ärzten mit gutem Gewissen praktiziert werden, erhebliche Gefahren beinhalten. So wurde das Medikament Contergan, das früher vielen schwangeren Frauen verschrieben wurde, als Ursache für viele schwere Mißbildungen entdeckt. Aber erst, nachdem sehr viele ähnliche Fälle aufgetreten waren, konnte der Zusammenhang zwischen dem Medikament und den Mißbildungen nachgewiesen werden. Wäre das Medikament nur selten verschrieben worden, mit der Folge, daß auch die Schäden sehr viel seltener aufgetreten wären, so hätte es mit Sicherheit sehr viel länger gebraucht, bis man sich über seine schädigende Wirkung im klaren gewesen wäre.

Die Umstände, in denen Familien Nachlässigkeit vermuten, sind zahlreich: Der Arzt kann sich bei der Diagnose geirrt haben, seine Behandlungsmethode kann die falsche gewesen sein, er kann schädigende Nebenwirkungen von Medikamenten nicht bedacht oder beachtet haben, ein Versagen technischer Geräte kann vorgelegen haben usw. Die Zahl möglicher Fehlerquellen ist groß.

So kann fehlerhafte Behandlung während des Geburtsvorganges zu einem Sauerstoffmangel des Kindes führen und dadurch beim Kind dauerhafte Schäden hervorrufen. So einfach die Beurteilung des Sachverhalts zu sein scheint, so schwer ist der Beweis zu erbringen. Es muß dabei bewiesen werden, daß der Sauerstoffmangel während der Geburt aufgetreten ist und nicht schon früher und daß der Arzt etwas hätte dagegen unternehmen können.

Ein weiterer Vorwurf gegen den Arzt kann darin bestehen, eine Krankheit oder Infektion der Mutter nicht festgestellt zu haben, oder, nachdem er sie festgestellt hatte, die notwendigen Schritte unterlassen zu haben, um einer Schädigung des Kindes vorzubeugen. Aber auch wenn dieses einwandfrei vorzuliegen scheint, so heißt das nicht, daß die Gerichte damit zwangsläufig Schadenersatz oder Schmerzensgeld zuerkennen:

So hatte ein Gynäkologe während der Frühschwangerschaft eine Rötelnerkrankung übersehen mit der Folge, daß die Mutter ein schwerbehindertes Kind zur Welt brachte. Die Mutter verlor den Prozeß zunächst in zwei Instanzen. Die Richter stellten sich auf den Standpunkt, die geschädigte Leibesfrucht habe kein Recht auf Schwangerschaftsabbruch, so daß auch niemand ein Recht verletzt habe, mit der Folge, daß das Kind keine Schadenersatzansprüche hat. Die Schadensersatzansprüche der Mutter wurden ebenfalls abgelehnt, da der Unterhaltsaufwand für ein durch Rötelnerkrankung der Mutter vorgeburtlich geschädigtes Kind nicht in den »Schutzbereich« des Arztvertrages falle, der zwischen Mutter und Arzt bestehe.

Erst der Bundesgerichtshof gab der Mutter teilweise recht: Der Arzt habe der Mutter aufgrund des Behandlungsvertrages »sorgfältige Behandlung« geschuldet. Erst recht, da die Mutter den Arzt gerade wegen der Angst vor einer Rötelninfektion aufgesucht hatte. Der Arzt sei dem Verdacht auf Röteln, den die Mutter ihm vorgetragen habe, aber gar nicht hinreichend nachgegangen, sondern habe die Mutter beruhigt. Hierdurch habe der Arzt sich vertragswidrig verhalten, denn bei entsprechender Aufklärung hätte die Mutter unter Umständen einen Schwangerschaftsabbruch vorgenommen. Die Eltern können deshalb von dem Arzt Ersatz des Mehraufwandes verlangen, der durch die Schädigung des Kindes entstanden sei und noch entstehe. Ob der »normale Unterhaltsaufwand« ebenfalls als Schaden verlangt werden könne, brauchten die Bundesrichter nicht zu entscheiden, da die Mutter dies nicht verlangt hatte. Trotzdem trug die Mutter nur einen Teilsieg davon, denn die Schadensersatzansprüche des Kindes wurden abgewiesen.

Die Bundesrichter vertraten die Meinung, es entziehe sich der rechtlichen Beurteilung, »ob ein Leben mit schweren Behinderungen gegenüber dem Nichtleben ein Schaden oder ein Vorteil sei«. Das Kind habe daher auch keinen Anspruch unter dem Aspekt des »Lebens wider Willen«.

Gerade an diesem Beispiel wird ersichtlich, daß nicht jedes ärztliche Fehlverhalten Schadensersatzansprüche auslöst. Hätten die Eltern nicht die Ausdauer für drei Instanzen bewiesen, wäre es bei den Urteilen der Vorinstanzen geblieben. Ein in einem späteren fiktiven Fall konsultierter Rechtsanwalt hätte anderen Eltern dann wahrscheinlich von einer Klage abgeraten, da ein gleicher Fall ja schon rechtskräftig negativ entschieden worden war.

Der obige Fall zeigt, daß der Arzt nicht nur verpflichtet ist, die richtige Behandlung durchzuführen, sondern auch die entsprechende Aufklärung schuldet. Der Patient muß zumindest in den Grundzügen wissen, worauf er sich einläßt, was ohne oder was mit dem Eingriff auf ihn zukommt. Ebenso muß der Arzt aufklären über gesundheitsschädliche Nebenwirkungen von Heilmaßnahmen wie über die bestehende Möglichkeit gesundheitlicher Schäden im Zuge der Behandlung. Unterläßt er eine derartige Aufklärung, kommen schon deshalb Schmerzensgeld und Schadensersatzansprüche in Betracht – auch wenn die vom Arzt vorgenommene Behandlung ansonst sachgemäß war.

Da jeder Fehler bewiesen werden muß, ist es unumgänglich, von einer klaren Basis auszugehen. Man muß erst einmal wissen, was dem Arzt als Erkenntnis vorgelegen hat, um zu einer Vorbewertung zu kommen. Die Eltern sollten deshalb als erstes versuchen, von den Kranken- und Behandlungsunterlagen Abschriften oder Kopien zu erhalten. Leider zögern Ärzte oder Krankenhäuser, den Patienten die entsprechenden Unterlagen auszuhändigen, obwohl hierdurch auch ein ungerechtfertigter Verdacht entkräftet oder eine Klage verhindert werden könnte. Ein Vater beschreibt seine Bemühungen, Einsicht in die Krankenunterlagen seiner Frau zu bekommen:

»Als erstes rief ich das Sekretariat des Arztes an, aber man sagte mir, man würde die Unterlagen nur einem anderen Arzt zur Einsicht geben. Ich sagte, es seien doch unsere Unterlagen, wir hätten ein Recht, sie direkt zu bekommen, aber das lehnten sie ab. Ich ging dann in die Klinik, um dort einen Einblick in die Krankengeschichte zu erhalten. Man sagte mir, der Arzt müsse sie vorher noch durchsehen. Ich dachte ernsthaft darüber nach, was er ändern oder herausnehmen würde. Man könnte denken, ich sei ein Krimineller, der versucht, etwas zu stehlen, was ihm nicht gehört. Schließlich bat ich einen Freund, der Rechtsanwalt ist, einen Brief zu schreiben, um die Unterlagen zu bekommen. Ich frage mich allerdings immer noch, ob sie tatsächlich vollständig waren.«

Der Streit, ob der Arzt verpflichtet ist, dem Patienten die Krankenunterlagen herauszugeben, ist inzwischen höchstrichterlich entschieden und zwar im Sinne der Patienten. Der Arzt darf sich dem ernsthaften Verlangen des Patienten, Einsicht in die objektiven Feststellungen über den Befund und über die Behandlung zu verlangen, nicht widersetzen. Die Mediziner argumentierten in einem derartigen Fall vor Gericht, zum einen sei der Patient als Laie nicht in der Lage, die medizinischen oder technischen Aufzeichnungen zu verstehen, zum anderen könne ein ungünstige Prognose das Befinden des Patienten sogar verschlechtern, wenn nicht sogar die Gefahr eines körperlichen oder seelischen Zusammenbruchs heraufbeschwören.

Mit beiden Argumenten hatten die verklagten Ärzte keinen Erfolg. Das Gericht hielt ihnen entgegen, zum einen könne sich der Patient beim Studium der Unterlagen ja beraten oder helfen lassen, die Gefahr einer Verschlechterung des Zustandes des Patienten müsse im Interesse des Selbstbestimmungsrechtes in Kauf genommen werden. Allerdings, so wurde festgestellt, muß der Arzt nur seine medizinisch-naturwissenschaftlichen Aufzeichnungen herausgeben, individuelle Notizen, etwa über persönliche Gespräche, unterliegen nicht dem Einsichtsrecht des Patienten.

Wenn die Eltern erst einmal die Kranken- oder Behandlungsunterlagen zur Verfügung haben, werden sie feststellen, daß es nicht leicht ist, den Inhalt zu verstehen. Dies hat seine Ursache in den verwendeten Formularen, den Abkürzungen oder in der medizinischen Fachsprache, die für den Laien unverständlich ist. Es bedeutet dann weitere Probleme, einen Arzt zu finden, der bereit ist, die Krankengeschichte zu interpretieren. Betreibt man die Herausgabe der Krankenunterlagen von Anfang an über einen Anwalt, so sollte der Anwalt versuchen, dem Patienten bei der Suche nach einem Arzt behilflich zu sein, damit erst einmal eine Vorbewertung unternommen werden kann.

Es erweist sich jedoch in vielen Fällen als schwierig, einen Anwalt zu finden, der bereit ist, so einen Fall zu übernehmen. Derartige Fälle sind in der Praxis eines Rechtsanwaltes nicht alltäglich, so daß es schon schwierig sein wird, einen Rechtsanwalt mit entsprechender Erfahrung zu finden. Ein Rechtsanwalt, der auf diesem Gebiet keine Erfahrung hat, kann dem Patienten unter Umständen einen sehr schlechten Dienst erweisen, wenn er den Fall übernimmt. Auch erfahrene Anwälte überlegen sich lange, ob sie derartige Fälle annehmen. Eine Frau, die dachte, der Tod ihres Kindes sei auf den Fehler eines Arztes zurückzuführen, berichtet über ihre verzweifelten Versuche, einen Rechtsanwalt zu finden, der ihren Fall annehmen würde:

»Ich wußte, daß ich eine gute Chance hatte, aber ich wußte nicht, wohin ich mich wenden sollte. Freunde empfahlen diesen oder jenen Rechtsanwalt, aber wie sollte ich wissen, ob sie gut seien? Ich ging zu drei verschiedenen Rechtsanwälten. Bei jedem verbrachte ich mehrere Stunden, um meine Situation zu beschreiben und Formulare auszufüllen. Einer erzählte mir sehr schnell, daß der Arzt ein Freund von ihm sei und daß er keinen Prozeß gegen ihn führen werde. Ein anderer sagte, er sei sehr beschäftigt und außerdem auch nicht sicher, ob der Fall Erfolg haben könnte. Der letzte Anwalt war sehr viel sorgfältiger und holte sich eine medizinische Meinung ein, aber auch er lehnte schließlich die Klage ab, und schickte mir später auch noch eine Rechnung nur dafür, daß er mich abgewiesen hatte.«

Zumindest der letzte Vorwurf der betroffenen Mutter ist zwar aus ihrer Sicht verständlich, aber nicht gerechtfertigt, denn nach ihrer eigenen Aussage hat sich der Rechtsanwalt eine Meinung über den Fall gebildet, ist für die Frau tätig geworden und hat sie beraten. Daß dies mit dem Anfall von Kosten verbunden ist, liegt auf der Hand. Auch die Beratung durch einen Rechtsanwalt, die dazu führt, daß kein Prozeß geführt wird, muß bezahlt werden. Allerdings ist es vernünftig, sich mit dem Rechtsanwalt zu Beginn über die Kosten der Beratung zu einigen, falls er die Weiterführung oder die Einleitung eines Prozesses ablehnt.

Oft versuchen Eltern oder Familien, einen Fall zunächst selbst in die Hand zu nehmen, und gehen erst dann zum Rechtsanwalt, wenn sie allein nicht mehr weiterkommen.

Zum einen wollen sie Geld sparen, zum anderen befürchten sie, daß der Arzt mißtrauisch wird, wenn sich gleich zu Beginn ein Rechtsanwalt meldet und die Herausgabe der Krankenunterlagen verlangt. Hiervon sollte dringendst abgeraten werden, denn der Laie übersieht zu leicht Schwierigkeiten und verpaßt am Ende sogar noch eine Verjährungsfrist, so daß dann alles umsonst war. Wenn man sich zu einem derartigen Vorgehen entschließt, sollte man von Anfang an einen Anwalt hinzuziehen. Zu Recht lehnen viele Anwälte Fälle ab, in denen der Laie zunächst selbst tätig war und die entsprechende Unordnung und das entsprechende Durcheinander verursacht hat.

Wird dann schließlich doch eine Klage erhoben, beginnen erst die eigentlichen Schwierigkeiten. Die erste Frage ist die der Kosten. Dem Grundsatz nach gilt, daß derjenige bezahlen muß, der verliert. Das heißt, er trägt schließlich die gesamten Kosten des Verfahrens, also auch die Kosten des Rechtsanwaltes, der den Arzt oder das Krankenhaus vertritt. Die gesetzlichen Gebühren des Rechtsanwaltes richten sich nach dem Streitwert und nicht nach dem Arbeits- oder Zeitaufwand. Für komplizierte Fälle verlangen aber viele Anwälte ein Zusatzhonorar, da die gesetzlichen Gebühren ein rentables Arbeiten nicht mehr ermöglichen. Auch wenn ein Fall von Anfang an höchst erfolgversprechend erscheint, kann man den Anwalt nicht darauf vertrösten, daß man ja gewinnen werde und schließlich alle Kosten von der Gegenseite ersetzt bekomme. Kein Anwalt wird ohne Vorschüsse arbeiten, denn der Klient als Auftraggeber schuldet dem Anwalt das Honorar, nicht der spätere Verlierer des Prozesses, egal wer es sein wird.

Zu den Anwaltskosten kommen noch die Gerichtskosten und die Sachverständigenkosten hinzu. Die Gerichtskosten selbst sind niedriger als die Anwaltskosten, es sei denn, der Streitwert liegt sehr hoch, etwa bei einer Million DM, dann erreichen die Gerichtskosten die Höhe der Anwaltskosten und werden schließlich höher. Das eigentliche Kostenrisiko liegt aber bei den Sachverständigenkosten. Die Kosten der Sachverständigengutachten lassen sich kaum abschätzen. Weder kann man mit Sicherheit sagen, was das einzelne Gutachten kosten wird, noch kann irgend jemand wissen, wieviele Gutachten in einem Verfahren eingeholt werden müssen.

In vielen Fällen ist deshalb ein Prozeß überhaupt nur möglich, wenn die betroffenen Eltern Hilfe erlangen und zwar entweder über eine private Rechtschutzversicherung oder über die Prozeßkostenhilfe als Hilfe des Staates. Sofern eine Rechtschutzversicherung die Kosten übernehmen soll, wird sie sich vorher genau über die Prozeßaussichten dieses Prozesses informieren, denn bei mangelnden Erfolgsaussichten ist die Rechtsschutzversicherung nicht verpflichtet, einzutreten. Gleiches gilt für die staatliche Prozeßkostenhilfe. Auch sie wird nur gewährt, wenn die beabsichtigte Rechtsverfolgung Aussicht auf Erfolg bietet. Im Falle der Bewilligung der Prozeßkostenhilfe erfolgt eine Freistellung von den Gerichts- und Sachverständigenkosten. Ebenso werden die Kosten des eigenen Rechtsanwaltes im Wege der Prozeßkostenhilfe vom Staat getragen. Die Bewilligung der Prozeßkostenhilfe schützt aber nicht davor, die gegnerischen Anwaltskosten tragen zu müssen, wenn der Prozeß verloren wird.

Ohne derartige Hilfen ist es nur gutgestellten Bürgern möglich, einen entsprechenden Prozeß zu führen. Denn schon bei einem Streitwert von 20 000,– DM betragen die Kosten zweier Anwälte (des gegnerischen und des eigenen) sowie die Gerichtskosten zusammen etwa 6 300,– DM, wobei die Kosten für Sachverständige noch hinzukommen. Wenn dieser Prozeß nun durch zwei Instanzen geführt wird, kann man sich ausrechnen, welches Kostenrisiko auf die Eltern zukommt; denn die Anwaltskosten der zweiten Instanz sind noch um 30 Prozent höher als die Kosten der ersten Instanz.

Um diesem Kostenrisiko zu entgehen, werden manchmal Strafanzeigen gegen den Arzt oder das Krankenhauspersonal eingereicht. Wenn der Staatsanwalt das Verfahren aufgreift und die Ermittlungen aufnimmt, so erledigt er damit die Arbeit auch für den betroffenen Patienten, da er von Amts wegen ermittelt und die entsprechenden Gutachten erstellen läßt, um festzustellen, ob dem Arzt ein Vorwurf zu machen ist. Dieses Verfahren ist in jeder Weise legal und bedeutet für den Patienten oft eine große Hilfe; denn die Staatsanwaltschaft hat ganz andere Ermittlungsmöglichkeiten als ein Patient oder ein Anwalt. In einem Zivilprozeß können dann die Gutachten der Staatsanwaltschaft oder überhaupt die Erkenntnisse der Staatsanwaltschaft benutzt werden. Trotzdem muß davor gewarnt werden, leichtfertig mit Strafanzeigen umzugehen. Auch hier müssen die Patienten oder die Eltern zunächst nachforschen, um sich nicht dem Vorwurf auszusetzen, eine völlig unbegründete Strafanzeige »ins Blaue hinein« erhoben zu haben – andernfalls der Arzt Schadensersatz und Schmerzensgeld verlangen kann.

Eine Klage auf Schmerzensgeld oder Schadensersatz wird immer eine langwierige Angelegenheit. Da der Richter über keine eigenen medizinischen Fachkenntnisse verfügt, müssen Gutachten eingeholt werden. Von diesen Gutachten hängt der Ausgang fast aller Prozesse gegen einen Arzt ab. Die erste Schwierigkeit besteht darin, überhaupt Gutachter zu finden, die sich bereit erklären, ein Gutachten für das Gericht zu erstellen. Es kann dabei durchaus vorkommen, daß das Gericht gezwungen ist, auf ausländische Gutachter auszuweichen, da die hiesigen Gutachter die Erstellung von Gutachten ablehnen. Die Gutachten selbst können oft tendenziell sein. Schon der Bundesgerichtshof selbst hat ausgesprochen, daß der entscheidende Richter sorgfältig auf Anzeichen einer Voreingenommenheit des medizinischen Gutachters zu achten habe. Man wird leicht erkennen, daß unter diesen Umständen ein Prozeß gegen einen Arzt ein erhebliches Risiko bedeutet, ganz abgesehen von den seelischen Belastungen, die ein derartiger Prozeß mit sich bringt.

Besser stehen die Chancen für den Patienten, wenn dem Arzt nicht ein Kunstfehler, sondern mangelnde Aufklärung über die Gefahren einer Behandlungsmethode oder eines Eingriffes vorgeworfen werden; denn da der Arzt die Aufklärung schuldet, muß er nachweisen, die entsprechende Aufklärung vorgenommen zu haben.

Bevor sich die Eltern für einen Prozeß entscheiden, sollte auf alle Fälle versucht werden, die Angelegenheit mit dem Haftpflichtversicherer des Arztes oder des Krankenhauses außergerichtlich zu regeln. Wenn ein derartiger Versuch entsprechend vorbereitet wird, wozu auch die Einholung entsprechender medizinischer Stellungnahmen gehört, kann die Sache oft schneller und einfacher als im Klagewege geregelt werden. Scheitert ein derartiger Versuch, kann immer noch eine Klage erhoben werden.

Jeder erfahrene Anwalt wird jedoch darauf hinweisen, daß es nicht darauf ankommt, was passiert ist oder was hätte passieren sollen, sondern darauf, was nachgewiesen werden kann. Dies geht aber nur mit Zeugen und Gutachten. Ein Zeuge kann lügen, ein Gutachter kann sich irren. Wenn jedoch das Gericht den Zeugen oder den Gutachtern glaubt, dann entscheidet es auch danach.

19.
Eine Hebamme rät
von Jutta Koberg

Liebe Leserin,

Sie haben dieses Buch sicher mit derselben Erschütterung gelesen wie ich. Wie in allen Berufssparten gibt es auch unter uns Hebammen natürlich nicht nur »Berufene«. So kann es vorkommen, daß Eltern oder Mütter auch mit einer Vertreterin unseres Standes negative Erfahrungen machen mußten – wie in diesem Buch eindrucksvoll nachzulesen ist.

Eines aber möchte ich zur Beruhigung aller Mütter sagen, die einer Geburt entgegensehen: In der Regel haben Hebammen das Vertrauen verdient, das ihnen entgegengebracht wird. Beginn und Ursprung unseres Hebammenstandes gehen schließlich zurück bis in die Anfänge der Menschheit. Und so empfinden die meisten von uns die Aufgabe, Kindern zur Welt zu helfen, als eine der schönsten, die sich für eine Frau denken läßt. Schließlich waren von allem Anfang an Schwangerschaft und Geburt die Bereiche im menschlichen Zusammenleben, die den Frauen allein und verantwortlich überlassen worden sind. Was kann es also Natürlicheres geben, als einer »Artgenossin« beizustehen, wenn sie in »Kindesnöten« ist.

Natürlich kommt es immer wieder vor, daß auch wir schmerzlich erfahren müssen, daß unseren Möglichkeiten zu helfen bestimmte Grenzen gesetzt sind. Trotz aller medizinischen und technischen Fortschritte ist eben doch nicht alles »machbar«, so dankbar wir Hebammen auch die neuen Möglichkeiten nützen, durch die sich im Laufe der letzten zwanzig Jahre bei uns vieles geändert hat.

Viele der Errungenschaften haben dazu geführt, daß unser Pflichtenkreis auf der einen Seite sehr viel arbeitsintensiver, zum Teil aber auch leichter wurde.

Durch die CTG-Überwachung ist es uns heutzutage möglich, gleichzeitig mehrere Gebärende zu betreuen, weil wir das Befinden des Neugeborenen über die Apparatur kontinuierlich beobachten können. Daß dadurch natürlich die individuelle Betreuung der Mutter aus Zeitmangel zu kurz kommt, ist beklagenswert, aber nicht zu ändern. Die

Zeiten, da *eine* Hebamme für *eine* Gebärende da war, sind leider vorbei. Dennoch kann die Anwesenheit einer Hebamme auch psychologisch eine große Rolle spielen und zum Abbau von Ängsten und Spannungen beitragen. Es stellt sich die Frage, was aus der Sicht einer Hebamme getan werden könnte, um viel von dem Leid vermeiden zu helfen, von dem in diesem Buch die Rede war.

Der oberste Grundsatz, den jede Schwangere beachten und nach dem sie handeln sollte: Sie muß sich stets klar darüber bleiben, daß die Schwangerschaft ein ganz natürliches Geschehen ist, für uns Frauen von der Natur bestimmt. Mit dieser Einstellung und dem Wissen, daß jede Schwangerschaft und jede Geburt bei allen Frauen mehr oder weniger gleich abläuft, wird man auch gelegentlich auftretende Unpäßlichkeiten und Beschwernisse als normal ansehen. Dazu gehört natürlich eine normale Lebensweise der Mutter!

Im ersten Drittel der Schwangerschaft wird das Kind »ausgebildet«, d. h. die einzelnen Organe und Gliedmaßen werden angelegt. Deshalb sollte – wie jeder weiß – die Einnahme von Medikamenten, hoher Alkoholgenuß und Zigaretten während der Schwangerschaft nach Möglichkeit vermieden werden. Wer einmal ein Neugeborenes gesehen hat, dessen Mutter während der Schwangerschaft in großen Mengen Alkohol oder Zigaretten »genoß«, wird zutiefst erschüttert sein! Die Neugeborenen dieser Mütter leiden in ihren ersten Lebenswochen unsagbar unter den selben Entzugserscheinungen wie Erwachsene!

Besonders wichtig sind die Vorsorgeuntersuchungen durch den Arzt, die bis zur 28. Woche einmal monatlich und danach vierzehntägig wahrgenommen werden sollten.

So früh als möglich sollten die Schwangere und ihr Partner mit einer Hebamme Kontakt aufzunehmen versuchen. Alle Probleme, die sich im Verlauf der neun Monate auftun, können mit ihr besprochen werden.

Kein Fall gleicht dem anderen, auf dieselbe Frage kann es also durchaus sehr verschiedene Antworten geben. Dennoch möchte ich aus der Sicht einer erfahrenen Hebamme folgenden Rat geben:

Offenbaren Sie Ihre Sorgen, Nöte, Ängste den Menschen, denen Sie vertrauen, die in einer ähnlichen Situation wie Sie waren oder sind und die vielleicht bereits den ersten Schritt zur Bewältigung ihres Schicksals vollzogen haben.

Fassen Sie vor allem den Mut zu einer neuen Schwangerschaft, sobald Sie sich körperlich erholt haben!

Als kleine »Aufmunterung« für Sie als womöglich Betroffene möchte ich Ihnen von einem mich sehr beeindruckenden Erlebnis berichten:

Ich bekam den Anruf einer Frau, die unbedingt anonym bleiben wollte. Sie bat mich um die Anschrift einer Hebamme. Auf meine Frage, wofür sie die Adresse benötige, kam nach langem Zögern die Antwort: »Ich möchte einfach einmal mit einer Hebamme sprechen!«

Da ich ja selbst diesen Beruf habe, bot ich ihr ein Gespräch an. Sie nahm mein Angebot an. Es erschien bei mir eine völlig verängstigte Frau, die einen sehr hilflosen Eindruck machte. Im Verlauf des Gesprächs stellte sich heraus, daß sie vor knapp einem Jahr eine Fehlgeburt gehabt hatte, nun wieder schwanger war und Angst hatte, daß auch diese Schwangerschaft nicht normal ablaufen würde.

Die bisher geführten Gespräche mit Frauenärzten konnten ihre Ängste in keiner Weise abbauen; viele Fragen scheute sie sich gegenüber den Ärzten anzusprechen, da sie befürchtete, kein Verständnis zu finden.

Auf einfache Weise beantwortete ich ihr die vielen Fragen, die sie bisher allein zu bewältigen suchte. Das Gespräch von Frau zu Frau löste bei dieser Betroffenen allmählich die Ängste, man konnte es an ihrem Gesichtsausdruck erkennen, wie sie sich in jeder Beziehung entspannte. Nach Beendigung unseres Beisammenseins ging eine strahlende werdende Mutter nach Hause. Zum Abschied sagte sie mir: »Jetzt freue ich mich auf mein Kind – es *kann* ja nichts mehr passieren!«

Ich wollte Ihnen mit diesem kurzen Bericht Mut machen und Hilfestellungen aufweisen.

Wir alle, die wir in der Geburtshilfe arbeiten, möchten dazu beitragen, daß Ihr schmerzliches Erlebnis in den Hintergrund tritt, Ihre durchaus resultierenden Ängste abgebaut werden und durch die Geburt eines gesunden Kindes auch Ihr Leben wieder an einem neuen Anfang steht.

Jutta Koberg,
Geschäftsführerin des Bundes
Deutscher Hebammen

VII. Nachwort

Während wir dieses Buch schrieben, wurden wir beide wieder Mutter. Aber diesesmal war der Ausgang ein völlig anderer. Judy bekam Shira im Juni, und Susans Tochter Laura kam im folgenden Januar im Alter von drei Monaten aus Südkorea bei ihr an. Das Warten auf die Ankunft der Kinder war für jeden von uns schwierig, so schwierig wie für alle Eltern, die ein Kind verloren haben. Unsere Erfahrungen waren wieder unterschiedlich, aber wir hatten auch viele gemeinsame Gefühle, diesmal Gefühle der Erleichterung und des Glücks.

Judy:

»Während der ersten wenigen Wochen, nachdem unser Baby Elana gestorben war, lebte ich wie im Nebel. Ich weinte mich in den Schlaf, und jeden Morgen, wenn ich aufwachte und mich an das erinnerte, was geschehen war, traf es mich wieder wie ein Schlag. Wir hatten viele Besucher, Familienangehörige und Freunde, die uns abzulenken und zu trösten versuchten. Ihre Anwesenheit war viel wichtiger als ihre Worte. Doch keiner von ihnen konnte den Schmerz von uns nehmen.

Ich nahm meine Arbeit wieder auf. Ich erledigte meine Aufgaben, wie ich es früher getan hatte und vermute, die meisten Leute dachten, ich sei sehr schnell wieder zur Tagesordnung übergegangen. Niemand sah die Tränen, die mir herunterliefen, wenn ich allein im Auto saß und zur Arbeit oder nach Haus fuhr. Niemand weiß, wie oft mir die Idee kam, gegen einen Baum zu fahren. Es gab einige sehr schreckliche Augenblicke in meinem Leben. Aber Barry war wunderbar in seinem Bemühen, mich zu ermuntern. Und der Gedanke, daß unser Baby bis zur Geburt gesund war, gab mir allmählich wieder Mut und die Hoffnung, daß beim nächstenmal alles gut ablaufen werde.

Viele Menschen ermutigten mich, sofort wieder schwanger zu werden. Sie berichteten von anderen, die ein Baby verloren hatten und nun glücklich waren, weil sie ein weiteres Kind hatten. Es klang manchmal so, als werde mir gesagt, ich sei vom Fahrrad gefallen, und wenn ich nur wieder in den Sattel stiege und weiterführe, merkte ich überhaupt nicht, wie weh die Knie mir taten. Ich hörte diese Geschichten, aber ich glaubte sie nicht wirklich. Ich spürte auch den Druck der Zeit; in meinem Alter konnte ich mir den Luxus nicht erlauben, lange zu warten, um weitere Kinder zu haben.

Drei Monate nach dem Tod des Babys war ich wieder schwanger. Ich fühlte mich ganz ruhig, und die schreckliche Depression, die lange auf mir gelastet hatte, verschwand sofort. Aber es fingen auch neun Monate der Ängste und Sorgen für mich an. Zunächst machte ich mir Gedanken darüber, daß es zu bald gewesen war. Würde das Baby in Ordnung sein? Wenn wieder irgend etwas schiefginge, könnte ich dann das Schuldgefühl, das ich sicher wegen der zu schnellen Empfängnis hätte, überhaupt durchstehen? Manchmal hatten mein Mann und ich das Gefühl, die Angst sei zu groß, diese neun Monate zu überstehen. Gleichzeitig wußten wir, daß wir uns niemals so sehr ein Kind gewünscht hatten wie jetzt.

Logischerweise verglichen wir die neue Schwangerschaft mit der alten. Wir waren in jeder Hinsicht vorsichtiger und hatten keine allzu großen Erwartungen. Wir bereiteten kein Babyzimmer vor, und ich unterließ auch die Schwangerschaftsgymnastik, die ich beim erstenmal so intensiv betrieben hatte. Als der Tag kam, an dem ich mit den ersten Kindsbewegungen rechnete und er vorbeiging, ohne daß ich Bewegungen spürte, geriet ich in Panik. Ich war mir sicher, daß etwas falsch war. Aber dann begann das Baby doch, sich zu bewegen, und seine Stöße waren fester und häufiger als beim ersten Baby, und ich war ungeheuer erleichtert.

Shira wurde ganz nach Plan geboren, und es war genau die wunderschöne, erregende Entbindung, auf die ich gehofft hatte. Aber, was noch wichtiger war, diesmal kam ein gesundes, lebendiges Baby auf die Welt. Ich war sicher gewesen, daß ich weinen würde, aber ich weinte nicht. Ich hörte nicht auf, mir immer wieder zu sagen: ›Ich kann es nicht glauben‹, wieder und wieder. Ich war nicht einmal neugierig, ob es ein Mädchen oder ein Junge war. Alles, was ich wollte: einen Schrei hören, ein Baby atmen sehen! Sie schrie, und sie atmete, und sie war gesund. Mir kam es vor, als sei ein Wunder geschehen.

Später weinte ich noch einmal um mein erstes Kind, weil ich jetzt erst erlebte, was ich ein Jahr zuvor in meinem großen Schmerz nicht ganz begriffen hatte: wie wundervoll es ist, ein lebendiges Baby im Arm zu haben, es zu nähren, es zu wiegen, es zu lieben. So trauerte ich noch einmal um das Baby, das nicht auf der Welt war, und war gleichzeitig glücklich über das Baby, das ich im Arm halten durfte. Es war eine verwirrende Zeit, hin- und hergerissen zwischen dem alten Kummer und den tiefen, erregenden Gefühlen neuen Glücks.

Leute, die mich beobachten, wenn ich Shira versorge, und sehen, wie schön sie ist, erzählen nun wahrscheinlich anderen, was sie mir damals gesagt haben: ›Sie war unglücklich, aber jetzt hat sie wieder ein Baby und hat alles vergessen.‹

Ich trauere immer noch um mein erstes Kind und bin immer noch unversöhnlich, wenn ich an ihren unnötigen Tod denke. Aber ich kann mir auch nicht vorstellen, ohne Shira zu leben. Ich hoffe aber, sie hat nie unter meinem Kummer zu leiden.«

Susan:

»Ich hatte siebeneinhalb Monate einer sehr schwierigen Schwangerschaft durchgemacht. Ich hatte meinen Arbeitsplatz aufgegeben, als meine Rückenschmerzen unerträglich wurden. Dann sah ich mein erstgeborenes Baby sterben. Und was war jetzt geblieben? Zwei Monate mußte ich zu Haus bleiben, weil nach meinem Kaiserschnitt Komplikationen aufgetreten waren. Ich hatte das Gefühl, versagt zu haben, gerade in den beiden Bereichen, die mir so am Herzen lagen – Karriere und Mutterschaft. Wenn ich meinem Mann morgens zur Arbeit gehen sah, lag wieder ein neuer Tag vor mir – ein leerer und einsamer Tag für mich. Das Leben schien für jeden anderen weiterzugehen, nur nicht für mich.

Mit der Zeit merkte ich, daß ich irgendwann einmal von vorn anfangen mußte. Ich hatte nicht die notwendige Energie, die unangenehme Aufgabe auf mich zu nehmen, nach Arbeit zu suchen, und ich war unsicher, ob nicht eine zweite Schwangerschaft ebenso ausgehen würde, wie die erste. Nach einer wahren Ewigkeit begann sich mein Körper von den Folgen der Geburt zu erholen. Ich verließ das Haus wieder, traf Menschen und erzählte jedem, auch wenn er mich nicht fragte oder ich ihn kaum kannte, was geschehen war. Ich glaube, ich muß ziemlich überspannt auf andere gewirkt haben, aber das war für mich nun einmal der einzige Weg, mit meinen Gefühlen fertigzuwerden.

Ich sprach auch oft mit Judy. Wir tauschten ständig Gedanken über unsere Empfindungen aus, und im Gegensatz zu anderen konnten wir nicht aufhören, jedes einzelne Detail unserer Erfahrungen wieder und wieder zu beleuchten. Und was noch wichtiger war, wir konnten einander verstehen und sogar über die unmöglichen Bemerkungen lachen, die andere Leute über uns machten. Bald danach fingen wir an, dieses Buch zu schreiben, und unsere Gespräche wurden noch intensiver und häufiger.

Judy war während dieser Zeit schwanger. Während der ersten drei Monate, nachdem Shira geboren war, brachte sie sie mit, wenn wir arbeiteten. Ich hörte zu, wie sie mit ihr sprach, sah, wie sie ihre neue Tochter hätschelte und küßte. Ich aber glaubte nicht, daß ich jemals das Glück haben würde, ein Kind zu besitzen.

Wenn schon – ich wollte es bestimmt noch einmal versuchen, ein Baby zu bekommen. Zunächst aber entschieden mein Mann und ich uns dafür, unser nächstes Kind zu adoptieren. Nachdem unsere einzige Nichte aus

Südamerika adoptiert worden war und wir sie sehr liebten, erschien uns die Adoption als ein sehr natürlicher Schritt. Wir nahmen Kontakt auf zu verschiedenen Agenturen im ganzen Land, die sich mit Adoptionen beschäftigen. Unsere anfänglichen Versuche waren frustrierend. Wir fanden heraus, daß viele dieser Agenturen geschlossen waren oder eine zu lange Warteliste hatten. Es kostete viel Mühe, eine Agentur zu finden, die wirklich Kinder zu vermitteln hatte.

Der Adoptionsvorgang schien endlos. Wir wurden in aller Ausführlichkeit über unser Leben ausgefragt, unsere Beziehungen, unsere Familien, über unsere Einstellung zu einem Kind aus einem anderen Land und über den Tod unseres Sohnes Daniel. Wir füllten Formulare aus und erklärten unsere Finanzlage. Wir sammelten Heirats- und Geburtsurkunden, Fotografien und Empfehlungsbriefe. Wir ließen auf der Polizei unsere Fingerabdrücke abnehmen und besuchten die Einwanderungsbehörde und das Innenministerium, um ein Visum zu bekommen. All dies war nur ein Teil des langen Weges.

Es erschien irgendwie unrealistisch, daß all diese bürokratischen Prozesse uns zu einem Kind verhelfen sollten. Aber schließlich hatten wir ein Bild in Händen. Laura war einen Monat alt, sah gesund und zufrieden aus. Wir wußten auf den ersten Blick, daß wir sie haben wollten. Wir mußten noch mehr Formulare ausschreiben und erhielten endlich die Nachricht, Laura werde Ende des Jahres ankommen.

Jetzt hatten wir es eilig, uns auf sie vorzubereiten. Wir strichen das Babyzimmer neu, bereiteten die Wiege vor, kauften einige Kleider und suchten einen Kinderarzt.

Weihnachten kam und ging vorbei, dann Neujahr und immer noch kein Wort über die Ankunft von Laura. Schließlich, Mitte Januar, ein Telefonanruf, Laura würde in zwei Tagen in New York sein. Ein Jahr nach dem Tod unseres Sohnes Daniel kam Laura aus Seoul, Südkorea, am Kennedy-Airport an. Es war ein vollkommen wolkenloser Tag. Ich hatte ein komisches Gefühl im Magen, als wir zum Flughafen fuhren. Sie kam um 11.30 Uhr abends an und lächelte, als sie mir übergeben wurde. Sie schien so gesund, so fröhlich, glücklich und schön.

Sie lächelte immer noch, als wir sie wickelten und fütterten. Ganz plötzlich waren wir Eltern. Wir verließen mit ihr den Flughafen mit dem Gefühl, irgendwo angehalten und gefragt zu werden, wessen Baby wir mitgenommen hätten. Aber für alle anderen waren wir nichts anderes als eine ganz normale Familie auf dem Weg nach Haus.«

Vor einem Jahr im Frühling stellten wir die Ereignisse zusammen, die im Prolog dieses Buches nachzulesen sind. Es ist wieder Frühling, und wir schreiben dieses Nachwort. Ein sehr viel glücklicherer Frühling! Jetzt wird unsere Arbeit durch Erzählungen über Erlebnisse mit unseren

Töchtern unterbrochen – und um vieles seltener durch die Erinnerungen an den Tod unserer ersten Babys, an die Tage der Sorge und der Angst. Die Erinnerungen sind zwar noch da, aber wir haben jetzt neue Erinnerungen, die herrlichen Gedanken an die Ankunft von Shira und Laura, die wunderschöne Erfahrung, sie aufwachsen zu sehen.

Wir haben mehr als ein Jahr damit verbracht, mit anderen Familien und mit Fachleuten zu sprechen und die Berichte durchzuarbeiten, die andere zusammengestellt haben. Wir wissen jetzt, daß unsere Empfindungen – wie wir damals fühlten und wie wir heute fühlen – in ähnlicher Weise von unzähligen anderen Familien geteilt werden.

Unsere glücklosen Schwangerschaften sind geschehen, unbedeutend für den Ablauf der Geschichte, zwei Fälle für die Statistik. Aber für uns werden sie immer Bedeutung haben. Und diese beiden kleinen Babys werden immer ein Teil von uns bleiben.

VIII. Adressenverzeichnis

Rat und Hilfe für alle Fälle

Dieses Buch soll nicht nur Hilfe in seelischer Notlage geben. Das folgende Adressenverzeichnis erleichtert interessierten Lesern die Kontaktaufnahme mit Beratungsstellen, deren Mitarbeiter sich um Antworten auf individuelle Fragen und Probleme bemühen.

Es gibt in der Bundesrepublik Deutschland, in Österreich und in der Schweiz hunderte von Beratungs- und Adoptionsvermittlungsstellen verschiedenster Organisationen und Institutionen. Wir haben für jedes deutsche Bundesland, für die Schweiz und für Österreich eine Auswahl wichtiger Kontaktstellen getroffen – meist benannten wir Landesverbände, Hauptgeschäftsstellen oder Ministerien. Diese Anlaufstellen werden Sie dann an Ihre nächstgelegene Beratungs- bzw. Adoptionsvermittlungsstelle verweisen.

Wenden Sie sich vertrauensvoll an die angegebenen Adressen: die zuständigen Berater und Fachreferenten sind auf Ihre Anrufe und Briefe vorbereitet!

I. Bundesrepublik Deutschland

1. Schwangerschafts-, Partnerschafts-, Familien- und Lebensberatung

Baden-Württemberg

Landesstelle f. Lebens-, Ehe- und Erziehungsberatung im DW der Ev. Landeskirche Baden
Vorholzstr. 7
7500 Karlsruhe
Tel. 0721/1681

Ehe-, Erziehungs- u. Lebensberatung

Beratungszentrum
der Diözese Rottenburg-Stuttgart
Kronprinzstr. 22
7000 Stuttgart 1
Tel. 0711/294775

Ehe-, Familien- u. Lebensberatung

Familienreferat des Ministeriums
f. Arbeit, Gesundheit u. Sozialordnung
Rotebühlplatz 30
7000 Stuttgart 1
Tel. 0711/66730

informiert und verweist an die zuständige Schwangerschafts-, Schwangerschaftskonflikt-, Ehe-, Familien- u. Sozialberatungsstelle; informiert über bzw. vermittelt Mütter- und Familienerholung

Pro Familia
Landesverband Baden-Württemberg
Schloßstr. 60
7000 Stuttgart 1
Tel. 0711/622618

Sexual-, Partnerschafts-, Familienplanungs-, Schwangerschaftskonflikt- u. Sozialberatung

Psychologische Beratungsstellen e. Ev. Landeskirche i. Württemberg
Augustenstr. 39 b
7000 Stuttgart 1
Tel. 0711/626068

Eltern-, Jugend-, Ehe- und Lebensberatung

Bayern

Ehe-, Familien- u. Lebensberatung
d. Diözese Augsburg
Peutinger Str. 5
8900 Augsburg
Tel. 0821/33333

Ehe-, Familien- u. Lebensberatung

Beratungsstelle der Ev.-Luth. Kirche
in Bayern
Schulstr. 15
8550 Bayreuth
Tel. 0921/20483

Beratungsstelle f. Erziehungs-, Ehe- u. Lebensfragen sowie für Schwangerschaftskonflikte

Ehe-, Partnerschafts- u. Familienberatung
München e. V. der Diözese München
Rückertstr. 9
8000 München 2
Tel. 089/530094, 95

Ehe-, Partnerschafts- u. Familienberatung

Ev. Beratungszentrum München e. V.
Landwehrstr. 15 Rückgeb.
8000 München 2
Tel. 089/555621*
Tel. 089/591141**

* Ehe- und Lebensberatung
** Modellberatungsstelle für Sexual- und Schwangerschaftsfragen

Familienreferat des Bayer. Staatsministeriums f. Arbeit u. Sozialordnung
Heßstr. 89
8000 München 40
Tel. 089/1255525

informiert und verweist an die zuständige Schwangerschafts-, Schwangerschaftskonflikt-, Ehe-, Familien- u. Sozialberatungsstelle; informiert über bzw. vermittelt Mütter- und Familienerholung

Pro Familia
Landesverband Bayern
Türkenstr. 103
8000 München 40
Tel. 089/399079

Sexual-, Partnerschafts-, Familienplanungs-, Schwangerschaftskonflikt- u. Sozialberatung

Berlin

Beratungsstelle des Caritasverbandes
Kolonnenstr. 38
1000 Berlin 62
Tel. 030/7813061

Ehe-, Familien- u. Lebensberatung

Ev. Beratungsstelle f. Erziehungs-, Jugend-, Ehe- u. Lebensfragen
Kinkelstr. 35
1000 Berlin 20
Tel. 030/3333422

Ehe-, Erziehungs-, Lebens- und Jugendberatung

Familienreferat
des Senators f. Gesundheit, Soziales und Familie
An der Urania 12
1000 Berlin 30
Tel. 030/21221

informiert und verweist an die zuständige Schwangerschafts-, Schwangerschaftskonflikt-, Ehe-, Familien- u. Sozialberatungsstelle; informiert über bzw. vermittelt Mütter- u. Familienerholung

Pro Familia
Landesverband Berlin
Schöneberger Ufer 55
1000 Berlin
Tel. 030/2617040

Sexual-, Partnerschafts-, Familienplanungs-, Schwangerschaftskonflikt- u. Sozialberatung

Bremen

Ev. Familien- und Lebensberatung
Carl-Ronning-Str. 2
2800 Bremen 1
Tel. 0421/318061

Familien- u. Lebensberatung

Familienreferat des Senators f. Soziales, Jugend und Sport
Tivoli-Hochhaus
Bahnhofsplatz 29
2800 Bremen 1
Tel. 0421/3611

informiert und verweist an die zuständige Schwangerschafts-, Schwangerschaftskonflikt-, Ehe-, Familien- u. Sozialberatungsstelle; informiert über bzw. vermittelt Mütter- u. Familienerholung

Kath. Beratungsstelle f. Ehe-, Familien- und Lebensfragen
Balgebrückstr. 22
2800 Bremen 1
Tel. 0421/324272

Ehe-, Familien- u. Lebensberatung

Pro Familia
Landesverband Bremen
Stader Str. 35
2800 Bremen 1
Tel. 0421/491090

Sexual-, Partnerschafts-, Familienplanungs-, Schwangerschaftskonflikt- u. Sozialberatung

Hamburg

Beratungsstelle f. Ehe-, Familien- und Lebensfragen der Caritas
An der Alster 20
2000 Hamburg 1
Tel. 040/245058, 59

Ehe-, Familien- u. Lebensberatung

Ev. Beratungsstelle f. Erziehungs-, Ehe- u. Lebensfragen i. Diakon. Werk
Bugenhagenstr. 21
2000 Hamburg 1
Tel. 040/3342248, 49

Ehe-, Lebens- u. Erziehungsberatung

Familienreferat der Behörde f. Arbeit, Jugend u. Soziales d. Freien u. Hansestadt Hamburg
Postfach 760608
2000 Hamburg 76
Tel. 040/291881

informiert und verweist an die zuständige Schwangerschafts-, Schwangerschaftskonflikt-, Ehe-, Familien- u. Sozialberatungsstelle; informiert über bzw. vermittelt Mütter- u. Familienerholung

Pro Familia
Landesverband Hamburg
Seewartenstr. 7
2000 Hamburg 11
Tel. 040/31102-498

Sexual-, Partnerschafts-, Familienplanungs-, Schwangerschaftskonflikt- u. Sozialberatung

Hessen

Ev. Familienberatung I
Eschersheimer Landstr. 565
6000 Frankfurt/Main 50
Tel. 0611/5302-220, 221

Ehe-, Erziehungs- und Lebensberatung

Pro Familia
Landesverband Hessen
Auf der Körnerwiese 5
6000 Frankfurt/Main 1
Tel. 0611/599286

Sexual-, Partnerschafts-, Familienplanungs-, Schwangerschaftskonflikt- u. Sozialberatung

Katholische Ehe-, Familien- und Lebensberatung
Buttermarkt 11
6400 Fulda
Tel. 0661/77833

Ehe-, Familien- und Lebensberatung

Psychologische Beratungsstelle
d. Ev. Kirche v. Kurhessen-Waldeck
Obere Karlstr. 3
3500 Kassel
Tel. 0561/17356

Ehe-, Familien-, Erziehungs- und Lebensberatung

Familienreferat des Hessischen Sozialministers
Dostojewskistr. 4
6200 Wiesbaden
Tel. 06121/8171

informiert und verweist an die zuständige Schwangerschafts-, Schwangerschaftskonflikt-, Ehe-, Familien- u. Sozialberatungsstelle; informiert über bzw. vermittelt Mütter- u. Familienerholung

Niedersachsen

Beratungsstelle d. Ev.-Luth. Landeskirche i. Braunschweig
Bismarckstr. 8
3300 Braunschweig
Tel. 0531/335364

Ehe- u. Lebensberatung

Familienreferat des Niedersächsischen Sozialministers
Am Hinrich-Wilhelm-Kopf-Platz 2
3000 Hannover
Tel. 0511/1901

informiert und verweist an die zuständige Schwangerschafts-, Schwangerschaftskonflikt-, Ehe-, Familien- u. Sozialberatungsstelle; informiert über bzw. vermittelt Mütter- u. Familienerholung

Pro Familia
Landesverband Niedersachsen
Bödekerstr. 62
3000 Hannover 1
Tel. 0511/317044

Sexual-, Partnerschafts-, Familienplanungs-, Schwangerschaftskonflikt- u. Sozialberatung

Beratungsstelle d. Ev.-Luth. Kirche in Oldenburg
Milchstr. 6
2900 Oldenburg
Tel. 0441/883015

Ehe-, Jugend- u. Lebensberatung

Ehe- und Familienberatung der Diözese Hildesheim
Domhof 2
3200 Hildesheim
Tel. 05121/12070

Ehe- und Familienberatung

Therapeutisches Beratungszentrum der Diözese Osnabrück
Lotterstr. 23
4500 Osnabrück
Tel. 0541/42044

Ehe-, Familien- und Lebensberatung

Nordrhein-Westfalen

Beratungsstelle der Lippischen Landeskirche
Lortzingstr. 6
4930 Detmold 2
Tel. 05231/31212

Familien- u. Lebensberatung, Schwangerschaftskonfliktberatung

Ev. Hauptstelle f. Familien- und
Lebensberatung i. Rheinland
Rochusstr. 44
4000 Düsseldorf
Tel. 0211/3610-315, 316

Familien- u. Lebensberatung

Familienreferat des Ministers für Arbeit,
Gesundheit u. Soziales des Landes
Nordrhein-Westfalen
Postfach 1134
4000 Düsseldorf
Tel. 0211/83703

informiert und verweist an die zuständige Schwangerschafts-, Schwangerschaftskonflikt-, Ehe-, Familien- u. Sozialberatungsstelle, informiert über bzw. vermittelt Mütter- u. Familienerholung

Hauptstelle f. Familien- und
Lebensberatung i. d. Ev. Kirche
von Westfalen
Buscheystr. 38
5800 Hagen
Tel. 02331/331098

Familien- u. Lebensberatung

Kath. Beratungsstelle für Ehe-, Familien- u.
Lebensfragen
Steinweg 12
5000 Köln 1
Tel. 0221/233212-14

Ehe-, Familien- und Lebensberatung

Kath. Beratungsstelle für Ehe-, Familien- u.
Lebensfragen
Königstr. 25
4400 Münster
Tel. 0251/57122

Ehe-, Familien- und Lebensberatung

Pro Familia
Landesverband Nordrhein-Westfalen
Robert-Daum-Platz 1-3
5600 Wuppertal 1
Tel. 0202/3840

Sexual-, Partnerschafts-, Familienplanungs-, Schwangerschaftskonflikt- u. Sozialberatung

Rheinland-Pfalz

Beratungsstelle der Diözese Mainz
Bahnhofstr. 6
6500 Mainz
Tel. 06131/222601

Ehe- und Familienberatung

Familienreferat des Ministers f. Soziales,
Gesundheit u. Umwelt
d. Landes Rheinland-Pfalz
Bauhofstr. 4
6500 Mainz
Tel. 06131/161

informiert und verweist an die zuständige Schwangerschafts-, Schwangerschaftskonflikt-, Ehe-, Familien- u. Sozialberatungsstelle; informiert über bzw. vermittelt Mütter- u. Familienerholung

Pro Familia
Landesverband Rheinland-Pfalz/Saarland
Rheinallee 40
6500 Mainz
Tel. 06131/672151

Sexual-, Partnerschafts-, Familienplanungs-, Schwangerschaftskonflikt- u. Sozialberatung

Diakonisches Werk der Pfälzischen
Landeskirche
Dipl.-Psych. Werner Kneller
Zeppelinstr. 18
6720 Speyer
Tel. 06232/76968

Beratungsstelle f. Eltern, Kinder u. Jugendliche; Herr Kneller ist gerne bereit, bei der Gründung einer Selbsthilfegruppe von Eltern, die in frühen Jahren ein Kind verloren haben, mitzuwirken.

Saarland

Pro Familia
Landesverband Rheinland-Pfalz/Saarland
Rheinallee 40
6500 Mainz
Tel. 06131/672151

Sexual-, Partnerschafts-, Familienplanungs-, Schwangerschaftskonflikt- u. Sozialberatung

Erziehungs-, Ehe-, Familien- u. Lebensberatungsstelle des Bistums Trier
Bahnhofstr. 101
6600 Saarbrücken
Tel. 0681/30543

Erziehungs-, Ehe-, Familien- und Lebensberatung

Ev. Beratungsstelle
für Schwangerschaftsfragen
und Familienplanung
Großherzog-Friedrich-Str. 63
6600 Saarbrücken 3
Tel. 0681/61005

Schwangerschafts- u. Familienberatung

Familienreferat des Ministers f. Arbeit, Gesundheit u. Sozialordnung
des Saarlandes
6600 Saarbrücken 1
Tel. 0681/5011

informiert und verweist an die zuständige Schwangerschafts-, Schwangerschaftskonflikt-, Ehe-, Familien- u. Sozialberatungsstelle; informiert über bzw. vermittelt Mütter- u. Familienerholung

Schleswig-Holstein

Haus der Familie
Wrangelstr. 17
2390 Flensburg
Tel. 0461/26557

kath. Ehe-, Familien- und Lebensberatungsstelle

Pro Familia
Landesverband Schleswig-Holstein
Marienkirchhof 6
2390 Flensburg
Tel. 0461/17911

Sexual-, Partnerschafts-, Familienplanungs-, Schwangerschaftskonflikt- u. Sozialberatung

Familienreferat des Kultusministers
des Landes Schleswig-Holstein
Düsternbrooker Weg 64–68
2300 Kiel
Tel. 0431/5961

informiert und verweist an die zuständige Schwangerschafts-, Schwangerschaftskonflikt-, Ehe-, Familien- u. Sozialberatungsstelle; informiert über bzw. vermittelt Mütter- u. Familienerholung

Beratungsstelle des Diakonischen Werks
Lübeck
Hüxterdamm 18 a
2400 Lübeck
Tel. 0451/794362

Ehe- und Lebensberatung

Hauptstelle f. Familienberatung
b. Diak. Werk Schleswig-Holstein
Kanalufer 48
2370 Rendsburg
Tel. 04331/27020

Familienberatung

2. Adoptions- und Pflegekindvermittlung

Baden-Württemberg

Referat f. Adoptionsvermittlung des Landeswohlfahrtsverbandes Baden – LJA –
Ernst-Frey-Str. 9
7500 Karlsruhe

Tel. 0721/8107 - 1

Caritasverband f. Württemberg
Referat f. Adoptionsvermittlung
und Pflegekinderwesen
Weißenburgstr. 13
7000 Stuttgart 1

Tel. 0711/6643 - 0

Diakonisches Werk der Ev. Kirche
i. Württemberg e. V.
Adoptions- u. Pflegekindvermittlung
Reinsburgstr. 46–50
7000 Stuttgart 1

Tel. 0711/625171

Referat f. Adoptionsvermittlung des
Landeswohlfahrtsverbandes – LJA –
Württemberg-Hohenzollern
Postfach 2613
7000 Stuttgart 1

Tel. 0711/6667 - 1

Bayern

Kath. Jugendfürsorgeverein d. Erzdiözese
München u. Freising Adoptionsvermittlung
Liebigstr. 10
8000 München 22

Tel. 089/224601

Referat f. Adoptionsvermittlung des
Bayer. Landesjugendamtes
Pilgersheimer Str. 20
8000 München 90

Tel. 089/62181

Diakonisches Werk d. Ev.-Luth. Kirche in
Bayern e. V. Adoptionsvermittlung
Pirckheimerstr. 6
8500 Nürnberg 10

Tel. 0911/3500 - 256

Berlin

Adoptions- und Pflegekindvermittlung
d. Caritasverbandes für Berlin e. V.
Malteserstr. 171 C
1000 Berlin 48

Tel. 030/7216091

Diakon. Werk Berlin e. V.
Adoptionsvermittlung
Paulsenstr. 55–56
1000 Berlin 41

Tel. 030/8297-292

Referat f. Adoptionsvermittlung des
Senators f. Schulwesen, Jugend und Sport
Ritterstr. 69
1000 Berlin 61

Tel. 030/25971

Bremen

GZA Gemeinsame Zentrale
Adoptionsstelle d. Länder Bremen,
Hamburg, Niedersachsen und
Schleswig-Holstein
Kaiser-Wilhelm-Str. 100
2000 Hamburg 36

Tel. 040/34912 - 1

Hamburg

GZA Gemeinsame Zentrale
Adoptionsstelle d. Länder Bremen,
Hamburg, Niedersachsen und
Schleswig-Holstein
Kaiser-Wilhelm-Str. 100
2000 Hamburg 36

Tel. 040/34912 - 1

Hessen

Diakonisches Werk in Hessen u. Nassau
Adoptions- u. Pflegekindvermittlung
Ederstr. 12
6000 Frankfurt/Main 90

Tel. 0611/770631

ISD Internationaler Sozialdienst
Adoptionsvermittlung
Am Stockborn 5–7
6000 Frankfurt/Main

Tel. 0611/58031

Landesjugendamt Hessen
Bismarckring 9
6200 Wiesbaden

Tel. 06121/39581

Sozialdienst katholischer Frauen
Adoptionsvermittlung
Platterstr. 5–7
6200 Wiesbaden

Tel. 06121/520088

Niedersachsen

GZA Gemeinsame Zentrale
Adoptionsstelle der Länder Bremen,
Hamburg, Niedersachsen und
Schleswig-Holstein
Kaiser-Wilhelm-Str. 100
2000 Hamburg 36

Tel. 040/34912 - 1

Diakonisches Werk d. Ev.-Luth.
Landeskirche Hannovers e. V.
Adoptions- u. Pflegekindvermittlung
Ebhardtstr. 3 A
3000 Hannover

Tel. 0511/16041

Sozialdienst katholischer Frauen
Adoptionsvermittlung
Leibnizufer 13–15
3000 Hannover

Tel. 0511/320808

Terre des hommes
Ruppenkampstr. 11 a
4500 Osnabrück

Tel. 0541/71010

Nordrhein-Westfalen

Sozialdienst katholischer Frauen –
Zentrale e. V. – Adoptionsvermittlung
Agnes-Neuhaus-Str. 5
4600 Dortmund 1

Tel. 0231/528126

Ev. Verein f. Adoptions- u.
Pflegekindvermittlung Rheinland e. V.
Einbrungerstr. 56
4000 Düsseldorf

Tel. 0211/401793

Landschaftsverband Rheinland
Landesjugendamt
Referat f. Adoptionsvermittlung
Kennedy-Ufer 2
5000 Köln 21

Tel. 0221/8283 - 1

Landschaftsverband Westfalen-Lippe
Landesjugendamt
Referat f. Adoptionsvermittlung
Postfach 6125
4400 Münster

Tel. 0251/591 - 1

Rheinland-Pfalz

Caritasverband Mainz e. V.
Adoptionsvermittlung
Grebenstr. 9
6500 Mainz

Tel. 06131/28747

Landesamt f. Jugend u. Soziales
Rheinland-Pfalz – LJA –
Referat f. Adoptionsvermittlung
Rheinallee 97–101
6500 Mainz 1

Tel. 06131/6081

Saarland

Landesjugendamt des Saarlandes
Referat f. Adoptionsvermittlung
Dudweiler Str. 53
6600 Saarbrücken 3

Tel. 0681/32721

Sozialdienst katholischer Frauen
Adoptionsvermittlung
Kantstr. 14
6600 Saarbrücken 3

Tel. 0681/35774

Schleswig-Holstein

GZA Gemeinsame Zentrale
Adoptionsstelle der Länder Bremen,
Hamburg, Niedersachsen und
Schleswig-Holstein
Kaiser-Wilhelm-Str. 100
2000 Hamburg 36

Tel. 040/34912 - 1

Sozialdienst katholischer Frauen
Adoptionsvermittlung
Rüsterstr. 30
2300 Kiel 14

Tel. 0431/785698

Landesverband der Inneren Mission
i. Schleswig-Holstein e. V.
Adoptionsvermittlung
Kanalufer 48
2370 Rendsburg

Tel. 04331/593150
(Nur Beratung)

3. Alleinerziehende Mütter und Väter

Im folgenden geben wir Ihnen die Adressen der Landesverbände des Bundesverbandes alleinstehender Mütter und Väter (Bundesverband VAMV, Kasernenstr. 7 B, 5300 Bonn 1, Tel. 0228/638585) bekannt. Bitte adressieren Sie Ihre Briefe an:

VAMV Verband alleinstehender Mütter und Väter
Landesverband

Baden-Württemberg

Frau Anneliese Hauler-Maier
Marktgasse 14
7400 Tübingen

Tel. 07071/23517

Bayern

Frau Rose Herrlen
Thierschstr. 21
8000 München 2

Tel. 089/347948

Berlin

Frau Ilka Wiesner
Schlüterstr. 39
1000 Berlin 12

Tel. 030/8819066

Bremen

Frau Erika Krüger
Bürgermeister-Deichmann-Str. 28
2800 Bremen

Tel. 0421/383834

Hamburg

Frau Ebba Zimmermann
Dorotheenstr. 139
2000 Hamburg 60

Tel. 040/470590

Hessen

Frau Hanna Lambrette
Martin-Luther-Str. 20
6000 Frankfurt 1

Tel. 0611/437777

Niedersachsen

Frau Helga Lewandowsky
Boedeckerstr. 85
3000 Hannover 1

Tel. 0511/391129

Nordrhein-Westfalen

Frau Erika Kühnel
Elsässer Str. 23
4200 Oberhausen

Tel. 0208/804042

Rheinland-Pfalz

Frau Annabel Johnston
Kaiserstr. 74
6500 Mainz

Tel. 06131/232061

Saarland

Frau Ursula Theres
Preußenstr. 42
6600 Saarbrücken

Tel. 0681/61523

Schleswig-Holstein

Frau Helga Storjohann
Stohenrade 9
2300 Kiel 1

Tel. 0431/30276

Des weiteren gibt es eine bundesweit organisierte Arbeitsgemeinschaft alleinerziehender Mütter und Väter in der evangelischen Kirche, die sich jedoch noch im Aufbau befindet.
Kontaktadresse ist:

Arbeitsgemeinschaft für alleinerziehende
Mütter und Väter
i. d. ev. Kirche Deutschland
Frau Maria Kabitz
Wensauerplatz 13
8000 München 60

Tel. 089/881675

Die entsprechende Kontaktadresse auf katholischer Seite lautet:

Arbeitsgemeinschaft alleinerziehende
Mütter der Diözesen in der BRD
Prinz-Georg-Str. 44
4000 Düsseldorf 30

Tel. 0211/480021

4. Genetische Beratungsstellen

Baden-Württemberg

Insitut f. Humangenetik und Anthropologie
der Universität Freiburg
Albertstr. 11
7800 Freiburg/Br.

Tel. 0761/203-4659

Humangenetisches Institut
der Universität Heidelberg
Im Neuenheimer Feld 328
6900 Heidelberg 1

Tel. 06221/56-3882

Bürgerhospital
Medizinische Klinik I
Tunzhofer Str. 14–16
7000 Stuttgart 1

Tel. 0711/20251

Institut f. Anthropologie und Humangenetik
d. Universität
Abt. f. Klinische Genetik
Wilhelmstr. 27
7400 Tübingen

Tel. 07071/29-1

Abteilung für Humangenetik
der Universität Ulm
Oberer Eselsberg
7900 Ulm

Tel. 0731/176-1

Abteilung für Klinische Genetik
der Universität
Prittwitzstr. 6
7900 Ulm

Tel. 0731/179-1

Universitäts-Frauenklinik
Prittwitzstr. 43
7900 Ulm

Tel. 0731/179-1

Bayern

Institut f. Humangenetik u. Anthropologie
d. Universität
Bismarckstr. 10
8520 Erlangen

Tel. 09131/85-1

Institut f. Anthropologie und Humangenetik
d. Universität
Richard-Wagner-Str. 10/I
8000 München 2

Tel. 089/5203-381
(Beratung f. nichtschwangere Frauen)

Kinderpoliklinik der Universität
Abtlg. f. Pädiatrische Genetik
Goethestr. 29
8000 München 2

Tel. 089/5996-496

Berlin

Institut f. Humangenetik und Kinderklinik
der FU Berlin
Heubnerweg 6
1000 Berlin 19

Tel. 030/3203-1

Bremen

Humangenetische Beratungsstelle
der Universität
Postfach 330440
2800 Bremen 33

Tel. 0421/218-2390

Hamburg

Humangenetische Untersuchungsstelle
i. Allgemeinen Krankenhaus Barmbek
Rübenkamp 148, Haus 36
2000 Hamburg 60

Tel. 040/6385-1

Institut f. Humangenetik
d. Universität Hamburg
Abtlg. Cytogenetik
Martinistr. 52
2000 Hamburg 20

Tel. 040/468-1

Hessen

Humangenetische Poliklinik
Kennedyallee 123
6000 Frankfurt/Main

Tel. 0611/6301-1

Institut f. Humangenetik
der Universität Gießen
Am Schlangenzahl 14
6300 Gießen

Tel. 0641/702-1

Institut f. Humangenetik und
Genetische Poliklinik
der Universität Marburg
Bahnhofstr. 7 A
3550 Marburg/Lahn

Tel. 06421/28-1

Universitäts-Kinderklinik
Deutschhausstr. 12
3550 Marburg/Lahn

Tel. 06421/-28-2650

Niedersachsen

Technische Universität
Abtlg. Human- u. Zytogenetik
Gaußstr. 17
3300 Braunschweig

Tel. 0531/391-0

Institut f. Humangenetik
der Universität Göttingen
Nikolausberger Weg 5 a
3400 Göttingen

Tel. 0551/39-7590

Institut f. Genetik
a. d. Medizinischen Hochschule
Karl-Wiechert-Allee 9
3000 Hannover 61

Tel. 0511/532-1

Nordrhein-Westfalen

Abteilung Kinderheilkunde
der Medizinischen Fakultät der RWTH
Chromosomenlabor
Goethestr. 27–29
5100 Aachen

Tel. 0241/80-0

Fachgebiet Humangenetik und
Klinische Genetik der Universität Bochum
Universitätsstraße 150
4630 Bochum 1

Tel. 0234/700-1

Institut f. Humangenetik
der Universität Bonn
Wilhelmstr. 31
5300 Bonn 1

Tel. 0228/652-981

Institut f. Humangenetik und Anthropologie
der Universität Düsseldorf
Gebäude 23. 12, Ebene 03
Universitätsstr. 1
4000 Düsseldorf 1

Tel. 0211/311-1

Institut f. Humangenetik
Universitätsklinikum
Hufelandstr. 55
4300 Essen 1

Tel. 0201/723-2560

Institut f. Humangenetik
der Universität Münster
Vesliusweg 12–14
4400 Münster

Tel. 251-83-1

Rheinland-Pfalz

Genetische Beratungsstelle
des Landes Rheinland-Pfalz
Hafenstr. 6
6500 Mainz

Tel. 06131/62906

Saarland

Institut f. Humangenetik
d. Universität Homburg
Universitäts-Kliniken, Bau 68
6650 Homburg/Saar

Tel. 06841/16-2272

Schleswig-Holstein

Institut f. Humangenetik
Schwanenweg 24
2300 Kiel 1

Tel. 0431/597-1

Zytogenetisches Labor
d. Universitäts-Kinderklinik
Schwanenweg 20
2300 Kiel

Tel. 0431/597-1

Abteilung Humangenetik des Pädiatrischen
Zentrums der Medizinischen Hochschule
Ratzeburger Allee 160
2400 Lübeck

Tel. 0451/500-1

5. Hilfe beim Verdacht fehlerhafter ärztlicher Behandlung

Deutscher Patientenschutzbund e. V.
Herr Dr. Voelkner
Adenauer-Allee 94
5300 Bonn 1

Tel. 0228/218801

gewährt Beratung beim Verdacht fehlerhafter ärztlicher Behandlung

Arbeitskreis KUNSTFEHLER
IN DER GEBURTSHILFE e. V.
c/o Ulla und Pejo Boeck
Düsseldorfer Str. 19
4600 Dortmund 1
Tel. 0231/529771

bundesweite Vereinigung von Eltern geburtsgeschädigter Kinder, interessierten Hebammen, Ärzten, Therapeuten etc.; arbeiten daran, Ursachen von Geburtsschäden herauszufinden, unterstützen sich bei rechtlichen Schritten gegen den behandelnden Arzt und das Krankenhaus, organisieren lokale Selbsthilfegruppen, bundesweite Tagungen etc.

Institut für Kunstfehler-Begutachtung
Dr. Bernhard Giese
Haaggasse 26
7400 Tübingen
Tel. 07071/22900

erstellt Gutachten beim Verdacht fehlerhafter ärztlicher Behandlung

II. Österreich

1. Schwangerschafts-, Partnerschafts-, Familien- und Lebensberatung

Die nachstehenden Beratungsstellen bieten meist auch Beratung und Betreuung alleinstehender Mütter an.

Ehe-, Familien- u. Lebensberatung
der Diözese Graz-Seckau
Mesnergasse 5
8010 Graz

Tel. 0316/75667

Familienberatungsstelle
der Universitätsklinik Graz
Auenbruggerplatz 14
8010 Graz

Tel. 0316/3850

Familienberatungsstelle (Arbeitskreis Emanzipation und Partnerschaft)
Leopoldstr. 31 a
6020 Innsbruck

Tel. 05222/33798

Familien- u. Partnerschaftsberatung
Andreas-Hofer-Str. 11–13
6020 Innsbruck

Tel. 05222/205022

Zentrum f. Ehe- u. Familienfragen
Museumstr. 27/2
6020 Innsbruck

Tel. 05222/20871

Ehe- und Familienberatung
Kapuzinerstr. 84
4020 Linz

Tel. 0732/73676 ‹273676›

Institut f. Familien- und Jugendberatung
Anastasius-Grün-Str. 4
4020 Linz

Tel. 0732/52401

Ehe- u. Partnerberatung
der Erzdiözese Salzburg
Franz-Josef-Str. 21
5020 Salzburg

Tel. 06222/76521

Familienberatung der Caritas
Universitätsplatz 7
5020 Salzburg

Tel. 06222/45626

Familienberatungsstelle
i. Landeskrankenhaus Frauenklinik
Müllner Hauptstr. 48
5010 Salzburg

Tel. 06222/31581

Familien- und Erziehungsberatungsstelle
d. Landesregierung Salzburg
Schwarzstr. 21
5020 Salzburg

Tel. 06222/71227

Beratung für Kind und Familie
Invalidenstr. 13/54
1030 Wien

Tel. 0222/722599

Ehe- u. Familienberatung der Caritas
Trauttmansdorffgasse 15
1130 Wien

Tel. 0222/822631

Frauen beraten Frauen
Maroltingergasse 19
1160 Wien

Tel. 0222/943392

Magistrat d. Stadt Linz
Jugendamt
Sonnensteinstr. 1
4040 Linz

Tel. 0732/232341

Magistrat der Stadt Salzburg
Jugendamt
Mozartplatz 5
5024 Salzburg

Tel. 06222/715110

Magistrat d. Stadt Wien
Jugendamt
Neutorgasse 15/2
1010 Wien

Tel. 0222/66140

terre des hommes Griedel Grundei
Ballgasse 2
1010 Wien

Tel. 0222/521087

2. Adoptions- und Pflegekindvermittlung

Adoptions- oder Pflegekindvermittlungsgesuche sind grundsätzlich an die Jugendämter der zuständigen Bezirkshauptmannschaft bzw. des zuständigen Magistrats zu richten. Wir geben Ihnen hier die entsprechenden Adressen für einige ausgewählte Städte bekannt:

Magistrat d. Stadt Graz
Jugendamt
Rathaus
8010 Graz

Tel. 0316/766010

Magistrat der Stadt Innsbruck
Fürsorge- u. Jugendamt
Haidnplatz 5
6010 Innsbruck

Tel. 05222/22751

3. Genetische Beratungsstellen

Genetische Beratungsstelle Graz
Herr Prof. Dr. Rosenkranz
Harrachgasse 21/8
8010 Graz
Tel. 0316/37020

sowie die Landeskrankenhäuser (Abteilung Gynäkologie) bzw. die Universitätsfrauenkliniken der entsprechenden Bundesländer

III. Schweiz

1. Schwangerschafts-, Partnerschafts-, Familien- und Lebensberatung

Beratungsstelle f. Ehe- und Lebensfragen
der Ev.-reform. Kirche Basel-Stadt
Socinstr. 13
4051 Basel

Tel. 061/258488

Sozialmed. Dienst d. Universitätsfrauenklinik d. Kantonspitals Basel und Verein Mütterhilfe u. Familienplanung Basel
Schanzenstr. 46
4031 Basel

Tel. 061/575757

Amt f. Ehe- u. Familienfragen
Schanzenstr. 1
3008 Bern

Tel. 031/254905

Beratungsstelle f. Familienplanung
d. Universitätsfrauenklinik
Schanzeneckstr. 1
3012 Bern

Tel. 031/230333

Luzerner Bund Pro Familia
Ehe- u. Familienberatungsstelle
Ahornstr. 8
6003 Luzern

Tel. 041/448766

Verein Ehe- und Lebensberatung Luzern
Dornacherstr. 9
6003 Luzern

Tel. 041/231087

Beratungsstelle für Familienplanung
Engelgasse 2
9000 St. Gallen

Tel. 071/228812

Kath. Beratungsstelle für Ehe- und Familie
Frongartenstr. 11
9000 St. Gallen

Tel. 071/236446

Ärztliche Beratungsstelle für
Familienplanung
Badenerstr. 29
8004 Zürich

Tel. 01/2427555

Beratungsstelle des Ev. Frauenbundes
Brauerstr. 60
8026 Zürich

Tel. 01/2421111

2. Adoptions- und Pflegekindvermittlung

Jugendamt des Kantons Basel-Stadt
Rheinsprung 16/18
4051 Basel

Tel. 061/218181

Terre des hommes
Zentralsekretariat
Jungstr. 36
4056 Basel

Tel. 061/449929

Jugendamt des Kantons Bern
Müstergasse 2
3011 Bern

Tel. 031/644678

Jugendamt des Kantons Luzern
Hirschengraben 17
6002 Luzern

Tel. 041/218111

Beratungsstelle nicht verheirateter Mütter
Staatl. anerk. Adoptionsvermittlungsstelle
Oberstr. 289
9013 St. Gallen

Tel. 071/274265

Adoptivkindervermittlung
d. Schweizerischen Gemeinnützigen
Frauenvereins
Zürichbergstr. 7
8032 Zürich

Tel. 01/2525756

Jugendamt des Kanton Zürich
Walchestr. 2/6
8090 Zürich

Tel. 01/2591111

3. Alleinerziehende Mütter

Frauenberatungsstelle
Heuberg 6
4051 Basel

Tel. 061/255310

Beratungsstelle f. werdende und
alleinstehende Mütter
Mittelstr. 32
3012 Bern

Tel. 031/243113

Beratungsstelle nicht verheirateter Mütter
Oberstr. 289
9013 St. Gallen

Tel. 071/274265

Kath. Fürsorgeverein b/Frau Schätti-Studer
Schönblickstr. 20
6045 Meggen

Tel. 041/815333

Beratungsstelle nicht verheirateter Mütter
Wehntalerstr. 90
8057 Zürich

Tel. 01/3610029

4. Genetische Beratung

Genetische Beratungsstelle
der Universitäts-Kinderklinik Basel
Römergasse 8
4005 Basel

Tel. 061/262626

Genetische Beratungsstelle
der med. Universitäts-Kinderklinik Bern
Freiburgstr. 23
3010 Bern

Tel. 031/649482

Institut für med. Genetik
an der Universität Zürich
Rämistr. 74
8001 Zürich

Tel. 01/2572521

Neben diesen Universitätskliniken führen auch andere Kliniken, so z. B. die Kinderkliniken in Aarau, Luzern und St. Gallen, genetische Beratungen durch.